U0320176

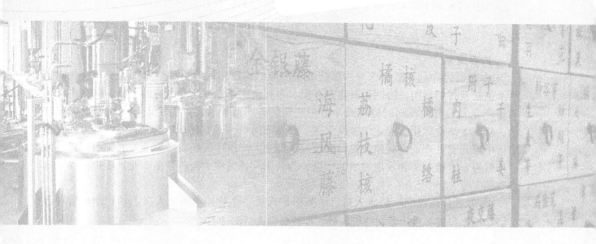

产业专利导航丛书

中医药高端装备产业
专利导航

主 编◎张天译 李俊杰

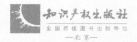

知识产权出版社
全国百佳图书出版单位
—北京—

图书在版编目（CIP）数据

中医药高端装备产业专利导航 / 张天译，李俊杰主编 . —北京：知识产权出版社，2025.1. —ISBN 978-7-5130-9531-0

Ⅰ. R2-18

中国国家版本馆 CIP 数据核字第 2024DC8137 号

内容提要

本书通过专利大数据等对中医药装备产业结构及布局导向、企业研发及布局导向、技术创新及布局导向、协同创新热点方向、专利运用热点方向等内容的分析，明确中医药装备产业发展方向；同时梳理天津市中医药装备产业现状、产业特点和知识产权发展现状，从产业结构优化、人才培养及引进、研发方向指引、专利布局及专利运营等方面对天津市中医药装备产业发展路径提出建议，从而为天津市中医药装备产业发展决策提供更为清晰且符合本地基础和发展需求的依据，为我国其他区域中医药装备产业发展提供参考和借鉴。

本书适合高校院所科研人员、医院医护人员、企业技术研发人员、知识产权管理人员、知识产权服务机构咨询分析人员、产业研究人员阅读参考。

责任编辑：李　叶　　　　　　　　　　责任印制：孙婷婷
封面设计：杨杨工作室·张冀

产业专利导航丛书

中医药高端装备产业专利导航
ZHONGYIYAO GAODUAN ZHUANGBEI CHANYE ZHUANLI DAOHANG
张天译　李俊杰　主编

出版发行	知识产权出版社 有限责任公司	网　　址	http：//www.ipph.cn
电　　话	010-82004826		http：//www.laichushu.com
社　　址	北京市海淀区气象路 50 号院	邮　　编	100081
责编电话	010-82000860 转 8745	责编邮箱	laichushu@cnipr.com
发行电话	010-82000860 转 8101	发行传真	010-82000893
印　　刷	北京中献拓方科技发展有限公司	经　　销	新华书店、各大网上书店及相关专业书店
开　　本	720mm×1000mm　1/16	印　　张	16.25
版　　次	2025 年 1 月第 1 版	印　　次	2025 年 1 月第 1 次印刷
字　　数	309 千字	定　　价	86.00 元

ISBN 978-7-5130-9531-0

—— 本书编委会 ——

主　　编：张天译　李俊杰

副主编：郭长兴　崔　鸿　刘　倩

编　　委：何俗非　赵学铭　马毓昭　杜衍辉

　　　　　刘　纯

序　言

  2013 年，国家知识产权局发布的《关于实施专利导航试点工程的通知》首次正式提出专利导航是以专利信息资源利用和专利分析为基础，把专利运用嵌入产业技术创新、产品创新、组织创新和商业模式创新，引导和支撑产业实现自主可控、科学发展的探索性工作。随后，国家专利导航试点工程面向企业、产业、区域全面铺开，专利导航的理念延伸到知识产权分析评议、区域布局等工作，并取得明显成效。2021 年 6 月，用于指导、规范专利导航工作的《专利导航指南》（GB/T 39551—2020）系列推荐性国家标准正式实施，该系列标准对于规范和引导专利导航服务，培育和拓展专利导航深度应用场景，推动和加强专利导航成果落地实施具有重要意义。2021 年 7 月，国家知识产权局发布《关于加强专利导航工作的通知》，要求各省级知识产权管理部门要将专利导航服务基地建设作为加强地方专利导航工作的重要抓手，做好布局规划，构建特色化、规范化、实效化的专利导航服务工作体系，使专利导航促进产业创新发展的重要作用得到有效发挥。

  中医是中华民族传统医学，诞生于原始社会，春秋战国时期中医理论已基本形成，之后历代均有总结发展。日本医学、韩国韩医学、朝鲜高丽医学、越南东医学等都是以中医为基础发展起来的。中医承载着中国古代人民同疾病作斗争的经验和理论知识，是在古代朴素的唯物论和自发的辩证法思想指导下，通过长期医疗实践逐步形成并发展的医学理论体系。2018 年 10 月 1 日，世界卫生组织首次将中医纳入具有全球影响力的医学纲要中。中医流传几千年，历经几十个朝代更迭发展至今。中医诊疗时需综合考虑患者阴阳五行、气血津液、经络、体质等，望、闻、问、切四诊主要依赖于中医的经验，治疗手段中的中药的配比、剂量难以固定，针灸的穴位、进针手法、深度和角度等主要靠施针者把握，也较难固定。随着现代西方医学逐渐成为世界主流医学，有一部分人对中医的治病机理、疗效有所怀疑，甚至诋毁和否定中医，但这并不影响中医在中国仍然是治疗疾病的常用手段，依然能够发挥重要的作用，尤其对于一些西医久治不愈的症状，中医往往有意想不到的效果。在非典型病原体肺炎、新型冠状病毒感染等大型传播性疾病的防治中，国际社会日益关注中医药的抗疫功效，中医药在海外市场逐渐升温。作为我国传统文化遗产的瑰宝，相对于西医，中医的诊疗方法及装备均更多地依赖于传统经验。在 2023 年全国"两会"期间，全国人大代表、中国工程院院士张伯礼建议，尽快实施"中医药关键技术装备"重大专项，同时呼吁统筹国家各类科技计划，重点突破中医先进诊疗装备、中药先进制造装备的关键技术瓶颈。

本书在上述背景下围绕中医药装备产业开展专利导航分析，将中医药装备分为中药先进制造装备、中医先进诊疗装备两大技术分支。在中医先进诊疗装备的分析中，基于目前中西医都关注的核心技术领域——急救医学，又划分出针对急性感染、（心）脑血管急诊、呼吸重症的急症诊疗装备这一技术分支，对其进行重点分析。遵照《专利导航指南》，通过专利大数据等对中医药装备产业结构及布局导向、企业研发及布局导向、技术创新及布局导向、协同创新热点方向、专利运用热点方向等内容进行分析，明确中医药装备产业发展方向；同时梳理天津市中医药装备产业现状、产业特点和知识产权发展现状，从产业结构优化、人才培养及引进、研发方向指引、专利布局及专利运营等方面规划天津市中医药装备产业发展路径，提供决策建议，从而为天津市中医药装备产业发展未来的决策提供更为清晰且符合本地基础和发展需求的依据和建议，为我国其他区域中医药装备产业发展提供参考和借鉴。

目 录

CONTENTS

第一章 研究概况..**001**

    1.1 研究背景 / 001

    1.2 研究对象及检索范围 / 002

第二章 中医药装备产业基本情况分析..**009**

    2.1 全球中医药装备产业现状 / 009

    2.2 中国中医药装备产业现状 / 015

    2.3 天津市中医药装备产业现状 / 027

第三章 中医药装备产业专利分析..**033**

    3.1 中药先进制造装备产业专利发展态势分析 / 033

    3.2 中药先进制造装备产业专利区域布局分析 / 036

    3.3 中药先进制造装备产业专利布局重点及热点技术分析 / 043

    3.4 中药先进制造装备产业创新主体竞争格局分析 / 053

    3.5 中药先进制造装备新进入者专利布局分析 / 066

    3.6 中药先进制造装备产业协同创新情况分析 / 067

    3.7 中药先进制造装备产业专利运营活跃度情况分析 / 068

    3.8 中药先进制造装备产业创新人才储备分析 / 070

    3.9 中医先进诊疗装备产业专利发展态势分析 / 075

    3.10 中医先进诊疗装备产业专利区域布局分析 / 077

    3.11 中医先进诊疗装备产业专利布局重点及热点技术分析 / 083

    3.12 中医先进诊疗装备产业创新主体竞争格局分析 / 088

    3.13 中医先进诊疗装备产业专利运用活跃度情况分析 / 096

    3.14 中医先进诊疗装备产业创新人才储备分析 / 099

    3.15 适用于急症的中医先进诊疗装备产业专利发展态势分析 / 101

    3.16 适用于急症的中医先进诊疗装备产业专利区域布局分析 / 103

    3.17 适用于急症的中医先进诊疗装备产业专利布局重点及热点技术分析 / 108

    3.18 适用于急症的中医先进诊疗装备产业创新主体竞争格局分析 / 114

3.19 适用于急症的中医先进诊疗装备产业专利运用活跃度情况分析 / 118
3.20 适用于急症的中医先进诊疗装备产业创新人才储备分析 / 121
3.21 小结 / 122

第四章 重点技术领域分析 **123**
4.1 干燥技术领域 / 123
4.2 分离纯化技术领域 / 140
4.3 适用于急症的中医先进诊疗装备 / 151
4.4 小结 / 173

第五章 重点关注创新主体分析 **174**
5.1 新华医疗 / 174
5.2 楚天科技 / 179
5.3 上海中医药大学 / 183
5.4 湖南中医药大学 / 188
5.5 上海中医药大学附属岳阳中西医结合医院 / 194
5.6 河南省中医院 / 199

第六章 天津市中医药装备产业发展定位 **203**
6.1 天津市中医药装备产业结构定位 / 203
6.2 天津市中医药装备产业企业创新实力定位 / 208
6.3 天津市中医药装备产业创新人才储备定位 / 215
6.4 天津市中医药装备产业技术创新能力定位 / 226
6.5 天津市中医药装备产业专利运营实力定位 / 229
6.6 小结 / 233

第七章 天津市中医药装备产业发展路径导航 **234**
7.1 产业结构优化路径 / 234
7.2 企业培育及引进路径 / 237
7.3 创新人才培养及引进路径 / 240
7.4 技术创新及引进路径 / 244
7.5 专利布局及专利运营路径 / 247

附录 申请人或专利权人名称缩略表 **251**

第一章　研究概况

本章从研究背景、对象及检索范围等方面说明本书的研究意义和研究内容，对中药先进制造装备和中医先进诊疗装备的内涵提出本研究的理解和解释。

1.1　研究背景

中医是中华民族传统医学，诞生于原始社会，春秋战国时期中医理论已基本形成，之后历代均有总结发展。日本医学、韩国韩医学、朝鲜高丽医学、越南东医学等都是以中医为基础发展起来的。中医承载着中国古代人民同疾病作斗争的经验和理论知识，是在古代朴素的唯物论和自发的辩证法思想指导下，通过长期医疗实践逐步形成并发展成的医学理论体系。2018 年 10 月 1 日，世界卫生组织首次将中医纳入其具有全球影响力的医学纲要中。

中医流传几千年，历经几十个朝代更迭存留至今。中医诊疗需综合考虑患者阴阳五行、气血津液、经络、体质等，望、闻、问、切四诊主要依赖于中医的经验，针灸的穴位、进针手法、深度和角度等主要靠施针者把握，也较难固定。随着现代西方医学逐渐成为世界主流医学，有一部分人对中医的治病机理、疗效有所怀疑，甚至诋毁和否定中医。但这并不影响中医在中国仍然是治疗疾病的常用手段，依然能够发挥重要的作用，尤其对于一些西医久治不愈的疾病，中医往往有预料不到的效果。在历经非典、新型冠状病毒等大型传播性疾病的防治后，国际社会日益关注中医药的抗疫功效，中医药在海外市场逐渐升温。

作为我国传统文化遗产的瑰宝，相对于西医，中医诊疗方法及装备均更多地依赖于传统经验，创新性和普及性低于西医。在 2023 年全国"两会"期间，全国人大代表、中国工程院院士张伯礼建议，尽快实施"中医药关键技术装备"重大专项，同时呼吁统筹国家各类科技计划，重点突破"中医先进诊疗装备、中药先进制造装备"的关键技术瓶颈。

本书是在上述背景下针对中医药装备产业的专利导航分析,包括两个一级技术分支——中药先进制造装备一级技术分支和中医先进诊疗装备一级技术分支。

"中药先进制造装备"是指用于中药饮片及中成药生产的装备,按照中药制药流程,主要包括炮制、制剂前处理、制剂成型、制药用水生产、灭菌和药品包装装备,而制剂前处理中的粉碎、筛析、混合、分离纯化和干燥及后续的灭菌是目前备受关注的核心技术领域,也是本书确定的"中药先进制造装备"的内涵。

从诊疗目的划分,中医先进诊疗装备可分为诊断装备和治疗装备两类,其中诊断装备包括基于对脉象、舌象、面部、声样、气味、穴位的采集信号以对患者的疾病进行判断的装备;治疗装备是应用声、光、电、磁、超声、微波等技术并结合中医基础理论研制而成。面对公共卫生突发事件和天灾人祸事件造成的灾难医学伤病人的救治不断增加的情况,急救医学是目前中西医都关注的核心技术领域。从诊疗针对的症状缓急程度划分,"中医先进诊疗装备"可分为对急性感染、(心)脑血管急诊、呼吸重症的急症诊疗装备及基于脉象和穴位的非急症诊疗装备两类。因此,本书中有关中医先进诊疗装备的研究主要关注疹疗装备、治疗装备及适用于急症的诊疗装备。

1.2 研究对象及检索范围

1.2.1 产业技术分解

中药先进制造装备是一门涉及制药工艺学及生物技术、化学、金属材料学、机械原理、电工学、计算机等的综合性应用学科。本书以药品制备工艺流程为主线,将中药先进制造装备按生产单元划分为粉碎装备、筛析装备、混合装备、分离纯化装备、干燥装备、灭菌装备六大类,作为专利分级的二级技术分支,并对分离纯化二级技术分支进行三级解构,形成表1.1所示的中医药装备技术分解表。

本书的中医先进诊疗装备划分为诊断、治疗、急症三个二级技术分支,再分别对这三个二级技术分支进行三级解构,形成表1.1所示的中医药装备技术分解表。

表 1.1 中医药装备技术分解表

一级技术分支	二级技术分支	三级技术分支
中药先进制造装备	粉碎装备	—
	筛析装备	—
	混合装备	—
	分离纯化装备	沉降
		离心
		滤过
		醇沉
		柱色谱
		膜分离
		分子蒸馏
	干燥装备	—
	灭菌装备	—
中医先进诊疗装备	非急症	四诊
		经络
		针灸
		光疗
		电疗
		超声治疗
		磁疗
		热疗
	急症	心脑血管
		感染
		昏厥

1.2.2 专利检索及结果

1. 数据库名称及其简介

使用的专利工具为中国知识产权大数据与智慧服务系统（DI Inspiro）、智慧芽全球专利数据库（PatSnap）等。

DI Inspiro 是由知识产权出版社有限责任公司开发创设的国内第一个知识产权大数据应用服务系统。目前，DI Inspiro 已经整合了国内外专利、商标、版权、判例、标准、科技期刊、地理标志、植物新品种和集成电路布图设计 9

大类数据资源，实现了数据的检索、分析、关联、预警、产业导航和用户自建库等多种功能，旨在为全球科技创新和知识产权保护提供最优质、高效的知识产权信息服务。

PatSnap 是一款全球专利检索数据库，整合了从 1790—2023 年全球 116 个国家或地区超过 1.4 亿条专利数据、1.37 亿条文献数据和 97 个国家或地区的公司财务数据；提供公开、实质审查、授权、撤回、驳回、期限届满、未缴年费等法律状态数据，还包括专利许可、诉讼、质押、海关备案等法律事件数据；支持中文、英文、日文、法文、德文 5 种检索语言，提供智能检索、高级检索、命令检索、批量检索、分类号检索、语义检索、扩展检索、法律检索、图像检索、文献检索十大检索方式，其中图像检索覆盖 53 个国家和地区的外观设计数据。

2. 检索范围

本书围绕中药先进制造装备和中医先进诊疗装备产业，检索范围为全球，涵盖了世界绝大多数国家和地区的专利数据，包含美国、日本、韩国、德国、法国、中国，以及国际组织如欧洲专利局（EPO）和世界知识产权组织（WIPO）等。

3. 数据检索数量、所有数据的检索

数据检索截止日期为 2023 年 11 月 1 日，检索结果如表 1.2 和表 1.3 所示。

表 1.2　中医药装备产业检索数据量（1）　　　　　单位：件

一级技术分支	二级技术分支	三级技术分支	申请量		
			全球	中国	天津
中药先进制造装备		粉碎	—	13 607	13 206	319
		筛析	—	7 046	6 995	138
		混合	—	10 880	10 465	233
	分离纯化	沉降	356	331	3
		离心	895	824	15
		滤过	8 307	8 005	165
		醇沉	580	568	13
		柱色谱	462	359	10
		膜分离	2 539	1 461	55
		分子蒸馏	619	533	17
	干燥	—	13 666	13 397	353
	灭菌	—	8 345	6 103	126

一级技术分支	二级技术分支	三级技术分支	申请量		
			全球	中国	天津
中医先进诊疗装备	诊断	四诊	6 878	5 733	130
		经络	6 214	4 847	100
	治疗	针灸	16 215	15 430	256
		光疗	7 483	6 592	159
		电疗	4 082	3 396	64
		超声治疗	2 144	1 691	31
		磁疗	10 084	8 849	203
		热疗	3 753	3 605	63
	急症	心脑血管	2 692	2 149	39
		感染	5 227	4 447	87
		昏厥	677	503	6

表 1.3 中医药装备产业检索数据量（2） 单位：件

一级技术分支	二级技术分支	申请量		
		全球	中国	天津
中药先进制造装备	粉碎	13 607	13 206	319
	筛析	7 046	6 995	138
	混合	10 880	10 465	233
	分离纯化	11 876	11 221	269
	干燥	13 666	13 397	353
	灭菌	8 345	6 103	126
中医先进诊疗装备	诊断	16 039	12 978	272
	治疗	40 649	37 889	717
	急症	7 687	6 485	122

1.2.3 专利文献的去噪

由于分类号和关键词的特殊性，导致查全得到的专利文献中必定含有一定数量超出分析边界的噪声文献，因此需要对查全得到的专利文献进行噪声文献的剔除，即专利文献的去噪。本书主要通过去除噪声关键词对应的专利文献，再结合人工去噪的方式进行。首先提取噪声文献检索要素，找出引入噪声的关键词，对涉及这些关键词的专利文献进行剔除。在完成噪声关键词去噪后对被清理的专利文献进行人工处理，找回被误删的专利文献，最终得到待分析的专利文献集合。

1.2.4　检索结果的评估

对检索结果的评估贯穿整个检索过程。在查全与去噪过程中需要分阶段对所获得的数据文献集合进行查全率与查准率的评估，保证查全率与查准率均在 80% 以上，以确保检索结果的客观性。

1. 查全率

查全率是指检出的相关文献量与检索系统中相关文献总量的比率，是衡量信息检索系统检出相关文献能力的尺度。

专利文献集合的查全率定义如下：设 S 为待验证的待评估查全专利文献集合，P 为查全样本专利文献集合（P 中的每一篇文献都必须与分析的主题相关，即"有效文献"），则查全率 r 可以定义为：$r = \text{num}(P \cap S)/\text{num}(P)$。其中，$P \cap S$ 表示 P 与 S 的交集，num（ ）表示集合中元素的数量。

评估方法：本书各技术主题根据各自检索的实际情况，分别采取分类号、关键词等方式进行查全评估，如钟表制造选择了重点企业的重要发明人团队、行业中的著名申请人构建样本集，自行车制造则采用申请人和主要自行车类型相结合的验证方式。

2. 查准率

专利文献集合的查准率定义如下：设 S 为待评估专利文献集合中的抽样样本，S' 为 S 中与分析主题相关的专利文献，则待验证的集合的查准率 p 可定义为：$p = \text{num}(S')/\text{num}(S)$。其中，num（ ）表示集合中元素的数量。

评估方法：各个技术主题根据各自实际情况，采用各技术分支抽样人工阅读的方式进行查准评估。

最终，本书的查全率与查准率都已经做到各自技术主题的最优平衡。

1.2.5　检索后的数据处理

专利检索分解后，依据研究内容分解后的技术内容对采集的数据进行加工整理，本书所涉及的数据处理包括数据规范化和数据标引。数据规范化是加工过程的第一阶段，也是后续工作开展的基础，直接影响数据分析的结论。首先对专利信息和非专利数据采集信息按照特定的格式进行数据整理，再进行规范化处理，保证统一、稳定的输出规范，形成直观和便于统计的 Excel 文件，最终生成完整、形式规范的数据信息。然后根据分析目标，以达到深度分析的目的，对专利文献作出相应的数据标引，标引结果的准确性和精确性也直接影响专利分析的结果。

1.2.6 相关数据约定及术语解释

1. 数据完整性

由于发明专利申请自申请日（有优先权的自优先权日）起 18 个月公布，实用新型专利申请在授权后公布（其公布的滞后程度取决于审查周期的长短），而 PCT（《专利合作条约》）专利申请可能自申请日起 30 个月甚至更长时间才进入国家阶段，其对应的国家公布时间就更晚，加上本书数据检索日期截至 2023 年 11 月 1 日。因此，检索结果中包含的 2021 年之后的专利申请量比真实的申请量要少，具体在分析图表中体现为各数据在 2021 年之后突然下滑的现象。

2. 申请人合并

对申请人字段进行清洗。专利申请人字段往往出现不一致情况，如申请人字段"A（集团）公司""B（集团）公司""C（集团）公司"，清洗时将这些申请人公司名称统一；另外，对前后使用不同名称，而实际属于同一家企业的申请人统一为现用名；对于部分企业的全资子公司的申请全部合并到母公司上。

3. 对专利"件"和"项"数的约定

本书涉及全球专利数据和中文专利数据。在全球专利数据中，将同一项发明创造在多个国家申请而产生的一组内容相同或基本相同的系列专利申请，称为同族专利，将这样的一组同族专利视为一"项"专利申请。在中文专利数据库中，将同一申请号的申请文本和授权文本等视为同一"件"专利。

4. 同族专利约定

在全球专利数据分析时，存在一件专利在不同国家申请的情况，这些发明内容相同或相关的申请被称为专利族。优先权完全相同的一组专利被称为狭义同族，具有部分相同优先权的一组专利被称为广义同族。本书的同族专利指的是狭义同族，即一件专利如进行海外布局则为一组狭义同族。

5. 有关法律状态的说明

有效专利：到检索截止日，专利权处于有效状态的专利申请。

失效专利：到检索截止日，已经丧失权利的专利或者自始至终未获得授权的专利申请，包括被驳回、视为撤回或撤回、被无效、未缴纳年费、放弃专利权、专利权届满等无效专利。

审中专利：该专利申请可能还未进入实质审查程序或者处于实质审查程序中。

6. 其他约定

根据 PCT 的规定，专利申请人可以通过 PCT 途径递交国际专利申请，向多个国家申请专利，由世界知识产权组织进行国际公开，经过国际检索、国际初步审查等国际阶段之后，专利申请人可以办理进入指定国家的手续，最后由该指定国的专利局对该专利申请进行审查，符合该国专利法规定的授予专利权。

中国申请是指在中国大陆受理的全部相关专利申请，包含国外申请人及本国申请人向国家知识产权局提交的专利申请。由于中国大陆和港澳台地区的专利制度相互独立，因此以上定义均不包括港澳台地区。

国内申请是指专利申请人地址为中国大陆的申请主体，向国家知识产权局提交的相关专利申请。

在华申请是指国外申请人在国家知识产权局的相关专利申请。

第二章　中医药装备产业基本情况分析

本章对全球、中国、天津市的中医药装备产业从产业发展历程、产业规模、产业结构、政策环节等角度进行分析，以明晰中医药装备产业发展现状。

2.1　全球中医药装备产业现状

党的十八大以来，不断发展中医药科技创新和鼓励中医药"走出去"，中华人民共和国国家中医药管理局（简称"国家中医药管理局"）推进"一带一路"建设取得积极进展。中医药在国际市场上不断深化政府间合作，加入更多国家卫生体系，市场认可度不断提高，海外业务取得积极稳定进展。截至2022年，中医药已传播至196个国家和地区，我国与40多个外国政府或地区主管机构和国际组织签订了专门的中医药合作协议，开展了30个较高质量的中医药海外中心、75个中医药国际合作基地、31个国家中医药服务出口基地建设工作。[1]

近年来，国外中医药行业的发展速度很快，行业规模不断扩大，并呈现出快速增长趋势。这表明，中医药行业受到国外消费者的高度关注和支持，已经进入蓬勃发展的阶段。

目前，中医药"走出去"速度不断加快。商务部数据显示，2020年度中医药服务贸易统计试点的相关境内外机构总计服务212.1万人次，收入5.7亿元人民币，其中境外收入超过了60%。[2] 目前全球已经有18个国家和地区将中医药纳入医疗保险，中药先后在俄罗斯、新加坡、古巴、越南等国注册，我国已经在31个国家建设了中医药服务出口基地，"十三五"期间中药类产品出

---

[1]　中医药已传播到世界196个国家和地区 [EB/OL].（2022-09-23）. https://baijiahao.baidu.com/s?id=1744733389136680406&wfr=spider&for=pc.

[2]　2020年中医药境外收入超3亿元 中医药行业竞争格局分析 [EB/OL].（2021-08-31）. https://www.chinairn.com/hyzx/20210831/115638900.shtml.

口贸易总额达到了 281.9 亿美元。❶

国外消费者对中医药的了解不断深入，其市场潜力也得到了急速发展。例如，在印度尼西亚，只有接受针灸培训后的西医师才能在医疗机构开展针灸治疗，中药则作为传统医药被列为通用药物。在马来西亚，取得中医执业资格须成为马来西亚华人医药总会、马来西亚中医总会（马来西亚前中医师公会）或马来西亚中医师暨针灸联合总会的会员，在卫生部统一注册。菲律宾除具有本国针灸师考核认证体系外，还对别国中医/传统医学医师进行认证，颁发针灸师执照。泰国拥有较完善的传统医学实时监测系统，能够对 76 个省的草药处方数量、针灸服务次数等 13 个卫生服务项目信息进行统计。中蒙传统医学互通，具有深厚历史积淀，中医药在蒙古国应用相对较多。土耳其规定，只有经过培训的全科医生及牙医才可使用针灸疗法。南非于 2004 年完成首批中医针灸师注册，2005 年举办了南非首次中医师注册考试，百余名华人获得南非卫生部颁发的终身中医师行医执照。在塞尔维亚，针灸主要用于治疗各种痛症、脑卒中后遗症、关节炎、哮喘、湿疹、月经不调等。在波兰，针灸主要用于治疗慢性疼痛、癌症、心血管系统疾病等。捷克的布拉格、皮尔森等地均已开设中医或针灸诊所，主治慢性病和不孕不育症等。在斯洛伐克，针灸主要用于治疗骨科疾病、风湿病、妇科病和皮肤病等。截至 2020 年，美国国立临床诊疗指南数据库已发布多版指南，将针灸疗法纳入推荐意见中，主要治疗由运动系统疾病、生殖系统疾病及精神疾病等引起的疼痛。巴西卫生部于 1999 年在统一医疗系统的门诊信息系统中加入了针灸医疗咨询（代码 0701234），并于 2006 年将针灸、草药等疗法纳入统一医疗系统（SUS）。伊拉克医疗资源有限，在我国政府帮助下，巴格达于 2000 年设立了第一家中医中心，2014 年伊拉克卫生部补充替代医学中心成立，随后陆续建立了数家中医中心。埃及于 1972 年成立了第一家"针灸中心"，并于 1975 年得到政府认可。1997 年，应阿尔及利亚政府要求和我国原卫生部批准，中国援阿医疗队增设了针灸分队；2010 年中阿双方签署协议，向阿增派针灸医生，并开设针灸门诊。巴拿马于 1977 年批准应用针刺疗法，随着移居巴拿马中医师数量的增加，中医药在当地应用逐步增多，但由于缺乏相关管理规范，巴拿马中医药发展水平有限。在印度，中医药的应用也颇为有限。❷

国外中药产业发展现状处于良好的状态，国外消费者的需求不断增加，

❶ 观研天下.我国中医药行业后疫情时代国际化发展机遇挑战并存 [EB/OL].（2022-10-24）[2024-10-15]. https：//www.zyctd.com/zhenwei/204/932773.html.

❷ 李皓月，黎晓蕾，郝鸣昭，等.四洲十八国中医药发展现状与分析 [J].中国中医药信息杂志，2022，29（10）：10.

市场前景也越来越美好。未来，具有重要意义的是加强中药的研究和开发，积极拓展全球市场，提升中药产业在国际市场的声誉。

2.1.1　中医药装备产业发展历程

在我国历史长河中，中医、中药是我国人民疾病医治的主要选择。但随着现代西方医疗技术的传入，我国中医药行业遭受了严重冲击，出现了很多对中医质疑的声音，行业发展受阻，甚至陷入萎靡。因此，我国中医药行业急需新的发展，行业面临高难度发展挑战。同时，日新月异的科技技术发展也为中医药行业发展提供了新的可能。

全球制药工业始于 19 世纪中叶，德国、美国率先起步。随着全球经济的不断发展，人们对健康的关注度不断上升，制药工业蓬勃发展，而制药装备产业作为制药工业的核心领域也有了显著的进步。20 世纪 70 年代，日本、韩国的企业相继加入竞争；20 世纪 80 年代，全球形成以德国博世公司、意大利伊马公司（IMA）等大型企业为主导的寡头垄断局面；20 世纪 90 年代，全球制药装备产业增速放缓，与此同时，英国星德科（Syntegon，原公司名为 Manesty）制造了全球最早的压片机，德国格拉特公司（GLATT）制造了世界上第一台流化床。随后，随着中国等亚洲地区市场逐步放开，产业市场逐渐从欧美地区向亚洲地区转移。❶

我国制药装备产业从无到有，从小到大，走过了半个多世纪的发展历程。中华人民共和国成立初期仅有 27 家实力单薄的制药装备制造小型企业，产品种类仅 39 个，品种规格仅 98 种，在国际上发展相当落后；随着我国改革开放的不断深化，制药装备产业规模也不断壮大，发展至 20 世纪 90 年代初期，我国已有制药装备制造企业 180 家，产品种类达 635 个。20 世纪 90 年代末期，我国正式推行《药品生产质量管理规范》（GMP）认证，在提高药品生产的标准的同时，对制药装备也提出了相应要求，自此我国制药装备产业全面加速发展。国内以楚天科技、新华医疗、东富龙为代表的企业迎来快速发展的良好时机，逐步打破了国外大型企业的垄断局面。到 2008 年，我国制药装备企业增至 860 家，产品品种数增至 3 086 种，在生产上基本满足了产业及市场需求。但国内企业总体规模较小，仍停留于仿制阶段，产品附加值较低。

中医医疗器械蓬勃发展，生产企业数量及规模不断扩大。据国家药品监督

---

❶　全球制药装备行业发展概况及竞争格局发展趋势重点企业 [EB/OL].[2022-07-15].https://www.phpolicy.com/xinwenzixun/493938.html.

管理局（简称"国家药监局"）及各省（自治区、直辖市）药品监督管理局（简称"药监局"）数据，2018—2020年，我国中医医疗器械生产企业由555家上升至1 091家，年复合增长率达40.2%。截至2023年6月底，我国中医医疗器械生产企业已达1 227家，较2020年年底增加136家。其中，科创板上市企业1家，新三板挂牌企业7家；可生产第一类中医医疗器械产品企业1 062家，可生产第二类中医医疗器械产品企业467家。根据公开的企业注册资本情况来看，中医医疗器械生产企业中中小企业数量达1 146家，占比93.4%。此外，中医医疗器械企业向高新技术方向发展势头迅猛。截至2023年上半年，中医医疗器械高新技术企业总数为139家，占国内中医医疗器械企业总数的11.3%。

来自药监部门的数据还显示，2018—2020年，我国中医医疗器械有效产品数量年复合增长率达38.4%。截至2021年6月底，全国中医医疗器械有效产品注册、备案证共计2 198张，其中第二类产品注册证561张，第一类产品备案1 637个。❶

目前，国内第二类中医医疗器械产品主要为经络治疗仪、皮内针、无源/有源针灸针等；第一类中医医疗器械产品主要为拔罐类产品、刮痧类产品及贴类产品等。考虑到人体经络脉象复杂多样，中医医师更愿意使用传统接触诊断方式，依靠自身的中医药知识和行医经验诊断，因而对中医诊断装备接纳意愿不强。从中医医疗器械的市场渗透情况来看，大部分医疗机构只配置了基本的器具和小型诊断装备，新型、大型中医诊断装备的引进和应用力度不强。这一定程度上导致我国中医医疗器械市场规模较小，产品布局主要集中于贴类、理疗领域。

2.1.2　中医药装备产业规模及行业格局

我国制药装备行业自20世纪70年代起步发展，随着我国制药工业的进步，一些小型药机厂应运而生，主要为制药行业提供简易的设备和零配件。到20世纪80年代中期，国内仅30多家制药装备生产企业，其产品品种相对较少。到20世纪90年代中期，我国已有400多家制药装备生产企业，生产的制药装备规格达到了1 100多种，但由于企业普遍规模较小，且技术力量薄弱，产品附加值并不高，发展较缓慢。

制药装备行业第一次快速发展阶段直至1998年国家药监局成立，GMP开始实施，要求在2004年6月30日之前，所有药品制剂和原料药生产必须符合

---

❶ 政策红利释放 中医医疗器械产业加速发展[EB/OL]. [2021-09-14]. https://baijiahao.baidu.com/s?id=171 0863432329606144&wfr=spider&for=pc.

GMP 的要求，并获得认证证书。这一强制性要求对制药企业的生产设备及环境提出了严格的要求，同时也为制药装备行业提供了加速发展的契机。为了满足制药工艺、制药工程及药品 GMP 认证的要求，制药装备企业开始研制和开发新产品，技术水平、产品质量及产品品种规格等方面的水平显著提升，制药企业也进行了生产设备和环境的改造。

自 2004 年第一次强制性 GMP 认证结束后，制药装备行业的整体需求有所下降，一些研发投入较少、不重视技术进步的企业面临着更大的生存压力。而对于研发实力较强、注重新技术开发和积累的企业，凭借产品性能更高、功能更为丰富等优势，在行业内获得较大的发展空间，市场占有率也不断提高，从而提高了制药装备行业的整体市场集中度。

制药装备行业第二次快速发展阶段的契机是 2010 年新版 GMP 的颁布，其促使国内制药企业进行第二次 GMP 改造。2010 年，GMP 主要突出了制药行业中无菌药品、药品安全保障措施及质量管理等方面的重要性。要求无菌药品如血制品、疫苗和注射剂的生产改造于 2013 年年底完成，而其他类别的生产改造则在 2015 年年底完成。2010 年 GMP 为制药装备行业又迎来一波发展红利，国内对高技术含量制药设备的需求再次高涨。同时反映出，未来制药装备行业发展的趋势是，随着制药企业对于装备的要求不断提高、更新周期缩短，装备普遍朝着自动化、智能化方向发展。此时，在前期的发展阶段中积累了技术与研发优势的企业通过内外部扩张和上下游整合，不断提高市场占有率，将行业集中度进一步提升。

制药装备行业迎来成长性转变，向高端化、国产化突破。近年来，国家陆续出台了许多新政策和新举措，如《关于推动原料药产业高质量发展实施方案的通知》《产业结构调整指导目录（2019 年本）》《"十三五"生物产业发展规划内容》《"十四五"医药工业发展规划》《中国制造 2025》等，为制药装备行业朝着高端化、智能化、绿色化的方向迈进提供了有力的支持。加速药品审批、推进仿制药一致性评价、实施"4+7"带量采购、发布新版基药目录和调整医保目录等举措的实施，给我国医药产业带来了重大变革，使国内医药产业得到快速发展，从而带动制药机械设备需求量增加，也为制药装备行业带来了新的挑战和发展机遇。我们认为，制药装备行业有着广阔的潜在空间，加上政策驱动，有望在高端化与国产化方面实现双重突破。

全球范围内药品需求不断增长带动制药装备市场规模稳步增长，且中国制药装备市场规模增长速度明显高于全球平均水平。相关数据显示，中国制药装备市场规模从 2015 年的 299 亿元增长至 2020 年的 538 亿元，期间年复合增长率达 12.47%，预计到 2025 年将达到 875 亿元，2020—2025 年复合增长率约为 10.22%；全球制药装备行业市场规模从 2015 年的约 1 467 亿元增长至 2020 年的 2 385 亿元，期间年复合增长率达 10.21%，预计 2025 年将达到 3 357 亿元，2020 年至 2025 年复合增长率约为 8.32%。

国内制药装备的竞争格局比较分散，且在高端市场上的占有份额较少。2020 年中国制药装备厂商东富龙、楚天科技、星德科、奥星生命科技和思拓凡（Cytiva），市场份额分别为 4.1%、3.8%、2.5%、2.3% 和 2.0%。当前制药装备行业市场集中度低，随着供给侧改革的进一步推进，低附加值、技术落后、规模较小的企业将在这个过程中逐步退出行业竞争，同时也为龙头企业提供了许多并购机会，有助于龙头企业扩大规模并进一步完善产业链。随着中小企业市场份额的逐步减少，行业集中度将进一步向行业龙头企业提升。

全球制药装备行业的格局是由少数具有话语权的头部企业主导的，这些企业凭借先进的技术和理念引领着行业的发展。占有国际竞争优势的制药装备供应商主要分布在欧盟国家，如德国、意大利等，包括赛多利斯（SARTORIUS）、星德科、宝色霞板、伊马和格拉特等公司。这些企业凭借先进的技术优势、精良的加工装备和先进的管理理念，长期占据高端产品市场的主导地位。❶

2020 年新型冠状病毒流行，国产制药装备企业再次展示了自身实力。国内企业通过设备性能卓越、快速交付和及时售后等优势，成功抓住了制药装备进口替代的巨大机遇，并在一定程度上切入海外市场。主要原因在于，欧美厂商缺乏在短时间内交付高强度商品的能力；另外，受疫情影响国际物流缓慢，导致产品的输入受到限制。在本轮疫情后，过去进口替代缓慢的制药设备实现快速替代；同时，国产制药设备切入国际产业链远销海外，在海外市场得到了越来越多的认可，所占市场份额也大幅提升。2015 年中国制药装备占全球制药装备市场规模比例约 20.38%，到 2020 年已达到 22.56%，上升了 2.18 个百分点。在地缘政治、国产技术水平提升等因素影响下，国产装备厂商正在不断加强出口业务，并持续致力于增强其国际市场份额，这使得中国制药装备在国际市场上的份额有望稳步提升。

2.1.3　优势国家 / 地区行业政策

目前全球制药装备产业主要集中于德国，国际上具备较强国际竞争力的

❶ 刘晖. 东富龙研究报告：乘制药装备行业东风，积极扩产响应旺盛需求 [EB/OL]. [2022-06-10]. https://baijiahao.baidu.com/s?id=1735210221190080773&wfr=spider&for=pc.

制药装备企业主要有德国博世公司、德国基伊埃（GEA）公司、意大利伊马等，生产产品主要集中于制剂装备和包装装备领域。

德国依托坚实的制造业基础，发挥高度专业化的中小企业产业链特点，利用各层级政府面向产业集群的针对性支持政策，结合发达的国内外双循环市场需求、成熟行业协会的专业化服务，形成了多个具有德国制造业特色的医疗装备产业集群。

作为世界著名的工业大国，德国拥有一大批高度专业化的中小企业为医疗装备产业提供电子与微系统技术、信息与通信技术、光学工程和新材料供给。此外，较好的制造业基础催生了行业分工细致、服务能力全面的行业协会体系。以德国光子学行业协会（SPECTARIS）为例，该协会面向医学技术、光学技术和分析、生物技术、实验室和眼科设备等细分领域，除供需对接等共性服务外，还具有融资、卫生和工艺、合规、监管事务、卫生和药物管理、市场准入、研究资金和公共事务服务能力。

德国是欧洲医疗技术的创新中心，每年此类专利申请在 1 300 件左右。德国医疗装备行业研发投入约占销售盈利的 8%，比欧洲国家平均值高 1 倍，且研发效率高。

德国政府高度重视创新集群发展，从联邦政府到州政府均出台有支持产业集群发展的专项政策与项目。相应政策主要可以分为三类；一类是只针对单一技术和产业的推进计划，如生物区域计划（BioRegio）；第二类是只针对部分地区实施的集群推进计划，如创新区域计划（InnoRegio）的发起主要是为了提升德国东部地区的技术、产业发展能力；第三类是综合提升类计划，其对集群的产业、区域并没有限制，设置的目的是提高集群的创新能力、管理能力和国际化水平等的项目，如尖端集群竞赛、走向集群计划等，这些计划致力于激励集群不断提高自身管理能力，提升国际化水平和知名度，从而带动区域经济和德国整体经济的发展，但在实施方式上存在差异。

2.2 中国中医药装备产业现状

2.2.1 中国中医药装备产业基本情况

中医药反映了中华民族对生命、健康和疾病的认识，具有悠久的历史传统、独特理论和技术方法的医药学体系。改革开放后，随着市场经济的发展，中药行业的产业化进程也随之加速，如今已形成较为完备的上中下游产业链。中药产业的上游是药材供应商；中游主要是中药企业，涉及中药饮片加工和中成药生产等；下游是销售环节，中药产品经流通运输至医疗机构和药店，最终到达消费者手中。近年来，中药行业受人口老龄化加剧及一系列利好政策的支持，同时中药企业创新研发投入力度不断加大，为产业创新发展注入活力。到2025年，中医药市场规模将达到4万亿元。在此背景下，上游设备需求也在不断走热。❶

赛迪顾问发布的年度报告显示，2022年，中医药产业需求逐步释放，中医药行业迎来快速发展期，产业规模达到6 636.8亿元。随着数字化技术的不断赋能，人工智能、云计算、大数据等智能化技术与中医药深度融合，中医药产业规模迅速发展。❷

1.产业链上游分析

近年来，我国中药材种植面积快速增长，中药材种植已成为部分地区，特别是贫困山区调整种植业结构、农民增收致富的重要产业。

据统计，我国中药种植面积在2016—2021年处于上升状态。2021年，我国中药种植面积达到5 638万亩，较2020年同比上升3.35%；2022年受政策影响，多区域大力实施退林还耕、复耕种粮等措施，中药种植面积大大缩减，加之气候因素的影响、种植成本的上升，药农普遍收益不高，导致种植面积大大缩小。2022年我国中药种植面积为5 250万亩，较2021年同比下降6.88%。到2025年，全国中药材种植面积要稳定在4 500万亩左右。

我国作为世界上规模最大、品种最多、生产体系最完整的中药材生产大国，随着近年来中医药产业快速发展及种植面积不断增长，我国中药材产量也随之稳步增加。

从中药材的产量来看，2016—2021年，随着中药种植面积的增长，我国中药材产量也保持稳定增长趋势。2021年，我国中药材产量达到495.2万吨，较2020年同比上升4.98%。而2022年由于中药种植面积的下降，中药材产量有所下降。❸

我国是世界中药资源最丰富的国家，国际市场中70%的天然药用植物来

❶ 中医药市场规模将冲刺4万亿大关,上游设备需求走热 [EB/OL].（2023-11-24）[2024-11-10]. https://www.sohu.com/a/738862802_233785.

❷ 2022—2023年中国中医药产业发展研究年度报告 [EB/OL]. [2023-08-07]. https ://baijiahao.baidu.com/s?id=1773702720482322829&wfr=spider&for=pc.

❸ 行业干货！2022年中国中药种植行业市场发展概况及未来前景分析 [EB/OL].[2023-03-29]. https://baijiahao.baidu.com/s?id=1761667213217309777&wfr=spider&for=pc.

源于中国。随着科学技术的发展、人民生活的日益改善，国际国内对中药材科学医疗的重视和认识的提高，特别是人类社会面对各种疫病时，中医药在临床中的杰出表现，为中医药获得了很大的发展机遇。❶

2. 产业链中游分析

我国中成药制造行业在 2016 年达到高峰，实现主营业务收入 6 697 亿元，此后陷入负增长，2017、2018、2019、2020 年分别为 5 736 亿元、4 655 亿元、4 587 亿元、4 347 亿元。2020 年，中成药产业规模仅相当于 2016 年的 65.9%。2021 年，中药饮片下游的中成药制造行业主营业务收入为 4 862 亿元，开始回暖，同比 2020 年增长率为 11.8%；2022 年，中成药制造行业主营业务收入为 5 134 亿元，同比 2021 年增长 5.6%。

我国中药饮片制造行业在 2017 年达到高峰（受 2016 年中成药市场繁荣对饮片原料需求增加影响），实现主营业务收入 2 165 亿元，此后陷入回落调整期，2018、2019、2020 年的主营业务收入分别为 1 715 亿元、1 933 亿元、1 809 亿元。2021 年中药饮片制造行业开始回暖，主营业务收入为 2 057 亿元，同比 2020 年增长幅度达 13.6%；2022 年中药饮片制造行业主营业务收入为 2 170 亿元，同比 2021 年增长 5.5%。❷

3. 产业链下游分析

零售端的中药销售额正呈现逐年上升趋势，这也说明民众到药店等地方购买中药产品的人数越来越多，不再局限于医院。对医药产品而言，消费者的收入水平和消费意愿也影响着中药产品的销售情况。随着人民群众收入水平的不断提高、保健意识的不断加强，以及对中药理论认可的不断深入，有效推动了中药行业的发展。

2021 年《中国医药工业经济运行报告》显示，2021 年我国中药饮片加工行业规模达 2 057 亿元。2018—2020 年行业进入监管整治期，国家药监局于 2018 年 8 月与 2020 年 2 月分别出台《中药饮片质量集中整治工作方案》与《中药饮片专项整治工作方案》，在全国范围内开展了饮片质量整治工作，监管力度的加强导致了饮片加工行业规模在 2018—2020 年出现负增长，2017—2020 年复合增长率（CAGR）为 -6%。2021 年行业增速达 15%，规模已接近历史最高水平。

---

❶　2016 年中国中药市场发展预测 [EB/OL].[2024-04-12]. https://www.sohu.com/a/68861052_350221.
❷　中药饮片行业发展情况浅析 [EB/OL].[2023-06-20]. https://baijiahao.baidu.com/s?id=176884863556275352 3&wfr=spider&for=pc.

2.2.2　中国中医药装备产业规模及行业格局

近年来，随着中医药现代化发展上升为国家战略，中医药国际化持续被列入国家相关规划，在《中医药发展战略规划纲要（2016—2030年）》中，明确提出将加强中医药对外交流合作、扩大中医药国际贸易。另外，《"健康中国2030"规划纲要》中也要求以双边合作机制为基础，创新合作模式，促进我国与共建"一带一路"国家的卫生合作。

在药品生产中，中医药装备也是保证药品质量的关键手段。因此，医药制造业企业想更好地保障药品安全，就要通过科技创新发展现代中药科研及工业生产技术，以不断推动中医药产业往高质量方向发展。目前已经有企业在传承中药汤剂的同时进行剂型改革，中医装备行业将传统经验进行数字化表征，通过现代产业化设备进行炮制，在既保持了中药饮片的性味与功效的同时，还极大程度方便了患者的服用。

参考2014—2022年《中国工业统计年鉴》，各年"医药制造业企业主要指标"如图2.1所示。由图2.1可知，医药制造业企业数量在2019年突然下降，之后又缓慢增长，虽然医药制造业企业数量出现明显波动，但是医药制造业企业资产总计量基本保持平稳增长，可见，医药制造业企业的平均资产和规模一直在增加。

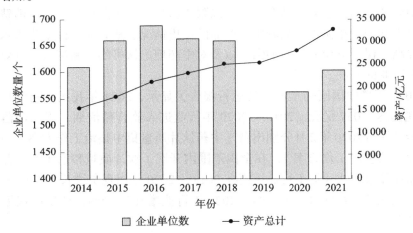

图 2.1　医药制造业企业主要指标

资料来源：2014—2022年《中国工业统计年鉴》，https://www.stats.gov.cn/sj/ndsj/。

参考2014—2022年《中国工业统计年鉴》，各年的"中成药出口数量和金额"如表2.1所示，各年的"中成药产量"如图2.2所示。从数量上看，2013—2021年，全国中成药年产量以300万吨为中心小幅度波动，而中成药出口数量以 12 000 吨为中心波动，每年的变化差距有限。但是中成药出口金额自 2016 年起大幅增长，更在 2020 年由于疫情出现突增，随后在 2021 年回落。2021 年，我国公立中医医疗行业规模超 5 300 亿元，年均复合增长率达 9.5%；我国中医药制造市场规模接近 800 亿元，年均复合增长率达 3.1%；而我国中成药出口量增至 12 600 吨。中医药的快速发展正在加速推进中医进入国际主流医疗市场，中医药国际地位不断提升。

表 2.1　中成药出口数量和金额

年份	数量 / 吨	金额 / 万元
2013	14 235	26 872
2014	12 990	24 930
2015	12 369	26 301
2016	11 435	148 221
2017	12 330	169 320
2018	11 266	172 822
2019	12 640	179 467
2020	12 524	2 574 261
2021	11 565	196 888

资料来源：2014—2022 年《中国工业统计年鉴》，https：//www.stats.gov.cn/sj/ndsj/。

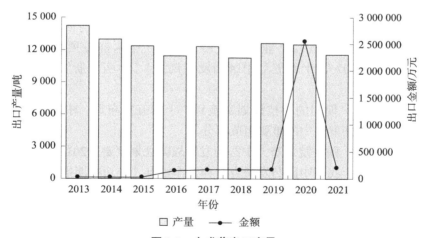

图 2.2　中成药出口产量

资料来源：2014—2022 年《中国工业统计年鉴》，https：//www.stats.gov.cn/sj/ndsj/。

从中医药企业分布区域来看，2023 年湖南省以 12 164 家中医药相关企业高居全国第一；广东、江苏排名第二和第三，中医药相关企业数量分别为 6 170 家、6 098 家。此外，山东、安徽、北京、辽宁、河南、四川、福建，依次排第 4 ～ 10 名。整体来看，中医药产业主要集中在湖南。

2022 年《中国卫生健康统计年鉴》公布的数据显示，2021 年我国中医诊疗服务行业市场总规模达 6 063 亿元，同比增长 16.62%；其中，公立中医医疗机构及民营中医医疗机构诊疗服务市场规模分别为 5 331 亿元、732 亿元，同比变化率分别为 16.47%、17.68%。随着国内疫情防控常态化、国民中医诊疗认可度提升，市场上中医诊疗服务需求增长，全国中医诊疗服务行业呈明显复苏态势。其中，民营中医医疗行业增速显著更快，市场收入占比由 2016 年的 8.8% 提升至 2021 年的 12.1%。

随着全民联网时代到来，互联网开始逐渐渗透到我国居民生活各个方面，叠加目前国内中医培养制度暂未完善、市场专业中医需求缺口较大、中医广泛介入新型冠状病毒治疗普及中医认知等因素影响，持续推动我国线上中医诊疗服务市场保持高速增长发展态势，逐渐成为产业最热发展赛道之一。2022 年，我国线上中医诊疗服务行业市场规模从 2016 年的 1 亿元左右逐渐增长至目前的 15 亿～ 20 亿元；2025 年，产业市场规模预计将达 35 亿～ 45 亿元。❶

2.2.3 中国中医药装备产业政策

中药行业属于国家政策支持力度较大的行业之一。近年来，一系列利好政策陆续出台，涵盖中药注册、审评审批、质量控制、中药创新、中药品种保护等方面，鼓励、支持产业创新发展，包括《中医药发展战略规划纲要（2016—2030 年）》《"十四五"中医药发展规划》《中药注册管理专门规定》等（见表 2.2）。

从"十三五"期间的科技计划实施到"十四五"布局，中医药装备始终是中医药科技创新发展中的重要组成部分。

2016 年 2 月，国务院颁布《中医药发展战略规划纲要（2016—2030 年）》，明确了未来十五年我国中医药发展方向和工作重点，是新时期推进我国中医药事业发展的纲领性文件。该纲要提出，要坚持中西医并重，落实中医药与西医药的平等地位，遵循中医药发展规律，以推进继承创新为主题，以提高中医药发展水平为中心，以完善符合中医药特点的管理体制和政策机制为重点，以增进和维护人民群众健康为目标，拓展中医药服务领域，促进中西医结合，统筹推进中医药事业振兴发展。

---

❶ 行业干货！2022 年中国中医诊疗服务行业全景速览：国家中医诊疗服务能力提升 [EB/OL].[2023-03-31]. https://www.sohu.com/a/661258870_120950077.

表 2.2　我国促进中医药发展的相关政策

时间	发布部门	文件名称	相关内容
2016年2月	国务院	《中医药发展战略规划纲要（2016—2030年）》	明确了未来十五年我国中医药发展方向和工作重点，是新时期推进我国中医药事业发展的纲领性文件。该纲要提出，要坚持中西医并重，落实中医药与西医药的平等地位，遵循中医药发展规律，以推进中医药继承创新为主题，以提高中医药发展水平为中心，以完善符合中医药特点的管理体制和政策机制为重点，以增进维护人民群众健康为目标，拓展中医药服务领域，促进中西医结合，统筹推进中医药事业振兴发展 第九章　充分发挥中医药独特优势 第三节　推进中医药继承创新 实施中医药传承创新工程，重视中医药经典医籍研读及经验挖掘，全面系统继承历代各家学术理论、流派及学说，不断弘扬当代名老中医药专家学术思想和临床诊疗经验，制定传统知识保护制度，建立中医药传统知识保护名录。推进中医药防治技术和新药研发，不断推动中医药理论与实践创新。融合现代科技成果，加快中药方剂、挖掘中医药健康服务，发展中医药资源可持续发展。保护重要中药资源和繁育基地，开展中药资源普查及动态监测，提供中药材市场动态监测信息，促进中药材种植业绿色发展。建立大宗、道地和濒危药材种苗繁育基地，道地大宗，材种植业绿色发展。
2016年10月	国务院	《"健康中国2030"规划纲要》	完善政产学研用协同创新体系，推动医药创新科技升级。加强专利药升级，加快治疗重大疾病的专利到期药物研发仿制上市。大力发展生物药、中药新药、新型制剂、化学药新品种、优质中药、高性能医疗器械、新型辅料包材和制药设备，推动重大药物产业化，加快医疗器械转型升级，提高具有自主知识产权、医用材料的国际竞争力。加快发展康复辅助器具产业，增强自主创新能力，医疗器械质量标准全面与国际接轨。到2030年，药品、医疗器械质量标准全面与国际接轨。 第二节　提升产业发展水平 发展专业医药园区，支持组建产业联盟或联合体，构建创新驱动、绿色低碳、智能高效的先进制造体系，提高产业集中度，增强中高端产品供给能力。大力发展医疗健康服务贸易，推动医药企业走出去和国产化，提高国际竞争力。到2030年，具有自主知识产权新药和诊疗装备国际市场份额大幅提高，实现医药工业中高速发展和向中高端迈进，跨入世界制药强国行列。推进医药流通行业转型升级，高端医疗流通大企业大幅提高，提高流通市场集中度，减少流通环节，形成一批跨国大型药品流通企业。

续表

时间	发布部门	文件名称	相关内容
2017年7月	全国人民代表大会	《中华人民共和国中医药法》	国家制定中药材种植养殖、采集、贮存和初加工的技术规范、标准，加强对中药材生产流通全过程的质量监督管理，保障中药材质量安全。 国家保护中药饮片传统炮制技术和工艺，支持应用传统工艺炮制中药饮片，鼓励运用现代科学技术开展中药饮片炮制技术研究。 国家鼓励和支持中药新药的研制和生产。 国家保护中药传统加工技术和工艺，支持传统剂型中成药的生产，鼓励运用现代科学技术研究开发传统中成药。 国家鼓励医疗机构根据本医疗机构临床用药需要配制和使用中药制剂，支持以中药制剂为基础研制中药新药。 医疗机构配制中药制剂，应当依照《中华人民共和国药品管理法》的规定取得医疗机构制剂许可证，或者委托取得药品生产许可证的药品生产企业、取得医疗机构制剂许可证的其他医疗机构配制中药制剂。委托配制中药制剂，应当向委托方所在地省、自治区、直辖市人民政府药品监督管理部门备案
2017年	科技部和国家中医药管理局	《"十三五"中医药科技创新专项规划》	针对中药产业发展的现实需求，加强基础研究，关键共性技术、产品创制及集成示范应用全产业链科技创新，打造以中药资源为核心的"大品种、大产业"的中药材产业发展新格局，促进区域经济发展和加速农民脱贫。 以中医传统理论为指导，整合现代多学科技术方法，中药新药安全性评价技术与源头创新，重点突破中药新药发现与评价、中药绿色智能制造技术与高端制剂研制、中药新药创制提供源头创新，加速中药大健康产业发展。 开展中医传统治未病、康复、仪器、中医药大数据开发及中医药大健康研究，构建治未病技术体系，探索建立中医药风险状态识别和风险预警模型，发展中医康复技术方法和方案，加快中医诊疗仪器与装备研发，推动"互联网+"中医诊疗及中医药大数据开发，支撑中医药健康服务业发展

续表

时间	发布部门	文件名称	相关内容
2019年10月	国务院	《中共中央、国务院关于促进中医药传承创新发展的意见》	彰显中医药在疾病治疗中的优势。加强中医药优势专科建设，做优做强骨伤、肛肠、儿科、皮科、妇科、针灸、推拿以及心脑血管病、肾病、周围血管病等专科专病，及时总结形成诊疗方案，巩固扩大优势。加快中医药循证医学中心建设，用3年左右时间，筛选50个中医治疗优势病种和100项适宜技术、100个疗效独特的中药品种，及时向社会发布。聚焦癌症、心脑血管病、糖尿病、感染性疾病、老年痴呆和抗生素耐药问题等，开展中西医协同攻关，到2022年形成并推广50个左右中西医结合诊疗方案。建立综合医院、专科医院中西医会诊制度，将中医纳入多学科会诊体系，更好发挥中医药在流感等新发突发传染病防治和公共卫生事件应急处置中的作用。 加强中药材质量控制。强化中药材道地产区环境保护，修订中药材生产质量管理规范，推行中药材生态种植、野生抚育和仿生栽培。加强珍稀濒危野生药用动植物保护，支持珍稀中药材替代品的研究利用和开发利用。严格农药、化肥、植物生长调节剂等使用管理，分区域、分品种完善中药材农药残留、重金属限量标准。制定中药材种子种苗管理办法。规划道地药材基地建设，引导资源要素向道地产区汇集，推进规模化、规范化种植，评定一批国家、省级道地药材良种繁育种和生态种植基地。倡导中医药企业自建以订单形式建稳定的中药材生产基地，探索制定实施中药材产地质量管理规范的激励政策。健全中药材第三方质量检测体系。加强中药材交易市场监管。深入实施中药道地药材产业扶贫行动。到2022年，基本建立道地药材生产技术标准体系、等级评价制度。 促进中药饮片和中成药质量提升。加快修订《中华人民共和国药典》中药标准（一部），由国务院药品监督管理部门会同中医药主管部门组织相关专家承担有关工作，建立最严谨标准。健全中药饮片标准体系，制定实施全国中药饮片炮制规范。改善市场竞争环境，促进中药饮片优质优价。加强中成药质量控制，提高智能制造水平。探索建立以临床价值为导向的评估路径，加大中成药上市后评价工作力度，建立与公立医院药品采购、基本药物目录遴选、医保目录调整等联动机制，促进产业升级和结构调整

时间	发布部门	文件名称	相关内容
2020年12月	国家中医药管理局、国家卫生健康委员会、国家体育总局等六部门	《中医药康复服务能力提升工程实施方案（2021—2025年）》	工作目标：到2025年，依托现有资源布局建设一批中医康复中心、三级中医医院和二级中医医院设置康复（医学）科的比例分别达到85%、70%，康复医院全部设置传统康复治疗室，鼓励其他医疗机构普遍能够提供中医药康复服务。中医药康复能力明显著改善，服务范围得到拓展，中医药人才队伍建设得到加强，人员数量明显增长，中医药康复科科研创新能力进一步提升，产出并转化一批科研成果，基本满足城乡居民日益增长的中医药康复服务需求。 主要任务： ①加强中医药康复服务提供机构建设和管理；②提升中医药康复服务能力；③加强中医药康复专业人才培养和队伍建设；④加强中医药康复科科研创新能力建设
2022年3月	国务院	《"十四五"中医药发展规划》	部署了10方面重点任务，包括建设优质高效中医药服务体系、提升中医药健康服务能力、建设高素质中医药人才队伍、建设高水平中医药传承保护与科技创新体系、推动中医药产业高质量发展、发展中医药健康服务业、推动中医药文化繁荣发展、加快中医药开放发展、深化中医药领域改革以及强化中医药发展支撑保障，并安排了11类共44项重大工程项目。 明确提出"推动设立中医药关键技术装备项目"，并提出7大重点发展领域，其中包括中医诊疗装备，明确指出，发挥中医在疾病预防、治疗、保健康复等方面的独特优势，在中医药理论指导下，深度挖掘中医药原创资源，开发融合大数据、人工智能、可穿戴等新技术的中医特色装备，重点发展脉诊、舌诊以及针刺、灸疗、康复等中医装备，以促进中医临床诊疗和健康服务规范化、远程化、规模化、数字化发展。据不完全统计，"十三五"期间国家重点研发计划共支持中医药相关技术装备立项项目13项，其中中医客观化诊断类项目8项，其中中药加工生产类项目5项

2017 年 7 月《中华人民共和国中医药法》正式实施，这是我国首部中医药法，对于中医药行业具有里程碑意义，是全民中医时代的起点。

2017 年中华人民共和国科学技术部（简称"科技部"）和国家中医药管理局发布《"十三五"中医药科技创新专项规划》，从"数字化、智能化现代制药装备""新型中医诊疗信息采集前沿技术""发展中医康复技术方法和方案，加快中医药仪器与装备研发"等方面对中医药装备研究进行布局，并在"十三五"科技项目实施中进行实际部署。据不完全统计，"十三五"期间国家重点研发计划共支持中医药相关技术装备立项项目 13 项，其中中医客观化诊断类项目 8 项，中药加工生产类项目 5 项。

2018 年，在相关专家的倡导下科技部重大专项办公室启动"中医药关键技术装备"专项的调研工作，对中医药关键技术装备的专项研究进行了顶层设计和系统梳理。

2019 年 10 月 20 日，新颁布《中共中央、国务院关于促进中医药传承创新发展的意见》，主要内容包括健全中医药服务体系、发挥中医药在维护和促进人民健康中的独特作用、促进中医传承与开放创新发展、改革完善中医药管理体制制度等。

2020 年 12 月，国家中医药管理局、国家卫生健康委员会、国家体育总局等六部门联合印发《中医药康复服务能力提升工程实施方案（2021—2025 年）》，推动发展中国特色康复医学，充分发挥中医药在疾病康复中的重要作用。

2021 年 2 月，中华人民共和国工业和信息化部（简称"工信部"）发布的《医疗装备产业发展规划（2021—2025 年）（征求意见稿）》提出重点发展中医诊疗装备。该征求意见稿将中医先进诊疗装备列为重点发展领域，提出"发挥中医药特色优势，在中医药理论指导下，深度挖掘中医药原创资源，开发融合大数据、人工智能等新技术的中医特色装备，推动中医临床诊疗和健康服务规范化、远程化、规模化发展。持续提升现有中医药装备性能，推进中医药装备在健康管理、疾病防治、远程医疗领域创新应用"。

2021 年 3 月，《中华人民共和国国民经济和社会发展第十四个五年规划和2035 年远景目标纲要》中明确要推动中医药传承创新："坚持中西医并重和优势互补，大力发展中医药事业。健全中医药服务体系，发挥中医药在疾病预防、治疗、康复中的独特优势。加强中西医结合，促进少数民族医药发展。加强古典医籍精华的梳理和挖掘，建设中医药科技支撑平台，改革完善中药审评审批机制，促进中药新药研发保护和产业发展。强化中药质量监管，促进中药质量提升。强化中医药特色人才培养，加强中医药文化传承与创新发展，推动中医药走向世界。"

2021年12月，工信部、国家卫生健康委员会等联合印发《"十四五"医疗装备产业发展规划》，明确7个重点发展领域、部署5项重点任务、实施5个专项行动、采取6项保障措施。其中，7个重点发展领域包括中医诊疗装备。中医药是中华民族在与疾病长期斗争的过程中积累的宝贵财富，其有效的实践和丰富的知识中蕴含着深厚的科学内涵，是中华民族优秀文化的重要组成部分，为中华民族的繁衍昌盛和人类健康作出了不可磨灭的贡献。特别是在新型冠状病毒疫情防控中，中西医结合、中西药并用发挥了重要作用，成为中医药传承精华、守正创新的生动实践。2022年3月，《"十四五"中医药发展规划》明确提出"推动设立中医药关键技术装备项目"，并提出7大重点发展领域，包括中医诊疗装备，明确指出，发挥中医在疾病预防、治疗、保健康复等方面的独特优势，在中医药理论指导下，深度挖掘中医原创资源，开发融合大数据、人工智能、可穿戴等新技术的中医特色装备，重点发展脉诊、舌诊及针刺、灸疗、康复等中医装备，以促进中医临床诊疗和健康服务规范化、远程化、规模化、数字化发展。2023年2月，国务院办公厅印发《中医药振兴发展重大工程实施方案》，进一步加大"十四五"期间对中医药发展的支持力度，着力推动中医药振兴发展。该方案统筹部署了8项重点工程，包括中医药健康服务高质量发展工程、中西医协同推进工程、中医药传承创新和现代化工程、中医药特色人才培养工程（岐黄工程）、中药质量提升及产业促进工程、中医药文化弘扬工程、中医药开放发展工程、国家中医药综合改革试点工程，安排了26个建设项目。该方案提出建设中医药服务体系"扬优强弱补短"，基本实现县办中医医疗机构全覆盖，推动优质医疗资源扩容和均衡布局，建设一批国家中医优势专科，强化设备配备，优化完善中医诊疗方案，提升中医临床疗效。

在中医医疗装备配备方面，《中医药振兴发展重大工程实施方案》提出推动实施中医药现代化关键技术装备项目，提升中医药技术装备水平、产业创新能力及产业化水平，在关键技术装备方面取得突破，为科学研究和产业发展提供支持和保障；开展中医特色诊断治疗装备研究，研发中医数字化辅助诊断装备、中医特色疗法智能化装备、中医治未病现代化装备。同时提出，探索完善中医药老年健康服务模式，提升临床、康复、护理、慢性病管理、科学研究、健康管理能力。

目前，在老龄化与政策的双重驱动下，中医器械发展稳步前进，生产企业及产品注册数量及规模不断扩大。

2023年2月，国家药品监督管理局（简称"药监局"）发布《中药注册管理专门规定》，依据遵循中药研制规律和特点，提出了"以临床价值为导向、重视人用经验、全过程质量控制"的研制理念，并将上述理念贯穿到生产工艺、质量标准、药效学、毒理学、临床研究等中药研制环节中，在此基础上建立了符合中医药特点的"三结合"审评审批体系。该规定设立了"人用经验证据的合理应用"专章，对药效学和临床等研究内容的减免进行了规定。对于中药创新药处方来源于古代经典名方或者中医临床经验方，如处方组成、临床定位、用法用量等与既往临床应用基本一致，采用与临床使用药物基本一致的传统工艺，且可通过人用经验初步确定功能主治、适用人群、给药方案和临床获益等的，可不开展非临床有效性研究。来源于临床实践的中药新药，人用经验能在临床定位、适用人群筛选、疗程探索、剂量探索等方面提供研究、支持证据的，可不开展Ⅱ期临床试验。

综上可以看出国家对中医药的重视，国家的政策越来越有利于中医药事业的发展。

2.3　天津市中医药装备产业现状

2.3.1　天津市中医药装备产业发展基本情况

中医药产业是天津市国民经济的重要增长点。2021年，天津市中医药产业链工业总产值同比增长12.6%，高于全市规模以上工业增加值增速。中医药企业营收同比增速为11.6%，实现利润同比增长15.6%，两项指标增长率均高于全国中医药板块上市企业平均水平。2022年1月，天津市印发了《天津市中医药产业链工作方案》，提出到2023年中医药产业链规模达到165亿元，年均增幅达到15%；建成在全国具有重要影响力的中医药基础理论、关键技术、优质产品、配套服务供给高地。2023年的第一季度，中医药产业链增加值增速达到41.3%。

这些年，天津市充分发挥天津市中医药独特优势，推动产业链、创新链深度融合，锻造产业链"长板"。从研发领域看，天津市谋划建设现代中医药海河实验室，不仅解决从"0到1"的基础研究，更注重从"1到N"的成果转化和项目落地；在生产领域，达仁堂、天士力等一批中药企业迅速成长起来，不但创新产品源源不断，而且成功上市，在资本市场上崭露头角；在康养服务领域，基于教育科研、医疗康复、健康养老等产业基础的天津市健康产业发展合作示范区正在"蓄能生长"。

1. 创新领域

作为天津市 12 条重点产业链之一，天津市中医药国家级创新平台资源集聚，目前拥有省部共建组分中药国家重点实验室、中医针灸国家临床医学研究中心、现代中药产业创新中心、现代中医药海河实验室等国家级和市级重大创新平台。

天津市在推动中医药产业的发展过程中，由"人民英雄"国家荣誉称号获得者张伯礼院士任实验室主任的组分中药国家重点实验室，正在持续打造全国一流的中医药研究创新高地。实验室现有建筑面积 6 万平方米，以中药方剂配伍科学内涵的诠释为研究重点，采用多学科交叉技术说清楚、讲明白中医药的作用原理，发展形成了组分中药理论并在实践中不断完善，为解决制约中药高质量发展的核心问题提供了路径和关键技术。同时，该实验室形成了"组分中药配伍理论及方法""组分中药物质基础研究""组分中药成药性评价及转化""组分中药智能制造应用基础及示范"等稳定的研究方向，服务人民健康，研发糖脂清片、丹知青娥片等多种创新中药，并推动培育形成过亿元中药大品种群，为全国近百家企业产品二次开发升级提供支持。

现代中医药海河实验室自 2021 年正式揭牌以来，快速响应国家疫情防控部署，落实国家及天津市加强新型冠状病毒患者治疗、康复科研攻关研究的任务，启动第一批应急项目，2022 年首批自主立项项目 7 项。聚焦"四个重大"关键问题，采用"揭榜挂帅""赛马制"遴选一批重点项目，并通过专家评审，共立项 14 项。经过两年多的发展，现代中医药海河实验室取得一系列显著成果。例如，发挥中医循证评价平台优势，开展"奥密克戎"感染患者证候学调查研究，明确"奥密克戎"病毒感染的证候学特点，服务中医药临床诊疗方案优化；联合组分中药研究平台和超级计算平台，筛选出一批抑制病毒复制活性强、具有成药性前景的中药组分或成分；研发的新型冠状病毒有效治疗药物宣肺败毒颗粒获批上市，获加拿大天然和非处方健康产品管理局审核通过获准上市，实现科技成果转化 1 亿余元。完成"团泊二号""海河一号""海河二号"样机研制工作，中药中黄曲霉毒素富集设备"团泊二号"已经投入使用；"海河一号"中药组分高通量制备平台已全面投入使用，完成吴茱萸精细组分的制备；"海河二号"中药组分高通量筛选平台完善了组分中药药效物质筛选、药效物质协同预测、药效物质结构优化的算法系统和可写的全自动化实验系统。

2. 医疗服务领域

"名医堂"是天津市完善中医医疗服务体系，创新服务模式的一项重要探索。基本形成了以"优质化""品牌化""规范化""智慧化"为原则，按照"医疗为主、产业为辅、辐射世界"的工作方针，充分结合名医团队专业优势和企业创新优势，打造医疗、康复、治未病、养生、新药研发等综合产业平台的建设方向。

"名医堂"通过"边试点、边总结、边推广"，利用两年时间完成名医堂试点建设工作，依托区域医联体、重点学科专科医联体、专科联盟，分层级建设"旗舰""区域""基层"名医堂。到 2023 年年底，试点建成旗舰级名医堂 4 个，区域级名医堂 16 个，基层级名医堂 30 个，满足市民日益增长的多元化、高层次中医药健康服务需求的建设目标。

此外，市卫生健康委员会联合市药监局、市医疗保障局等六部门出台了《天津市中药制剂工程实施方案》，对医疗机构中药制剂进行遴选，在全市范围内一级以上医疗机构间调剂使用，在此过程中积累真实世界数据，引导企业与医疗机构合作进行中药制剂研究和中药新药研发，助力中医药事业和产业高质量发展。

3. 贸易领域

到 2024 年，天津市已有 3 家国家中医药服务出口基地，开展了创新"互联网＋中医药"教育服务新模式，建设远程教育培训中心和公共服务平台，与世界分享中医药抗疫诊疗方案、方药和经验，积极推进中医药服务出口。

天津市将进一步支持并指导天津中医药大学、天士力和中医药大学第一附属医院做好中医药服务出口基地建设。同时，将天津医药集团、津药达仁堂、天津红日药业股份有限公司等具有中医药服务出口发展能力的企业纳入市培育体系，从各单位特色优势出发，逐步培育并推进中医药服务出口基地申报工作。

4. 产学研结合

由高新区生物医药代表企业天中依脉牵头，联合天津中医药大学、天津大学等多家高校和大型三甲医院共建的"天津市智能中医诊疗技术与装备重点实验室及临床研究基地"，在第二届中医适宜技术国际健康促进大会暨首届全国计算与针灸高峰学术论坛上隆重揭牌。

天中依脉是"中医现代化诊疗装备"和"中医人工智能技术"领域的国家高新技术企业，拥有全国唯一一家"智慧中医"领域的博士后工作站，已荣获天津市战略性新兴产业领军企业、天津市"专精特新"中小企业等多个荣誉称号。天中依脉首创构建了"智慧中医工程"理论和技术框架，并深入布局中医客观化诊断技术、中医现代化装备研制、中医大数据信息管理云平台、中医人工智能算法平台、中医智能辅助诊断系统等领域。天中依脉已开发创新中医诊疗装备产品十余项，授权专利与软件著作权百余项，相关产品获得国家中医药管理局中医先进诊疗装备重点推荐，其最新成果"多模态四诊合参智能中医诊断系统智能中医脉诊机器人"等多个创新产品入围工信部和药监局智能医疗器械揭榜挂帅项目名单。

天津市智能中医诊疗技术与装备重点实验室及临床研究基地面向世界科技前沿及人民生命健康需求，以突出应用导向，针对我国中医药产业发展的重要科技领域和方向，开展创新性研究，支撑智慧中医相关重点学科建设和重点产业链发展。该基地已会聚了全国范围中医临床、医疗器械、人工智能、中医药基础研究等智能中医医工交叉领域的近百名专家、学者团队，是天津市发展中医药产业高水平应用基础研究、前沿技术研究的核心力量。

2.3.2　天津市中医药装备产业政策

天津市作为中国近现代工业的重要发祥地，制造业发展迅速，产业优势凸显。天津市的中医药领域是交流合作国际化程度较高的领域之一。2023 年举行的天津市中医药工作会议上提出，要遴选 100 种优秀卫药文化故事，打造"津医卫药"名片，并将指导国家中医药服务贸易出口基地内涵建设，开展中医药远程医疗及中医药产品海外推广。

《天津市生物医药产业发展"十四五"专项规划》中指出："生物医药产业是国家重点支持的战略性新兴产业，是天津打造'1+3+4'现代工业产业体系的重点之一，也是'一主两翼'产业创新格局的两'翼'之一，极具成长性和带动性。为进一步将习近平新时代中国特色社会主义思想贯穿'十四五'全过程，完整准确全面贯彻新发展理念，加速产业新旧动能转换，打造国内领先的生物医药研发转化基地，根据《天津市国民经济和社会发展第十四个五年规划和二〇三五年远景目标纲要》《天津市制造业高质量发展'十四五'规划》总体要求，编制本规划。"基本原则包括"创新引领原则""平台驱动原则""赛道聚焦原则"和"智慧赋能原则"，强调"赛道聚焦原则"是"坚持'适度前沿，固链强链'的思路，聚焦中医药、再生医学、高端医疗器械等高附加值细分产业赛道，找准切入点，打造一批特色鲜明的产业集群"。

该规划指出，要"充分发挥天津市生物医药传统特色，紧密跟踪产业发展新趋势，打造化学药品、现代中药、生物药、高端医疗器械、智慧医疗与大健康五大特色产业集群"。还要打造"现代中药产业集群"，即"依托中医药高校、研发机构、三甲医院，开展经典名方和确有临床疗效的院内制剂的产业化；拓展组分中药，中药制剂新产品，推进中药材有效成分提取、分离与纯化技术等新成果应用。加大重点品种和品种群的建设，在全国中药市场塑造'卫药'品牌。建立完善的溯源体系，鼓励现代中药企业进行药材质量再评价和稳定性试验，建立从药材种植到成药销售的监督体系。依托天津市港口优势和中日（天津）健康产业发展合作示范区中医药产业集群优势发展中药仓储、物流、销售等专业化企业和聚集区，建成覆盖京津冀、辐射东北亚，物流集散、兼顾外贸的现代药品流通体系；形成高效、安全、有序、便利的药品供应保障环境，打造我国中药仓储物流核心基地"。

"实施生物医药产业规模质量双提升工程""实施产业链融通发展促进工程""实施产业服务体系建设工程""实施产业发展路径优化工程""实施'卫药'品牌塑造工程""实施产业智能化升级引领工程""实施医药供应链优化重构工程""实施产业国际竞争力培育工程"是该规划提出的八项重点工程。

其中，"实施生物医药产业规模质量双提升工程"中强调："依托天津中医药大学优势，打造中医药为特色的中医药产业园区。招引一批显示度高、带动性强、经济效益优的重大创新药品和器械的产业化项目，引进国内外知名药企和高端医疗器械企业来津设立总部、研发中心、生产基地。"

"实施产业服务体系建设工程"强调："围绕合成生物学、现代中医药、细胞生态三个领域，全力打造海河实验室，将海河实验室建成引领我市生物医药产业发展的重要源头、产业资源共享的开放平台以及体制机制创新试验平台。加快建设京津冀技术协同创新中心生物医药工程实验室，推进国家合成生物技术创新中心建设。推动国家地方共建现代中药创新中心建设，形成辐射全国乃至全球的现代中药创新载体。建设天津药物研究院药物创新中心，提升原创药开发能力。加快国家生物医药国际创新园二期建设，强化生物医药创新综合性大平台在生物医药重点产品应用转化过程中的作用。"

"实施产业发展路径优化工程"强调："坚持中西医并重的发展思路，支持高校、科研机构结合循证医学体系研发和证明中医药疗效，建立符合中医药特点的专业化服务体系。鼓励企业结合市场需求，围绕中医药产品，形成原料保障、过程控制、标准建设、安全评价、合理应用等的全面质量控制体系，促进现代中药研发和产业发展。引导企业建立中药种植、研制一体化模式，促进中药产业链的形成与完善。立足天津地域特色，重点突破地产药材如酸枣、津枸杞、山豆根、柴胡、黄芩等大宗道地药材标准化生产和产地加工技术，从源头提升中药质量水平。引导中药龙头企业建立包括中药材产地初加工、第三方检测、仓储物流、中药材全过程追溯服务等在内的中药上中下游一体化发展体系；引进高标准无害中药种植、加工和检测企业，提升中药原材料品质保障。"

"实施'卫药'品牌塑造工程"强调："推动天津传统中医药品牌提升产品质量，创新销售模式，扩大老字号知名度与影响力。加强民间中医药验方、秘方和传统技术方法收集整理；发掘中医药品牌文化内涵，建立长效宣传机制。

强化传统中医药自主品牌建设，推动天津市中医药代表性产品走出去，打造若干海外中医药诊所和中医药中心，着力打造历史悠久、影响力突出、群众信赖的传统中医药高光品牌，提高'卫药'国际影响力。""加快推动生物医药产业品牌创建活动，以质量提升打造优质品牌。聚焦我市基础较好的中医药产业，鼓励传统中药企业研究开发复方、有效部位及有效成分中药新药，打造一批中医药产品新亮点；推动基因药物、细胞药物、高端医疗器械、智慧医疗等新兴领域产品品牌创制，大力宣传龙头企业和优秀企业家，激发企业品牌培育积极性。"

"实施产业智能化升级引领工程"强调："加速推进我市'互联网＋医疗健康'试点示范城市建设，构建健康医疗大数据产业链，重点培育健康信息新业态。鼓励医疗机构运用互联网技术和全方位远程医疗服务平台，建设线上线下相结合的智能诊疗生态系统，推动中医药诊疗技术和产品的标准化、智能化。支持远程医疗、慢性病管理、家庭医生、费用支付、保健咨询、健康管理、医学教育等新产品开发，在数字健康监测设备、可穿戴设备与物联网、移动互联网的融合应用等方面拓展市场；积极开展互联网医院、互联网药品零售等试点，运用信息技术推进智慧医疗应用系统集成，提升产品安全性、可靠性和实用性。"

第三章 中医药装备产业专利分析

本章通过对中医药装备产业的中药先进制造装备和中医先进诊疗装备的全球、中国、天津专利分析，了解中药先进制造装备和中医先进诊疗装备的技术发展趋势、全球专利分布情况、重点机构的研发能力，查找我国中药先进制造装备和中医先进诊疗装备发展技术水平与国际其他国家或者地区的差异，为我国企业中药先进制造装备和中医先进诊疗装备技术发展提供一定帮助。

3.1 中药先进制造装备产业专利发展态势分析

3.1.1 全球及主要国家专利申请趋势分析

图 3.1 是中药先进制造装备全球专利申请态势。可以看出，自 2000 年以来（因 2021—2023 年的专利申请尚未完全公开，故不纳入分析，下同），全球中药先进制造装备的专利申请量整体呈上升趋势。根据总体发展趋势的走向，可以划分为三个阶段：①技术起步期（2000—2008 年），年专利申请量较少呈小幅波动趋势，年专利申请量未超过 400 件；②平稳发展期（2009—2013 年），年专利申请量开始稳定小幅度递增，于 2011 年突破 500 件达到 623 件，此后 2012 年和 2013 年每年增长百件，年专利申请平均增长率为 25%；③快速发展期（2014—2020 年），年专利申请量呈现快速增长趋势，年专利申请平均增长率为 43%。

中药技术起源于中国，中国的申请量在全球申请人中遥遥领先，目前中国是中药先进制造装备研究和应用开发最活跃的国家。涉及粉碎、筛析、混合、分离提纯、干燥等技术的制剂前处理装备与中药特殊工艺装备相关的专利主要集中于我国，我国近年来相关技术发展迅猛，相关专利申请快速增长（图 3.2）。随着全球制药产业逐步向中国转移，中药先进制造装备行业迎来了良好的发展机遇。

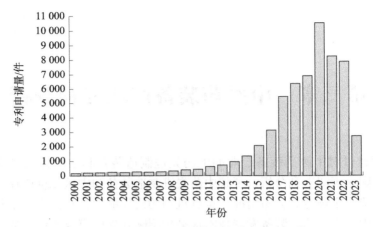

图 3.1　中药先进制造装备全球专利申请态势

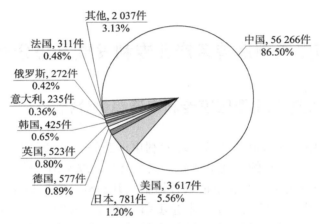

图 3.2　中药先进制造装备全球技术来源国分布

作为第二名的美国申请量占全球申请量的 5.56%，作为第三名的日本申请量占全球申请量的 1.20%。德国、英国、韩国、法国、俄罗斯、意大利的申请量分别排名第 4～第 9 位，前九名国家的申请量总量占全球申请量总量的 96.86%。

图 3.3 是中药先进制造装备全球前三技术来源国专利申请态势。由图 3.3（b，c）可知，虽然美国和日本的申请量没有呈现逐年增长趋势，但由于中国申请量占全球总申请量的 86.50%，中国申请量的变化趋势基本决定了全球申请量变化趋势。与全球申请量局部具有振荡的趋势稍有不同 [图 3.3（a）]，中国申请量自 2000—2020 年一直呈增长趋势，与本书 2.1.2 节中医药装备产业规模及行业格局的分析相对应。

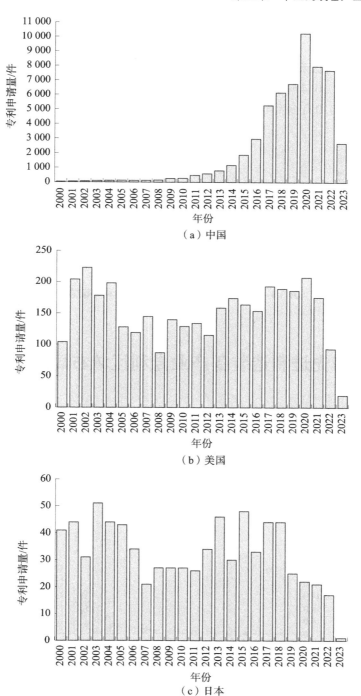

图 3.3　中药先进制造装备全球前三技术来源国专利申请态势

3.1.2 天津市专利申请趋势分析

由图 3.4 可以看出，从 2004—2013 年，天津市专利申请量以 10 件为中心上下震荡。自 2014 年开始，虽然申请量大幅度增长，但并未出现逐年增长趋势，2015—2020 年每年申请量保持在 140 件左右。

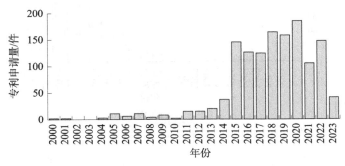

图 3.4　中药先进制造装备天津市专利申请态势

3.2　中药先进制造装备产业专利区域布局分析

3.2.1　全球及主要国家专利申请情况分析

图 3.5 是中药先进制造装备全球发明专利和实用新型专利申请态势。可以看出，2000—2011 年，全球发明专利申请量震荡上升，全球实用新型专利申请量稳步上升，每年发明申请量都大于实用新型专利申请量，但自 2012 年之

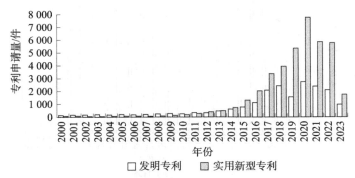

图 3.5　中药先进制造装备全球发明和实用新型专利申请态势

后，实用新型专利年申请量反超发明专利年申请量。其中，中国实用新型在 2000—2023 年的申请量占中国全部申请的 66.5%，按《中华人民共和国专利法》（简称《专利法》）的相关规定，实用新型专利在申请的过程中仅涉及初步审查，不进行实质审查，因此对技术创新的要求相对发明专利较低。对于创新技术相对低的技术方案，实用新型专利比发明专利更能够满足授权快的要求。

表 3.1 是中药先进制造装备全球主要技术来源国专利输出情况，即"五局"流向情况。将技术来源国与国际市场进行交叉分析，能够反映出各个技术来源国/组织的技术实力，了解它们的目标市场分布情况和偏好，进而判定在特定目标市场中各个国家/地区之间相互竞争的激烈程度。对中药先进制造装备全球主要技术来源国专利输出情况进行分析发现，美国、日本、韩国申请人的国际竞争意识强，专利输出占比高，分别是 44.6%、30.6%、11.6%（由于统计中只以美国、日本、韩国、中国、欧洲作为主要输出国家或地区，日本、美国、韩国的全球专利输出占比会比较高），且都比较重视中国中药先进制造装备市场，均在中国布局了一定量的专利申请。中国作为中药先进制造装备最重要的专利申请国和技术来源国，专利输出量非常少，共 194 件，占比仅为 0.35%。由此可以看出，我国中药先进制造装备产业申请人海外专利布局意识非常薄弱，国际影响力不强。

表 3.1　中药先进制造装备全球主要技术来源国专利输出情况　　单位：件

技术来源国/组织	中国	美国	欧洲专利局	日本	韩国
中国	55 883	108	29	49	8
美国	151	1 078	357	260	101
欧洲专利局	28	99	109	51	22
日本	38	85	45	440	26
韩国	8	18	8	10	338

中药先进制造装备二级技术分支前九名技术来源国排名情况如表 3.2 所示。可以看出，中国在每个二级技术分支中都处于绝对领先位置。

图 3.6 示出中药先进制造装备全球技术目标市场国分布情况（未示出低于 1% 的百分比值）。将图 3.6 与图 3.2 相比对，美国申请量 3 617 件，但是作为目标市场国其申请量是 1 690 件；同样，德国申请量 577 件，但是作为目标市场国其申请量是 476 件。可见美国、德国在中药先进制造装备产业技术输出比例较大。另外，作为全球排名第四的英国申请量是 523 件，作为全球排名第六

表 3.2 中药先进制造装备各二级技术分支技术来源国专利数量排名

单位：件

排名	分离纯化		粉碎		干燥		混合		灭菌		筛析	
	技术来源国	专利数量	技术来源国	专利数量	技术来源国	专利数量	技术来源国	专利数量	技术来源国	专利数量	技术来源国	专利数量
1	中国	11 316	中国	13 315	中国	13 485	中国	10 479	中国	6 081	中国	7 025
2	美国	307	美国	283	美国	93	美国	439	美国	2 498	美国	15
3	俄罗斯	116	韩国	93	德国	44	日本	107	日本	509	韩国	10
4	日本	69	日本	73	日本	32	德国	68	德国	403	芬兰	8
5	韩国	67	英国	32	俄罗斯	28	英国	58	英国	365	英国	3
6	英国	63	德国	30	韩国	27	韩国	49	法国	281	乌克兰	3
7	意大利	37	俄罗斯	24	澳大利亚	15	印度	20	韩国	188	捷克	2
8	德国	30	爱尔兰	18	法国	14	意大利	14	意大利	178	德国	2
9	印度	30	加拿大	9	塞尔维亚共和国	12	俄罗斯	9	俄罗斯	94	西班牙	2
10	澳大利亚	24	巴西	7	丹麦	11	加拿大	7	澳大利亚	87	—	—

的法国申请量是 311 件，作为全球排名第九的意大利申请量是 235 件，但是英国、法国、意大利作为目标市场国的全球排名没有进入前九，即它们同样是在中药先进制造装备产业技术输出比例较大。综上可以看出，各国和地区的中药先进制造装备方面注重技术输出，但不是公认的中药先进制造装备产业技术的目标市场。

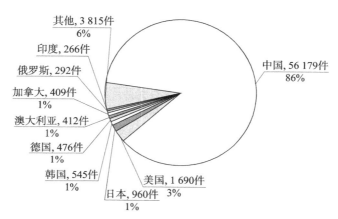

图 3.6　中药先进制造装备全球技术目标市场国分布

相比之下，中国、日本、韩国、俄罗斯的申请量均略少于其作为目标市场国的申请量，可以认为中国、日本、俄罗斯、韩国是公认的中药先进制造装备产业技术的重要目标市场。值得注意的是，申请量排名未进入全球前九的澳大利亚（申请量 138 件，全球排名第十一位）、加拿大（申请量 43 件，全球排名第十八位）和印度（申请量 137 件，全球排名第十二位）的目标市场国排名却进入了全球前九，分别排名全球第六位（申请量 412 件）、第七位（申请量 409 件）和第九位（申请量 266 件），可见澳大利亚、加拿大、印度是公认的中药先进制造装备产业技术的目标市场。

3.2.2　国外来华及中国本土专利申请情况分析

由图 3.7 可知，2000—2001 年中药先进制造装备国外来华申请出现了一个小高峰，2000、2001 年年平均申请量达到 15 件，2002—2013 年申请量振荡上升，到 2013 年申请量再次达到一个高峰（28 件）之后，基本保持年均 20 件申请量直到 2018 年；但是 2019 年和 2020 年的申请量有所减少，国外来华申请有淡出中国中药先进制造装备的趋势。当然，鉴于两次高峰的存在，后期还是很有可能再次出现申请高峰。因 2021—2023 年的专利申请尚未完全公开，故不纳入分析。

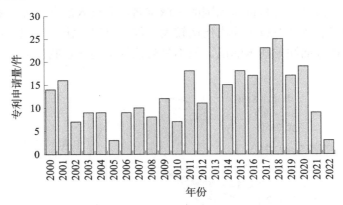

图 3.7　中药先进制造装备国外来华申请态势

中药先进制造装备国外来华申请来源国家 / 地区排名第一位的是美国，其在国外来华申请人排名前十五位中占据 7 席，这 7 位美国申请人的申请量都是 3 件，共 21 件，占美国来华申请总量的 15.6%，可见美国不存在来华申请量大的主要申请人；中药先进制造装备国外来华申请来源国家 / 地区排名第四位的是瑞典，其在国外来华申请人排名前十五位中占据 3 席，这 3 位瑞典申请人的总量是 14 件，占瑞典来华申请总量的 58.3%，可见来华主要申请人在瑞典；再看中药先进制造装备国外来华申请来源国家 / 地区排名第二位的日本，日本在国外来华申请人排名前十五位中只占一席，说明与瑞典相反，日本的申请量分散在多个申请人中（图 3.8、图 3.9）。

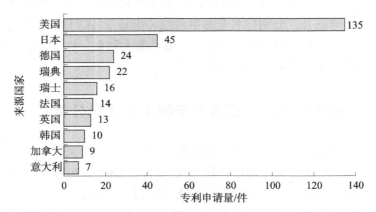

图 3.8　中药先进制造装备国外来华申请来源国家 / 地区

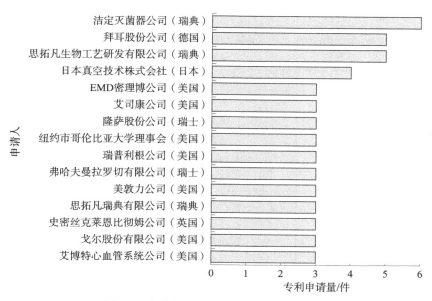

图3.9 中药先进制造装备国外来华申请人

从中药先进制造装备中国申请人省市排名情况来看，位于第一梯队的山东、江苏、安徽的申请量都在4 000件以上，位于第二梯队的广东、浙江、河南、四川、江西、湖北的申请量都在2 000件以上，天津紧跟在北京之后，全国排名第十七位；在中药先进制造装备中国申请人城市排名中，天津排名第五位（见表3.3）。

表3.3 中药先进制造装备中国申请人所在省市排名

中国申请人所在省份排名	申请人所在省份	专利数量 / 件
1	山东	6 117
2	江苏	5 305
3	安徽	4 475
4	广东	3 742
5	浙江	3 690
6	河南	3 241
7	四川	3 163
8	江西	2 539
9	湖北	2 302
10	湖南	1 986
11	云南	1 665
12	河北	1 549

续表

序号	申请人所在省份	专利数量/件
13	福建	1 539
14	上海	1 465
15	贵州	1 459
16	北京	1 353
17	天津	1 293
中国申请人所在城市排名	申请人所在城市	专利数量/件
1	成都	1 629
2	亳州	1 494
3	上海	1 465
4	北京	1 353
5	天津	1 293
6	广州	1 233
7	郑州	1 196
8	重庆	1 166
9	南京	1 128
10	济南	1 087

3.2.3　天津市各区县专利申请情况分析

从天津市各区县专利申请量来看，排名第一位的是西青区，占天津总申请量的 21.27%，因为鲲鹏神农制药设备（天津）有限公司、鲲鹏神农制药设备（天津）有限公司、天津大明制药设备厂、天津太平洋制药有限公司、天津市博爱制药有限公司、天津达仁堂京万红药业有限公司、天津植草园生物科技有限公司、天津世纪茂源机械有限公司等申请人都位于西青区；申请量排名第二位的是滨海新区，占天津总申请量的 18.25%，天津泰源中草药技术开发有限公司、天津瑞信医药科技有限公司、天津科技大学、中源新能（天津）科技发展有限公司、天津重钢机械装备股份有限公司、天津市上医科技有限公司、天津宏泰源科技有限公司、天津纳尔生物科技有限公司、天津芸熙生物技术有限公司等申请人都位于滨海新区；申请量排名第三位的是武清区，占天津总申请量的 15.46%，天津市国民制药机械有限公司、天津华帅科技股份有限公司、天津市鑫霞烘干设备制造有限公司、天津中瑞药业股份有限公司、天津市格亚思科技发展有限公司、天津市亨必达化学合成物有限公司、天津和治药业集团有限公司、天津德天药业有限公司等申请人都位于武清区。

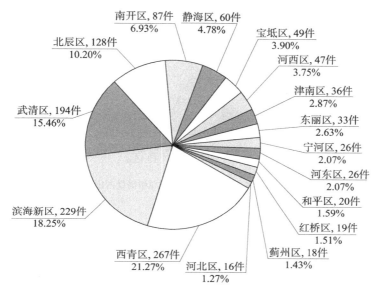

图 3.10　天津市各区县专利申请量占比

3.3　中药先进制造装备产业专利布局重点及热点技术分析

3.3.1　全球专利布局重点及热点

由图 3.11（a）可知，依据申请量的大小排序，各二级分支的顺序依次是干燥、粉碎、分离纯化、混合、灭菌、筛析。以申请量为参量可以确定全球专利的布局重点在于干燥二级技术分支。

再看分离纯化各三级技术分支全球总申请量占比 [图 3.11（b）]，依据申请量的大小排序，各三级分支的顺序依次是滤过、膜分离、离心、分子蒸馏、醇沉、柱色谱、沉降。

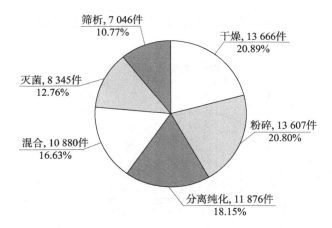

（a）各二级技术分支全球总申请量占比

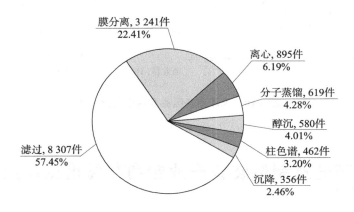

（b）分离纯化各三级技术分支全球总申请量占比

图 3.11　中药先进制造装备二、三级技术分支全球总申请量占比

从中药先进制造装备各二级技术分支全球申请态势（图 3.12）上看，自 2000 年起，6 个二级技术分支专利申请量都呈增长趋势，且都在 2020 年达到峰值，随后都在 2021 年出现申请量下降。分离纯化二级技术分支 2022 年申请量（1 726 件）比 2021 年申请量（1 617 件）略有增加，混合二级技术分支 2022 年申请量（1 905 件）比 2021 年申请量（1 670 件）有增加，且混合二级技术分支 2022 年申请量超过干燥二级技术分支 2022 年申请量，位列 6 个二级技术分支之首。混合二级技术分支 2016—2020 年年均增长率是 61%，也位列 6 个二级技术分支之首。其他 5 个二级技术分支 2016—2020 年年均增长率情况分别是：筛析 59%、粉碎 49%、干燥 38%、灭菌 32.1%、分离纯化 31.8%。

由上可知，全球专利的布局热点在于混合二级技术分支。

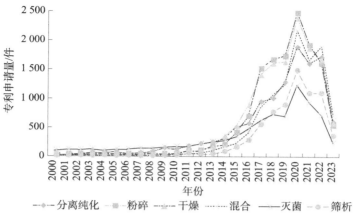

图 3.12　中药先进制造装备各二级技术分支全球专利申请态势

从中药先进制造装备分离纯化各三级技术分支全球专利申请态势
（图 3.13）上看，自 2013 年滤过超过膜分离成为 7 个三级技术分支年申请量
第一位，滤过三级技术分支增长迅速，2020 年申请量是 1 418 件，是排名第
二位的膜分离三级技术分支申请量（209 件）的 6 倍多，在 7 个三级技术分支
年申请量中遥遥领先。但是，离心三级技术分支 2016—2020 年年均增长率是
48%，位列 7 个二级技术分支之首。其他 6 个三级技术分支 2016—2020 年年
均增长率情况分别是：沉降 45%、醇沉 41%、滤过 39%、膜分离 38%、分子
蒸馏 36%、柱色谱 18%。以增长趋势为参量可以确定全球专利的布局热点在
于离心三级技术分支。

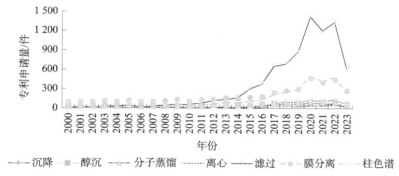

图 3.13　中药先进制造装备分离纯化各三级技术分支全球专利申请态势

3.3.2　全球主要国家专利布局重点及热点

图 3.14 示出了中药先进制造装备各二级技术分支中国专利申请分布和态势，依据申请量的大小排序，各二级分支的顺序依次是干燥、粉碎、分离纯化、混合、筛析、灭菌。以申请量为参量可以确定中国专利的布局重点在于干燥二级技术分支。

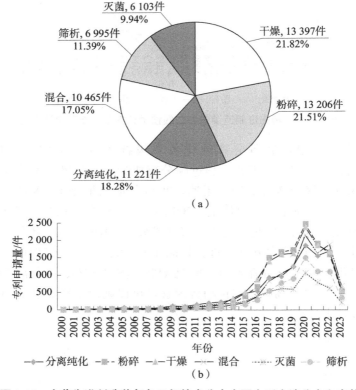

（a）

（b）

图 3.14　中药先进制造装备各二级技术分支中国专利申请分布和态势

从态势上看，自 2000 年起，6 个二级技术分支都呈增长趋势，且都在 2020 年达到峰值，随后都在 2021 年出现申请量下降，只有分离纯化和混合二级技术分支 2022 年申请量比 2021 年申请量略有增加，且混合二级技术分支 2022 年申请量超过干燥二级技术分支 2022 年申请量，位列 6 个二级技术分支之首。混合二级技术分支 2016—2020 年年均增长率是 65%，也位列 6 个二级技术分支之首。其他 5 个二级技术分支的 2016—2020 年年均增长率情况分别是：筛析 59%、粉碎 50%、干燥 39%、灭菌 38%、分离纯化 33%。以增长趋势为参量可以确定中国专利的布局热点在于混合二级技术分支。

图 3.15 示出了中药先进制造装备分离纯化各三级技术分支中国专利申请分布和态势。依据申请量的大小排序，各三级分支的顺序依次是滤过、膜分离、离心、醇沉、分子蒸馏、柱色谱、沉降。以申请量为参量可以确定中国专利的分离纯化布局重点在于滤过三级技术分支。

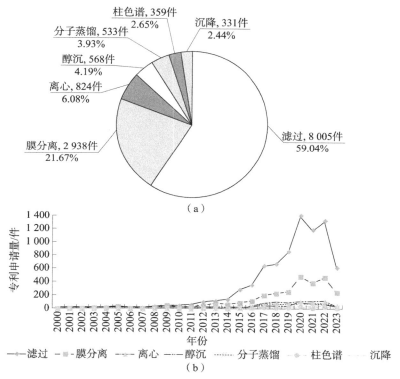

图 3.15 中药先进制造装备分离纯化各三级技术分支中国专利申请分布和态势

从态势上看，自 2013 年起，滤过三级技术分支增长迅速，在 7 个三级技术分支年申请量中遥遥领先。但是，离心三级技术分支 2016—2020 年的年平均增长率是 49%，位列 7 个三级技术分支之首。其他 6 个三级技术分支 2016—2020 年年均增长率情况分别是：沉降 47%、膜分离 42%、分子蒸馏 40.3%、醇沉 40.1%、滤过 39%、柱色谱 19%。以增长趋势为参量可以确定中国专利的布局热点在于离心三级技术分支。

图 3.16 示出了中药先进制造装备各二级技术分支美国专利申请分布和态势。依据申请量的大小排序，各二级分支的顺序依次是灭菌、混合、分离纯化、粉碎、干燥、筛析。以申请量为参量可以确定美国专利的布局重点在于灭

菌二级技术分支。

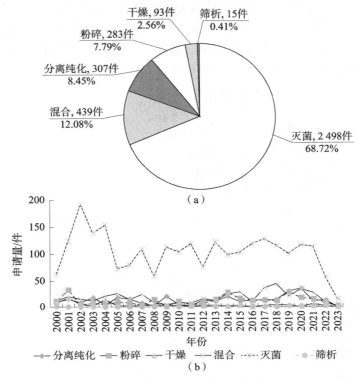

图3.16 中药先进制造装备各二级技术分支美国专利申请分布和态势

从态势上看，自2000年起，6个二级技术分支的申请量跌宕起伏，没有明显的上升或下降趋势。2016—2020年，混合二级技术分支的年均增长率为43%，位列6个二级技术分支之首，其次是分离纯化二级技术分支，年均增长率为21%。以增长趋势为参量可以确定美国专利的布局热点在于混合二级技术分支。

图3.17示出了中药先进制造装备分离纯化各三级技术分支美国专利申请分布。依据申请量的大小排序，各三级分支的顺序依次是滤过、膜分离、柱色谱、离心、分子蒸馏、醇沉、沉降。以申请量为参量可以确定美国专利的分离纯化布局重点在于滤过三级技术分支。❶

---

❶ 由于美国、日本、德国三国与我国天津市的分离纯化各三级技术分支申请量太少，无法构成态势统计基础，故不分析美国、日本、德国三国与我国天津市的分离纯化各三级技术分支的布局热点。

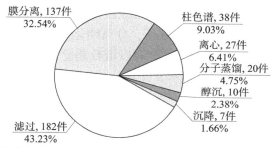

图 3.17 中药先进制造装备分离纯化各三级技术分支美国专利申请分布

图 3.18 示出了中药先进制造装备各二级技术分支日本专利申请分布和态势（由于筛析二级技术分支日本申请量为 1 件，这里不分析）。依据申请量的大小排序，各二级分支的顺序依次是灭菌、混合、粉碎、分离纯化、干燥。从 2020 年之后（除了 2008 年），灭菌二级技术分支的申请量一直保持在第一位，以申请量为参量可以确定日本专利的布局重点在于灭菌二级技术分支。

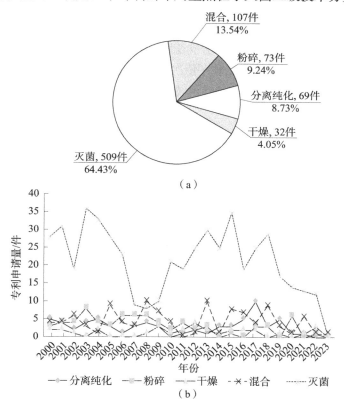

图 3.18 中药先进制造装备各二级技术分支日本专利申请分布和态势

从态势上看，自 2000 年起，5 个二级技术分支的申请量上下波动，上升或下降的趋势不明显。2016—2020 年，分离纯化二级技术分支的年均增长率为 17%，位列 5 个二级技术分支之首。以增长趋势为参量可以确定日本专利的布局热点在于分离纯化二级技术分支。

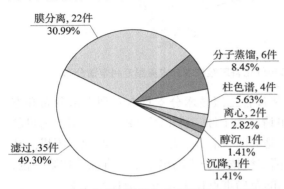

图 3.19 中药先进制造装备分离纯化各三级技术分支日本专利申请分布

图 3.19 示出了中药先进制造装备分离纯化各三级技术分支日本专利申请分布。依据申请量的大小排序，各三级分支的顺序依次是滤过、膜分离、分子蒸馏、柱色谱、离心、醇沉、沉降。以申请量为参量可以确定日本专利的分离纯化布局重点在于滤过三级技术分支。

图 3.20 示出了中药先进制造装备各二级技术分支德国专利申请分布和态势（由于筛析二级技术分支德国申请量为 2 件，这里不分析）。依据申请量的大小排序，各二级分支的顺序依次是灭菌、混合、干燥、分离纯化、粉碎。以申请量为参量可以确定德国专利的布局重点在于灭菌二级技术分支。

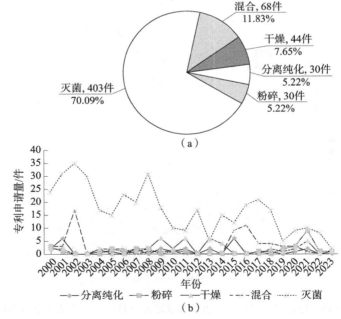

图 3.20 中药先进制造装备各二级技术分支德国专利申请分布和态势

从态势上看，自 2000 年起，5 个二级技术分支的申请量跌宕起伏。2016—2020 年，灭菌二级技术分支的年均增长率为 12%，位列 5 个二级技术分支之首。以增长趋势为参量可以确定德国专利的布局热点在于灭菌二级技术分支。

图 3.21 示出了中药先进制造装备分离纯化各三级技术分支德国专利申请分布。依据申请量的大小排序，各三级分支的顺序依次是膜分离、滤过、柱色谱、离心、醇沉、沉降和分子蒸馏三级技术分支的申请量都为 0 件。以申请量为参量可以确定德国专利的分离纯化布局重点在于膜分离三级技术分支。

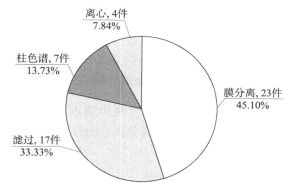

图 3.21　中药先进制造装备分离纯化各三级技术分支德国专利申请分布

3.3.3　天津市专利布局重点及热点

图 3.22 是中药先进制造装备天津市各二级技术分支专利申请占比。由图 3.22 可知，干燥、粉碎、分离纯化二级技术分支占比排名前三名。从 2012 年开始统计 6 个二级技术分支的申请量得图 3.23，虽然 2021—2023 年的专利申请尚未完全公开，不纳入分析，但是 2022 年干燥、分离纯化和混合二级技术分支还是出现了峰值。可见，天津市申请态势良好，从 2016—2020 年，混合二级技术分支的年均增长

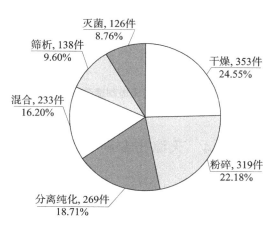

图 3.22　2000—2023 年中药先进制造装备天津市各二级技术分支专利申请占比

率为24%，位列6个二级技术分支之首，即干燥二级技术分支是天津市专利布局重点，混合二级技术分支是天津市专利布局热点。

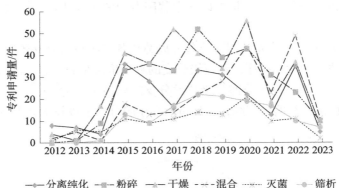

图3.23　2012—2023年中药先进制造装备天津市各二级技术分支专利申请态势

再看分离纯化各三级技术分支天津专利申请占比，依据申请量的大小排序，各三级分支的顺序依次是滤过、膜分离、分子蒸馏、离心、醇沉、柱色谱、沉降（图3.24）。

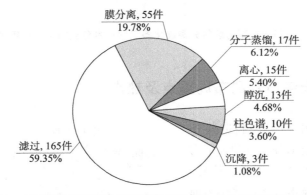

图3.24　中药先进制造装备分离纯化各三级技术分支天津专利申请占比

3.3.4　天津市专利布局与国内外的差异对比分析

由上述3.3.2节和3.3.3节的内容可得到表3.4。天津市专利布局重点在干燥二级技术分支，专利布局热点在混合二级技术分支；中国专利的布局重点在于干燥二级技术分支，布局热点在于混合二级技术分支；全球专利的布局重点在于干燥二级技术分支，布局热点在于混合二级技术分支。天津市的布局热点和重点与中国、全球的布局热点和重点重合。

表 3.4　中药先进制造装备重点国家 / 地区布局重点及热点

重点国家 / 地区	二级技术分支		分离纯化各三级技术分支	
	布局重点	布局热点	布局重点	布局热点
全球	干燥	混合	滤过	离心
中国	干燥	混合	滤过	离心
美国	灭菌	混合	滤过	—
日本	灭菌	分离纯化	滤过	—
德国	灭菌	灭菌	膜分离	—
天津	干燥	混合	滤过	—

美国专利的布局重点在于灭菌二级技术分支，布局热点在于混合二级技术分支；日本专利的布局重点在于灭菌二级技术分支，布局热点在于分离纯化二级技术分支；德国专利的布局重点及热点都在于灭菌二级技术分支。可见，与天津相比，美国、日本、德国更重视灭菌和分离纯化二级技术分支。

天津在分离纯化各三级技术分支中的布局重点与全球、中国、美国、德国相同，都是滤过三级技术分支。由于美国、日本、德国三国与我国天津市分离纯化各三级技术分支申请量无法构成态势统计基础，故不分析它们分离纯化各三级技术分支的布局热点。

3.4　中药先进制造装备产业创新主体竞争格局分析

3.4.1　全球创新主体分析

中药先进制造装备全球创新主体类型如图 3.25 所示。由图 3.25 可知，公司申请人占全球申请总量的 67.21%，排名第一位。可见，全球专利申请人以公司为主，说明该行业技术产业化程度比较高，技术应用比较广泛。院校 / 研究所申请量占比 9.41%，说明科研机构聚集着一批优质人才。

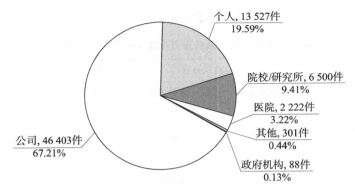

图 3.25　中药先进制造装备全球创新主体类型

由图 3.26、表 3.5、表 3.6 可知，图 3.26 排名前十名的申请人全部是中国申请人，除了楚天科技有少数国外布局，其余 9 位中国申请人都没有在国外布局。

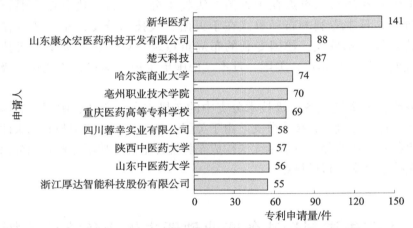

图 3.26　中药先进制造装备全球专利申请量排名前十位的申请人

从申请态势看，新华医疗、楚天科技、哈尔滨商业大学、重庆医药高等专科学校、陕西中医药大学、山东中医药大学、浙江厚达智能科技股份有限公司近十年一直保持一定的申请量，将来它们可能会在中药先进制造装备技术方面继续申请专利。山东康众宏医药科技开发有限公司、四川蓉幸实业有限公司也只是在短期有一定的申请量。总体上，中国申请人在中药先进制造装备技术方面申请量排名依旧会保持领先。

由表 3.7 可见，在分离纯化、粉碎、干燥和筛析二级技术分支中，全球主要专利申请人都是中国申请人；而在灭菌和混合二级技术分支中，全球主要申请人中有个别的外国申请人，但是中国申请人还是处于绝对主导地位。

表 3.5　中药先进制造装备全球前十申请人专利申请量态势

单位：件

申请人	2000—2009	2010	2011	2012	2013	2014	2015	2016	2017	2018	2019	2020	2021	2022	2023
新华医疗	18	9	1	15	25	16	20	8	0	0	7	15	2	4	1
山东康众宏药医药科技开发有限公司	0	0	0	0	5	75	8	0	0	0	0	0	0	0	0
楚天科技	4	3	0	2	3	1	3	3	13	7	10	8	20	9	1
哈尔滨商业大学	0	0	0	0	1	2	5	9	16	5	9	10	6	2	9
亳州职业技术学院	0	0	0	0	0	0	1	1	18	12	35	2	0	1	0
重庆医药高等专科学校	0	0	0	0	0	0	1	7	21	11	8	9	4	6	2
四川蓉孛实业有限公司	0	0	0	0	0	0	0	58	0	0	0	0	0	0	0
陕西中医药大学	0	0	0	0	0	0	2	2	11	3	12	11	11	3	2
山东中医药大学	0	0	0	0	0	0	0	4	4	13	4	13	4	12	2
浙江厚达智能科技股份有限公司	0	0	0	0	0	0	0	0	0	1	5	24	4	20	1

单位：件

表 3.6 中药先进制造装备全球前十申请人专利布局

申请人	中国	印度	美国	世界知识产权组织
新华医疗	141	0	0	0
山东康众宏医药科技开发有限公司	88	0	0	0
楚天科技	83	2	1	1
哈尔滨商业大学	74	0	0	0
亳州职业技术学院	70	0	0	0
重庆医药高等专科学校	69	0	0	0
四川蒳辛实业有限公司	58	0	0	0
陕西中医药大学	57	0	0	0
山东中医药大学	56	0	0	0
浙江厚达智能科技股份有限公司	55	0	0	0

单位：件

表 3.7 中药先进制造装备各二级技术分支全球专利申请人及专利数量

分离纯化		粉碎		干燥		混合		灭菌		筛析	
申请人	专利数量	申请人	专利数量	申请人	专利数量	申请人	专利数量	申请人	专利数量	申请人	专利数量
上海远跃制药机械有限公司	42	江阴市龙昌机械制造有限公司	51	山东康众宏医药科技开发有限公司	88	浙江厚达智能科技股份有限公司	18	新华医疗	134	河南省康星药业股份有限公司	25
浙江厚达智能科技股份有限公司	29	河南省康星药业股份有限公司	29	四川蓉丰实业有限公司	58	株式会社椛原	18	楚天科技	54	安徽鑫泰药业有限公司	14
江苏沙家浜化工装备股份有限公司	24	亳州职业技术学院	25	亳州职业技术学院	29	哈尔滨商业大学	17	江苏神农灭菌设备股份有限公司	42	天马（安徽）国药科技股份有限公司	14
温兄控股集团股份有限公司	23	重庆医药高等专科学校	23	天津市国民制药机械有限公司	22	陕西中医药大学	17	史戴瑞思股份有限公司	38	安徽源和堂药业股份有限公司	13
广东康绿宝科技实业有限公司	22	哈尔滨商业大学	21	孟州市远弘干燥设备研发有限公司	20	安徽理工大学	16	张家港市嘉瑞制药机械有限公司	34	觝鹏神农制药设备（天津）有限公司	13
哈尔滨商业大学	22	宜春万申制药机械有限公司	21	东富龙科技股份有限公司	19	重庆药高等专科学校	13	四川科伦药业股份有限公司	27	伊尹数智科技（杭州）有限公司	12

分离纯化		粉碎		干燥		混合		灭菌		筛析	
申请人	专利数量	申请人	专利数量	申请人	专利数量	申请人	专利数量	申请人	专利数量	申请人	专利数量
鲁南制药集团股份有限公司	20	天马（安徽）国药科技股份有限公司	21	山东中医药大学	18	无锡嘉能德智能装备有限公司	13	洁定灭菌器公司	26	重庆市开州区争鸣名茶厂	10
象山医疗精密仪器有限公司	19	吉林大学	19	四川代代为本农业科技有限公司	19	新昌县丽晶工业产品设计有限公司	12	东富龙科技集团股份有限公司	19	昆明理工大学	10
重庆医药高等专科学校	18	重庆华奥药业股份有限公司	19	江西中医药大学	19	四川德成动物保健品有限公司	11	张家港华菱医疗设备股份有限公司	18	江西康恩贝施康药业有限公司	10
中国科学院理化技术研究所	18	山东中医药大学	18	中国农业大学	16	华中科技大学同济医学院附属协和医院	11	中国人民解放军军事医学科学院卫生装备研究所	18	甘肃省利顺元中药饮片有限公司	9

3.4.2 中国创新主体分析

中国专利申请人以企业为主，占比 66.31%（图 3.27），一定程度反映了企业研发能力较强、专利保护意识较高，企业加强了研发经费的投入强度，成为专利技术创新的主体。与全球专利人类型相比，中国院校/研究所占比 9.89%，高于全球的 9.41%，说明我国科研高校研究人才较为丰富。

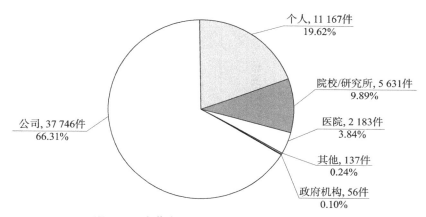

图 3.27 中药先进制造装备中国创新主体类型

图 3.26 示出的中药先进制造装备全球专利申请量排名前十位的申请人都是中国申请人，因此，中国申请量排名前十位的申请人等同于全球申请量排名前十位的申请人。

表 3.8 示出了中药先进制造装备各二级技术分支中国专利申请人排名情况，各二级技术分支的前十位中国申请人大部分是企业，且它们的研发重点有所不同。新华医疗的研发重点是灭菌，山东康众宏医药科技开发有限公司的研发重点是干燥，楚天科技的研发重点是灭菌，四川蓉幸实业有限公司的研发重点是干燥，浙江厚达智能科技股份有限公司的研发重点是分离纯化和混合。

高校申请人哈尔滨商业大学、亳州职业技术学院、中国科学院理化技术研究所等给地方政府提供了与其开展产学研合作的可能，而加强与研究机构的合作力度，将科研高校优秀人才的研发成果积极地转化为生产力，是地方政府应该重视的发展策略。

表3.8 中药先进制造装备各二级技术分支中国专利申请人及专利数量

单位：件

分离纯化		粉碎		干燥		混合		灭菌		筛析	
申请人	专利数量	申请人	专利数量	申请人	专利数量	申请人	专利数量	申请人	专利数量	申请人	专利数量
上海远跃制药机械有限公司	42	江阴市龙昌机械制造有限公司	51	山东康众医药科技开发有限公司	88	浙江厚达智能科技股份有限公司	18	新华医疗	134	河南省康星药业股份有限公司	25
浙江厚达智能科技股份有限公司	29	河南省康星药业股份有限公司	28	四川裕丰实业有限公司	58	哈尔滨商业大学	17	楚天科技	51	安徽鑫泰药业有限公司	14
江苏沙家浜医药化工装备股份有限公司	24	亳州职业技术学院	25	亳州职业技术学院	29	陕西中医药大学	17	江苏神农灭菌设备股份有限公司	42	天马（安徽）国药科技股份有限公司	14
温兄控股集团股份有限公司	23	重庆医药高等专科学校	23	天津市国民制药机械有限公司	22	安徽理工大学	16	张家港市嘉瑞制药机械有限公司	34	安徽源和堂药业股份有限公司	13
广东康绿宝科技实业有限公司	22	孟州市远弘干燥设备研发有限公司	21	孟州市远弘干燥设备研发有限公司	20	重庆医药高等专科学校	13	四川科伦药业股份有限公司	27	鲲鹏神农制药设备（天津）有限公司	13

续表

分离纯化		粉碎		干燥		混合		灭菌		筛析	
申请人	专利数量	申请人	专利数量	申请人	专利数量	申请人	专利数量	申请人	专利数量	申请人	专利数量
哈尔滨商业大学	22	宜春万申制药机械有限公司	21	东富龙科技集团股份有限公司	19	无锡嘉能德智能装备有限公司	13	东富龙科技集团股份有限公司	19	伊尹数智科技（杭州）有限公司	12
鲁南制药集团股份有限公司	20	天马（安徽）国药科技股份有限公司	21	山东中医药大学	18	新昌县丽晶工业产品设计有限公司	12	张家港华菱医疗设备股份有限公司	18	重庆市开州区争鸣名茶厂	10
象山医疗精密仪器有限公司	19	吉林大学	19	四川代代为本农业科技有限公司	18	四川德成动物保健品有限公司	11	中国人民解放军军事医学科学院卫生装备研究所	18	昆明理工大学	10
重庆医药高等专科学校	18	重庆华奥药业股份有限公司	18	江西中医药大学	19	华中科技大学同济医学院附属协和医院	18	威海威高海盛医用设备有限公司	17	江西南恩贝天施康药业有限公司	10
中国科学院理化技术研究所	18	山东中医药大学	16	中国农业大学	17	长兴宏诚机械科技有限公司	10	老肯医疗科技股份有限公司	15	甘肃省和顺元中药饮片有限公司	9

3.4.3 天津市创新主体分析

天津市专利申请人以企业为主，占比 85.00%，可见天津市该行业技术产业化程度高；天津市院校/研究所申请人占比 6.77%，排名第二，说明天津市科研高校研究人才较为丰富（图 3.28）。

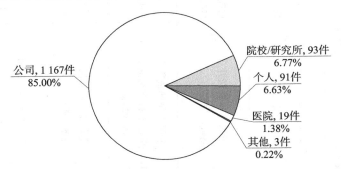

图 3.28 中药先进制造装备天津创新主体类型

中药先进制造装备天津专利申请量排名前十位的申请人中共 9 家企业和 1 所大学（图 3.29），排名前四位的鲲鹏神农制药设备（天津）有限公司、天津市国民制药机械有限公司、天津太平洋制药有限公司、天津中医药大学的申请量均为 20 件以上。

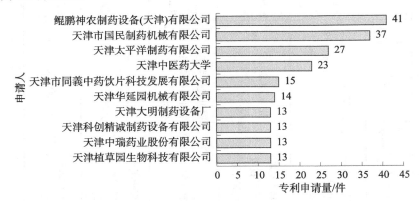

图 3.29 中药先进制造装备天津专利申请量排名前十位的申请人

从申请态势看，天津市国民制药机械有限公司、天津大明制药设备厂、天津中瑞药业股份有限公司、天津植草园生物科技有限公司近年的申请量都为 0，基本已经淡出中药先进制造装备领域；鲲鹏神农制药设备（天津）有限公司和天津中医药大学的首次申请都在 2016 年，天津市同義中药饮片科技发展有限公司的首次申请在 2019 年，天津华延园机械有限公司的首次申请在 2018 年，但是其表现出了持续申请的潜力（见表 3.9）。

　　根据中药先进制造装备各二级技术分支天津申请人专利申请量排名情况（见表 3.10），各二级技术分支的前十位中国申请人大部分是企业，作为中药先进制造装备天津第一位的申请人鲲鹏神农制药设备（天津）有限公司在粉碎、干燥、混合、筛析二级技术分支都排名靠前，表现突出。

表 3.9　中药先进制造装备天津前十申请人专利申请量态势　　单位：件

申请人	2000—2010	2011	2012	2013	2014	2015	2016	2017	2018	2019	2020	2021	2022	2023
鲲鹏神农制药设备（天津）有限公司	0	0	0	0	0	0	6	3	10	17	5	0	0	0
天津市国民制药机械有限公司	0	0	2	1	2	8	13	5	3	3	0	0	0	0
天津太平洋制药有限公司	0	0	0	0	1	14	5	0	2	2	0	0	3	0
天津中医药大学	0	0	0	0	0	0	8	4	1	0	1	0	9	0
天津市同義中药饮片科技发展有限公司	0	0	0	0	0	0	0	0	0	5	0	0	10	0
天津华延园机械有限公司	0	0	0	0	0	0	0	0	5	0	0	1	8	0
天津大明制药设备厂	1	6	0	0	0	0	0	0	0	6	0	0	0	0
天津科创精诚制药设备有限公司	0	0	0	0	0	0	0	0	0	0	13	0	0	0
天津中瑞药业股份有限公司	0	0	0	0	0	3	8	0	0	0	2	0	0	0
天津植草园生物科技有限公司	0	0	0	0	0	13	0	0	0	0	0	0	0	0

表3.10　中药先进制造装备各二级技术分支天津专利申请人及专利数量

单位：件

分离纯化		粉碎		干燥		混合		灭菌		筛析	
申请人	专利数量	申请人	专利数量	申请人	专利数量	申请人	专利数量	申请人	专利数量	申请人	专利数量
天津大明制药设备厂	13	鲲鹏神农制药设备（天津）有限公司	14	天津市国民制药机械有限公司	22	天津和冶药业集团有限公司	5	中国大冢制药有限公司	6	鲲鹏神农制药设备（天津）有限公司	13
天津植物草园生物科技有限公司	13	天津太平洋制药有限公司	12	鲲鹏神农制药设备（天津）有限公司	12	晟世嘉联（天津）生物科技有限公司	5	中国人民解放军军事医学科学院卫生装备研究所	5	天津市同羲中药饮片科技发展有限公司	5
天津中医药大学	11	天津市渤鑫茂制药设备有限公司	9	天津科创精诚制药设备有限公司	11	天津格尔制药工设备制造有限公司	4	天津森罗科技股份有限公司	4	天津市美隆制药机械有限公司	4
天津华延园机械有限公司	10	天津泰源中草药技术开发有限公司	6	天津太平洋制药有限公司	9	天津太平洋制药有限公司	4	天津鼎威斯特端科技有限公司	4	利柏天津生物科技有限公司	4
天津必佳药业有限公司	7	天津鑫利佰科技有限公司	6	天津中医药大学	8	鲲鹏神农制药设备（天津）有限公司	4	天津百旸医疗器械有限公司	4	天津市国民制药有限公司	3
发泰（天津）科技有限公司	7	天津宏泰源科技有限公司	6	天津世纪茂源机械科技有限公司	7	芝圣（天津）生物科技有限公司	3	天津华帅科技股份有限公司	4	天津尚药堂制药有限公司	3
天津市国民制药机械有限公司	6	天津市国民制药机械有限公司	5	天津市博爱制药有限公司	6	天津市诺维动物药业有限公司	3	天津市国民制药机械有限公司	2	天津太平洋制药有限公司	3

续表

分离纯化		粉碎		干燥		混合		灭菌		筛析	
申请人	专利数量	申请人	专利数量	申请人	专利数量	申请人	专利数量	申请人	专利数量	申请人	专利数量
天津达仁堂京万红药业有限公司	6	天津世纪茂源机械有限公司	5	天津鑫智美科技发展有限公司	5	凯诗伦（天津）生物技术有限公司	3	天津德天药业有限公司	2	天津振邦富恒商贸有限公司	3
天津泰创生物科技有限公司	6	天津中瑞药业股份有限公司	5	天津歌瑞和谐制药机械设备有限公司	5	天津华延园机械有限公司	· 3	天津市睿智济世科技开发股份有限公司	2	天津和洽药业集团有限公司	2
张民良	5	天津水泥工业设计研究院有限公司	5	天津市鑫馥烘干设备制造有限公司	5	天津新之环保科技有限公司	2	瑞普（天津）生物药业有限公司	2	天津中医药大学	2

3.4.4 天津市创新主体和国内外创新主体专利布局差异对比分析

与全球和中国专利申请人类型相比，天津专利申请人的类型排序略有不同，排名第二的是院校 / 研究所，而全球、中国专利申请人类型排名第二的是个人（见表 3.11），说明天津科研高校研究人才较为丰富。

表 3.11　中药先进制造装备全球、中国、天津创新主体类型

创新主体	全球		中国		天津	
	申请量 / 件	占比 /%	申请量 / 件	占比 /%	申请量 / 件	占比 /%
企业	46 403	67.21	37 746	66.31	1167	85.00
个人	13 527	19.59	11 167	19.62	91	6.63
院校 / 研究所	6 500	9.41	5 631	9.89	93	6.77
医院	2 222	3.22	2 183	3.84	19	1.38
其他	301	0.44	137	0.24	3	0.22
政府机构	88	0.13	56	0.10	0	0.00

全球、中国、天津专利申请人类型排名第一的都是企业申请人，天津的企业专利申请人占比为 85.00%，超过了全球的 67.21% 和中国的 66.31%，可见天津该行业技术产业化程度更高，企业研发能力较强，专利保护意识高，企业加强了研发经费的投入强度，成为专利技术创新的主体。

3.5　中药先进制造装备新进入者专利布局分析

在一个行业或产品市场中，新进入者不存在前期技术投入、企业转型等限制，其选择进入的细分方向往往更能反映技术发展方向和产业的热点。新进入者数量多表明这一领域受关注度高，创新活动较为活跃，其发展前景被创新主体所看好，发展潜力较大。新进入者数量的增多也为产业带来了新的活力，有利于促进技术和市场的发展，所以新进入者能够在一定程度上指明技术发展的热点方向。

以 2019—2023 年新进入者申请量占 2000—2023 年申请总量比例为参量分析，新进入者多集中在筛析的技术方向，其次是分离纯化、混合、干燥、灭菌、粉碎的技术方向（见表 3.12）。虽然占比数据可以按照大小排序，但是 6 个二级技术分支的占比数值相差不大，可见从新进入者专利申请量占比看发展热点并不是很明显。以申请趋势为参量，在 2021—2023 年专利公布数据不全的前提

下，筛析依然出现峰值，可见新进入者多集中在筛析这一技术方向。

表3.12　中药先进制造装备新进入者研发热点

二级技术分支	专利申请总量 / 件	新进入者专利申请量 / 件					新进入者总专利申请量占比 /%	新进入者研发热度
		2019	2020	2021	2022	2023		
干燥	13 666	24	25	21	16	8	0.69	低
粉碎	13 607	26	21	16	22	2	0.64	低
分离纯化	11 876	32	30	36	3	0	0.85	中
混合	10 880	5	49	21	9	1	0.78	中
灭菌	8 345	11	22	13	11	0	0.68	低
筛析	7 046	27	18	7	16	4	1.02	高

以全球申请量为参量可以确认中药先进制造装备的干燥二级技术分支是重点方向，而新进入者并未大量进入干燥二级技术分支，原因在于：一方面，干燥、粉碎二级技术分支的技术发展已经相对成熟；另一方面，各主要申请人布局已经比较全面，留给新人的空间不多。此外，新进入者并未大量进入灭菌二级技术分支的原因在于：灭菌二级技术分支的技术含量较高，新进入者进入难度较大。

相比之下，分离纯化、混合、筛析二级技术分支的技术含量不高，进入门槛低，且总专利申请量低，新进入者还有布局空间。

3.6　中药先进制造装备产业协同创新情况分析

在中药先进制造装备协同创新热点方向中，灭菌二级技术分支占比最高（见表3.13）。由本章3.3.2节可知，灭菌二级技术分支是美国、日本、德国的布局重点和德国的布局热点。灭菌二级技术分支的技术含量较高，合作创新是提高专利申请量和研发技术的最佳方法。

表3.13　中药先进制造装备协同创新热点方向

二级技术分支	专利申请总量 / 件	协同创新专利申请总量 / 件	协同创新占比 /%
干燥	13 666	415	3.04
粉碎	13 607	422	3.10
分离纯化	11 876	530	4.46
混合	10 880	409	3.76
灭菌	8 345	670	8.03
筛析	7 046	170	2.41

3.7 中药先进制造装备产业专利运营活跃度情况分析

专利运营形式多样，主要包括转让、许可、质押等，专利运营的活跃度可以反映区域产业的活力及企业技术实力。

3.7.1 中国专利转让、许可、质押分析

从运营手段来看，中国专利运营手段主要集中在专利转让方面，个人的专利转让占比是 14.1%，远高于公司的专利转让占比 4.4%、院校 / 研究所的专利转让占比 3.7%（见表 3.14）。

表 3.14 中药先进制造装备中国专利转让、许可、质押情况

申请人类型	申请量 / 件	转让		质押		许可	
		数量 / 件	占比 /%	数量 / 件	占比 /%	数量 / 件	占比 /%
公司	37 746	1 665	4.4	686	1.8	76	0.2
个人	11 167	1 576	14.1	57	0.5	62	0.6
院校 / 研究所	5 631	206	3.7	7	0.1	51	0.9
医院	2 183	15	0.7	1	0.0	1	0.0
其他	137	7	5.1	0	0.0	0	0.0
政府机构	56	0	0.0	0	0.0	0	0.0

整体上看，虽然中国中药先进制造装备产业专利运营手段多样，但总体占比较少，活跃度一般。

3.7.2 天津专利转让、许可、质押分析

从运营手段来看，与中国专利运营手段较为集中相似，天津专利运营手段同样主要集中在专利转让方面，也同样是个人的专利转让占比最高（见表 3.15）。

表 3.15 中药先进制造装备天津专利转让、许可、质押情况

申请人类型	申请量 / 件	转让		质押		许可	
		数量 / 件	占比 /%	数量 / 件	占比 /%	数量 / 件	占比 /%
公司	1 167	68	5.8	13	1.1	0	0.0
院校 / 研究所	93	5	5.4	1	1.1	1	1.1
个人	91	14	15.4	0	0.0	0	0.0
医院	19	0	0.0	0	0.0	0	0.0
其他	3	0	0.0	0	0.0	0	0.0

整体上看，天津整体专利运营活跃度不高，可通过培育高价值专利、联合第三方金融服务机构等方式提高专利转化效率。

3.7.3　天津市专利运营和中国其他城市的差异对比分析

由表 3.16 可知，在专利转让方面，除了上海的院校 / 研究所专利转让占比微微高于天津，成都、亳州、北京的院校 / 研究所专利转让占比都明显低于天津，说明上海和天津的院校 / 研究所专利产业转化情况优秀；亳州、上海、北京的个人专利转让占比明显高于天津，说明亳州、上海、北京的个人专利权人的专利运用意识强，专利产业转化积极；亳州的医院专利转让占比明显高于其他 4 个城市，说明亳州的医院专利产业转化更积极。

表 3.16　中药先进制造装备领域重点城市的专利转让、许可、质押情况

城市	申请人类型	申请量 / 件	转让		质押		许可	
			数量 / 件	占比 /%	数量 / 件	占比 /%	数量 / 件	占比 /%
成都	公司	1 311	27	2.1	16	1.2	2	0.2
	院校 / 研究所	103	3	2.9	0	0.0	0	0.0
	个人	166	18	10.8	0	0.0	2	1.2
	医院	55	1	1.8	0	0.0	0	0.0
	政府机构	0	0	0.0	0	0.0	0	0.0
	其他	0	0	0.0	0	0.0	0	0.0
亳州	公司	1 179	64	5.4	36	3.1	1	0.1
	院校 / 研究所	93	3	3.2	1	1.1	16	17.2
	个人	229	69	30.1	13	5.7	2	0.9
	医院	7	1	14.3	0	0.0	0	0.0
	政府机构	0	0	0.0	0	0.0	0	0.0
	其他	0	0	0.0	0	0.0	0	0.0
上海	公司	1 150	77	6.7	9	0.8	3	0.3
	院校 / 研究所	110	6	5.5	0	0.0	2	1.8
	个人	166	44	26.5	1	0.6	0	0.0
	医院	58	1	1.7	0	0.0	0	0.0
	政府机构	1	0	0.0	0	0.0	0	0.0
	其他	2	2	100.0	0	0.0	0	0.0
北京	公司	827	80	9.7	2	0.2	4	0.5
	院校 / 研究所	232	7	3.0	0	0.0	3	1.3
	个人	235	54	23.0	0	0.0	2	0.9
	医院	87	1	1.1	0	0.0	0	0.0
	政府机构	4	0	0.0	0	0.0	0	0.0
	其他	2	0	0.0	0	0.0	0	0.0

在质押方面，亳州的公司质押占比高于天津，说明亳州的公司融资手段更灵活；同时，亳州的个人质押占比明显高于其他 4 个城市，可看出亳州的个人专利权人的专利运用更灵活。

在许可方面，亳州的院校 / 研究所许可占比明显高于其他 4 个城市，说明亳州的院校 / 研究所更重视专利的产业化。

总体上，亳州的专利运用情况明显优于成都、上海、北京、天津的专利运用情况，天津的专利运营情况略优于成都的专利运营情况。

3.8　中药先进制造装备产业创新人才储备分析

人才储备的增加一方面可以依靠现有人才的培养，另一方面可以通过开放的渠道寻求引进或合作。本节统计了中药先进制造装备各二级技术分支下中国发明人和天津发明人前十名，为引进或合作提供参考。

3.8.1　中国发明人分析

由表 3.17 可知，在干燥、筛析和灭菌二级技术分支中，前十位发明人所在公司比较集中。筛析二级技术分支前 10 位的发明人中有 7 位属于河南省康星药业股份有限公司；灭菌二级技术分支前 10 位的发明人中有 5 位属于新华医疗；干燥二级技术分支前 10 位的发明人中有 5 位属于山东康众宏医药科技开发有限公司。

3.8.2　天津市发明人分析

由表 3.18 可以看出，在各二级技术分支中，没有出现前 10 位的发明人所在公司太过集中的情况，基本呈现出"百花齐放"的状态。

表3.17　中药先进制造装备各二级技术分支专利申请量中国发明人

单位：件

分离纯化			粉碎			干燥		
发明人	申请量	工作单位	发明人	申请量	工作单位	发明人	申请量	工作单位
颜志红	31	上海远跃制药机械有限公司	周金龙	53	江阴市龙昌机械制造有限公司	汪多敏	58	四川蓉孚实业有限公司
唐智勇	24	上海远跃制药机械有限公司	李泓胜	24	碱蓬先创科技（盘锦）有限公司	刘金磊	31	山东康众医药科技开发有限公司
顾伟哲	22	广东康绿宝科技实业有限公司	刘振峰	21	宜春万申制药机械有限公司	石红艳	29	山东康众宏医药科技开发有限公司
顾惠林	22	广东康绿宝科技实业有限公司	刘清荣	20	重庆华奥药业股份有限公司	李诗标	24	山东康众宏医药科技开发有限公司
盛晓平	19	江苏沙家浜医药化工装备股份有限公司	张国祖	17	河南省康星药业股份有限公司	张为胜	21	山东康众宏医药科技开发有限公司
张化福	18	中国科学院理化技术研究所	邰佩环	16	郑州仁宏医药科技有限公司	田国民	21	天津市国民制药机械有限公司
张振涛	18	中国科学院理化技术研究所	马绍桓	15	天马（安徽）国药科技股份有限公司	王丽	19	山东康众宏医药科技开发有限公司
江红格	18	禹州市天源生物科技有限公司	苏玉增	14	天马（安徽）国药科技股份有限公司	朱政荣	18	杭州富阳康华制药机械有限公司
冯岳松	18	象山医疗精密仪器有限公司	刘宇杰	12	德米特（苏州）电子环保材料有限公司	甘兴熠	18	杭州富阳康华制药机械有限公司

续表

分离纯化			粉碎			干燥		
发明人	申请量	工作单位	发明人	申请量	工作单位	发明人	申请量	工作单位
夏英杰	18	温兄控股集团股份有限公司	李钦国	13	芜湖杨燕制药有限公司	王平	17	天津世纪茂源机械有限公司
蔡承潮	17	浙江厚达智能科技股份有限公司	陈少剑	44	新华医疗	张国祖	15	河南省康星药业股份有限公司
王斌辉	12	新昌县丽晶工业产品设计有限公司	陈远华	42	江苏神农灭菌设备股份有限公司	王伟	13	河南省康星药业股份有限公司
朱金波	11	安徽理工大学	沈高峰	34	张家港市嘉瑞制药机械有限公司	于瑞	12	河南省康星药业股份有限公司
周伟	11	安徽理工大学	吴敏娟	28	张家港市嘉瑞制药机械有限公司	刘炜	12	鲲鹏神农制药设备（天津）有限公司
颜志红	11	上海观道生物科技有限公司	姚如意	28	新华医疗	蔡承潮	12	伊尹数智科技（杭州）有限公司
吴振林	10	长兴宏诚机械科技有限公司	韩耀	27	新华医疗	卫海峰	11	河南省康星药业股份有限公司
许金堂	10	长兴宏诚机械科技有限公司	丁洪勇	25	新华医疗	李克中	11	河南省康星药业股份有限公司
杨星	8	贵州良济药业有限公司	刘朕火	25	江苏神农灭菌设备股份有限公司	陈如宇	11	河南省康星药业股份有限公司
陈腊保	8	南京汉尔斯生物科技有限公司	李晓明	24	新华医疗	陈献忠	11	河南省康星药业股份有限公司
张敏	8	湖北梦阳药业股份有限公司	吴云楚	24	江苏神农灭菌设备股份有限公司	马绍祖	11	天马（安徽）国药科技股份有限公司

表3.18　中药先进制造装备各二级技术分支天津发明人专利申请量排名　　　　单位：件

分离纯化			粉碎			干燥		
发明人	工作单位	申请量	发明人	工作单位	申请量	发明人	申请量	工作单位
刘鼎阁	天津植草园生物科技有限公司	15	刘炜	鲲鹏神农装备（天津）有限公司	12	田国民	21	天津国民制药机械有限公司
张凤洪	天津植草园生物科技有限公司	15	宋德成	天津太平洋制药有限公司	11	刘炜	11	鲲鹏神农装备（天津）有限公司
张俊霞	鼎正生物药业（天津）有限公司	15	刘静伟	天津市渤海鑫茂制药设备有限公司	9	王平	11	天津科创精诚制药设备有限公司
王立红	鼎正生物药业（天津）有限公司	15	邸兑莱	天津太平洋制药有限公司	7	夏雪城	10	天津市博爱制药有限公司
李志贤	天津大明制药设备厂	13	刘新赞	天津太平洋制药有限公司	6	黄友法	10	天津市博爱制药有限公司
李正	天津中医药大学	11	刘晓艳	天津泰源中草药技术开发有限公司	6	宋德成	8	天津太平洋制药有限公司
刘长青	天津中医药大学	10	苗崇仁	天津鑫利恒科技有限公司	6	刘成通	5	天津市鑫霞烘干设备制造有限公司
宋新波	天津中医药大学	10	刘长锁	天津中瑞药业股份有限公司	5	宗宪林	5	天津市鑫霞烘干设备制造有限公司
李忠林	天津中医药大学	10	马秀玲	天津中瑞药业股份有限公司	5	张子玉	5	天津市鑫霞烘干设备制造有限公司

分离纯化			粉碎			干燥		
发明人	工作单位	申请量	发明人	工作单位	申请量	发明人	工作单位	申请量
—	—	—	许培立	天津中盛海天制药有限公司	5	徐文亮	天津市鑫霞烘干设备制造有限公司	5
毕振东	晟世嘉联（天津）生物科技有限公司	5	刘义刚	中国大冢制药有限公司	6	刘炜	鲲鹏神农制药设备（天津）有限公司	12
刘雁	普罗旺斯番茄制品（天津）有限公司	5	祁建城	中国人民解放军军事医学科学院卫生装备研究所	5	张光达	尚药堂大健康产业集团有限公司	6
蔡君	普罗旺斯番茄制品（天津）有限公司	5	衣颖	中国人民解放军军事医学科学院卫生装备研究所	4	侯继明	天津振邦富恒商贸有限公司	5
蔡治河	天津和治药业集团有限公司	4	吴金辉	中国人民解放军军事医学科学院卫生装备研究所	4	季延滨	天津振邦富恒商贸有限公司	5
侯继明	芝圣（天津）生物科技有限公司	3	张志刚	天津百畅医疗器械有限公司	4	孙国勇	天津市美隆制药机械有限公司	5
季延滨	芝圣（天津）生物科技有限公司	3	刘泊志	天津百畅医疗器械有限公司	4	李涛	芝圣（天津）生物科技有限公司	5
刘建戎	天津市诺维动物药业有限公司	3	—		—	陈阳	天津尚药堂制药有限公司	5
安月明	天津华延园机械有限公司	3	—		—	张云龙	利柏天津生物科技有限公司	4
宋德成	天津太平洋制药有限公司	3	—		—	高香君	利柏天津生物科技有限公司	4

3.9 中医先进诊疗装备产业专利发展态势分析

3.9.1 全球及主要国家专利申请趋势分析

自2000年以来,全球中医先进诊疗装备的专利申请量整体呈上升趋势(因2021—2023年的专利申请尚未完全公开,故不纳入分析)。根据总体发展趋势的走势,可以划分为两个阶段。①缓慢发展期(2000—2012年),此阶段年专利申请量呈现逐年小幅增长趋势,年专利申请平均增长率是29.7%。②快速发展期(2013—2020年),年专利申请量呈现快速增长趋势,年专利申请平均增长率是53.6%(图3.30)。

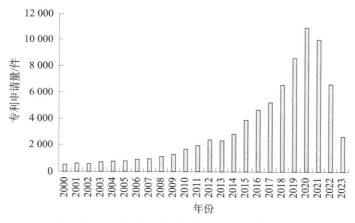

图3.30 中医先进诊疗装备全球专利申请态势

鉴于中医技术起源于中国,中国的申请量在全球申请人中遥遥领先,中国是目前中医先进诊疗装备研究和应用开发最活跃的国家。中国近年来相关技术发展迅猛,相关专利申请快速增长。随着全球医疗器械产业逐步向中国转移,中医先进诊疗装备行业也迎来了良好的发展机遇。作为第二名的美国申请量是中国申请量的7.4%,作为第三名的韩国申请量是中国申请量的3.0%,第四名的日本申请量是中国申请量的1.9%。俄罗斯、德国、欧洲专利局、印度、澳大利亚、乌克兰的申请量分别排名第五至第十(图3.31,图中未示出小于1%的百分比值)。以中国、韩国、日本为代表的东亚国家中医应用相对比较广泛,因此基于中医理论的诊疗装备的研发在申请量上也居于世界前列,三国相关专利申请量占全球申请量的92%。

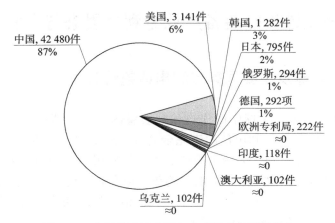

图 3.31　中医先进诊疗装备全球技术来源国分布

　　虽然美国、韩国和日本的申请量没有呈现逐年增长趋势，但是由于中国申请量占全球总申请量的 87%，中国申请量的趋势基本决定了全球申请量的趋势。美国的申请量在波动中呈现上升趋势，韩国和日本的申请量保持震荡（图 3.32）。

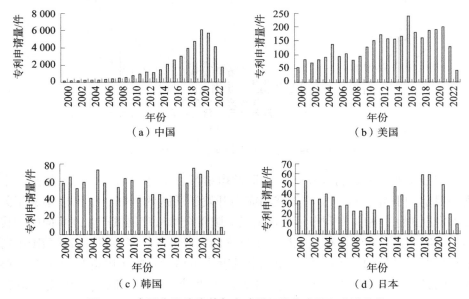

图 3.32　中医先进诊疗装备全球前四技术来源国申请态势

3.9.2　天津市专利申请趋势分析

2000—2008 年，天津市专利申请量从比较低的位置开始增长；2009—

2014 年，每年申请量在 38 ～ 60 件，申请量基本保持稳定；2015—2020 年，申请量有大幅度增长，但并未出现逐年增长趋势，每年申请量保持在 100 件以上（因 2021—2023 年的专利申请尚未完全公开，故不纳入分析（图 3.33）。

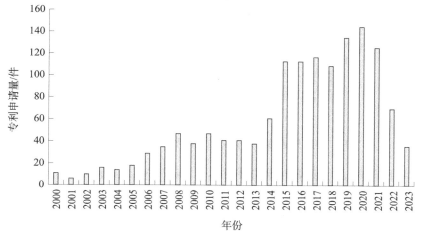

图 3.33   中医先进诊疗装备天津市专利申请态势

3.10   中医先进诊疗装备产业专利区域布局分析

3.10.1   全球及主要国家专利申请情况分析

2000—2018 年，中医先进诊疗装备全球发明专利申请量逐渐上升。全球实用新型专利申请量态势可分为两个上升阶段：第一阶段是 2000—2012 年，增长速度相对较慢；第二阶段是 2013—2020 年，增长速度比较快。在 2006 年之前，每年发明专利申请量都大于实用新型专利申请量，但是自 2007 年之后，实用新型专利申请量反超发明专利申请量（图 3.34）。其中，中国实用新型专利的申请量占中国全部申请量的 57.4%。按我国《专利法》的相关规定，实用新型专利在申请的过程中仅涉及初步审查，不进行实质审查，对技术创新的要求相对发明专利较低，因此，为了使自己的专利权能够尽快获得授权，不少申请人选择通过实用新型专利保护自己的发明成果。

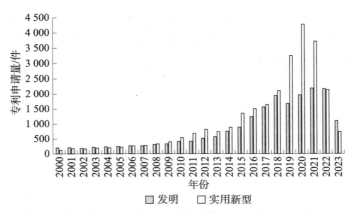

图 3.34 中医先进诊疗装备全球发明和实用新型专利申请态势

从中医先进诊疗装备全球主要技术来源国专利输出情况（只统计以美国、日本、韩国、中国、欧洲作为主要输出国家或地区的美国、日本、韩国、中国的专利输出量）来看，美国、日本、韩国申请人的国际竞争意识强，专利输出占比高（由于只统计以美国、日本、韩国、中国、欧洲作为主要输出国家或地区，日本、美国、韩国的全球专利输出占比会较高），且都比较重视中国中医先进诊疗装备市场，均在中国布局了一定量的专利申请。中国作为中医先进诊疗装备最重要的专利申请国和技术来源国，专利输出量却非常少，共 251 件，占比仅为 0.6%（见表 3.19）。由此看出，我国中医先进诊疗装备产业申请人海外专利布局意识非常薄弱，国际影响力不强。

表 3.19 中医先进诊疗装备全球主要技术来源国专利输出情况

技术来源国	主要专利输出量 / 件	主要专利输出量占比 /%	主要输出国家或地区 / 件
美国	632	30	中国（198）；欧洲（247）；日本（133）；韩国（54）
中国	251	0.6	美国（132）；欧洲（48）；日本（44）；韩国（27）
韩国	175	15.1	中国（44）；美国（59）；欧洲（16）；日本（56）
日本	171	25.3	美国（90）；欧洲（35）；中国（35）；韩国（11）

从诊断、治疗二级技术分支前十技术来源国排名情况来看，中国在这两个二级技术分支中都处于绝对领先位置。美国、韩国、日本分列第二、第三、第四位，这也与中医的发展分布相契合（见表 3.20）。在东亚文化圈中中医的普及度大于西方国家，因此中医先进诊疗装备的发展在东亚具有领先优势。而美国在医疗装备方面技术比较领先，在此影响下，其在中医医疗装备上也具有

较为明显的优势。

表 3.20　中医先进诊疗装备二级技术分支技术来源国排名　　　单位：件

诊断		治疗	
技术来源国/组织	专利数量	技术来源国/组织	专利数量
中国	13 009	中国	38 040
美国	2 281	美国	1 995
韩国	955	韩国	802
日本	582	日本	518
俄罗斯	266	德国	218
德国	163	欧洲专利局	191
欧洲专利局	108	俄罗斯	130
印度	84	印度	85
澳大利亚	83	澳大利亚	66
乌克兰	83	意大利	58

将图 3.35 与图 3.31 进行对比分析可知，美国申请量为 3 141 件，但是作为目标市场国其申请量是 1 940 件；韩国申请量为 1 282 件，但是作为目标市场国其申请量是 1 104 件。可见美国、韩国在中医先进诊疗装备产业技术输出比例较大。另外，中国申请量为 42 480 件，但是作为目标市场国其申请量是 42 015 件，中国在中医先进诊疗装备产业技术输出方面也有一定的比例。作为全球排名第八的印度申请量是 118 件，但是印度作为目标市场国全球排名没有进入前十，由此可见，虽然印度的申请量靠前，但是并不是公认的中医先进诊疗装备产业技术的目标市场。

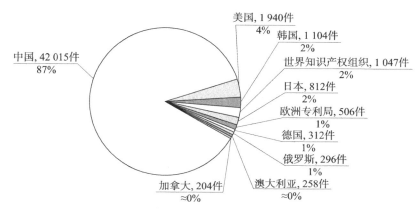

图 3.35　中医先进诊疗装备全球技术目标市场国分布

注：未示出小于 1% 的百分比值。

相比之下，日本、德国、俄罗斯的申请量均略少于其作为目标市场国的申请量，可以认为日本、德国、俄罗斯是公认的中医先进诊疗装备产业技术的重要目标市场。值得注意的是，申请量排名未进入全球前十的加拿大（申请量44件，全球排名第15）的目标市场国排名却进入了全球前十，可见加拿大是公认的中医先进诊疗装备产业技术的目标市场。

3.10.2　国外来华及中国本土专利申请情况分析

由图3.36可以看出，2001—2011年专利申请量在低位保持震荡，年均申请量在5件；2012—2021年专利申请量在相对高位保持震荡，年均申请量在13件。由此可见，虽然中国有世界上最大的中医市场，但是中医先进诊疗装备领域国外来华专利申请量相对较低。产生这种现象的原因可能如下：第一是国外对中医的了解不够深入，连中医的诊断治疗原理都不清楚，也就不可能研发相应的诊疗装备；第二是与西医相比，中医并没有被外国真正接受，外国没有意识到中医广阔的发展前景。

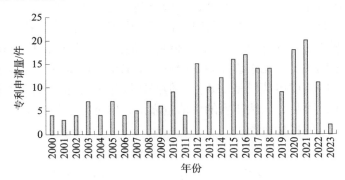

图3.36　中医先进诊疗装备国外来华专利申请态势

中医先进诊疗装备国外来华申请来源国家/地区排名第一位的是美国，总量是85件，占国外来华申请总量的44%（图3.37）。中医先进诊疗装备国外来华申请来源国家/地区排名第二位的是日本，总量是40件，占国外来华申请总量的21%。日本在国外来华申请人排名前十位中占据三席，而美国只有一家公司上榜，说明美国的申请量分散在多个申请人中。值得关注的是，中医先进诊疗装备国外来华申请人中申请的专利数量都在10件以下，说明国外公司并没有在中医先进诊疗装备领域投入大量的研发精力（图3.38）。

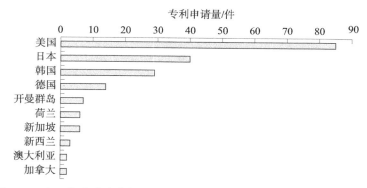

图 3.37 中医先进诊疗装备国外来华申请来源国家/地区专利申请量排名

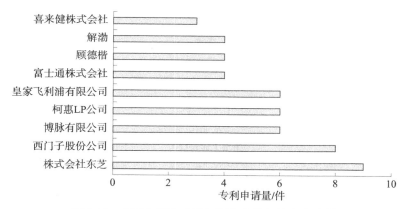

图 3.38 中医先进诊疗装备国外来华申请人申请量

根据表 3.21 省市排名情况可以看出，位于第一梯队的山东、广东、江苏的申请量数量都在 3 000 件以上，位于第二梯队的北京、河南、浙江、上海的申请量数量都在 2 000 件以上。

表 3.21 中医先进诊疗装备中国申请人所在省市排名 申请量：件

排名	申请人所在省份	申请量
1	山东	6 112
2	广东	4 863
3	江苏	3 149
4	北京	2 742
5	河南	2 659
6	浙江	2 443

排名	申请人所在省份	申请量
7	上海	2 228
8	四川	1 783
9	湖北	1 628
10	贵州	1 220
11	安徽	1 043
12	湖南	1 022
13	广西	1 015
14	陕西	966
15	河北	915
16	福建	834
17	天津	828
18	重庆	828
19	辽宁	819
20	黑龙江	644
排名	申请人所在城市	申请量
1	北京	2 751
2	上海	2 236
3	深圳	1 883
4	广州	1 488
5	郑州	1 215
6	成都	1 114
7	杭州	1 014
8	济南	999
9	武汉	909
10	南京	849
11	天津	833

3.10.3 天津市各区县专利申请情况分析

天津市各区县专利申请量排名第一位的是南开区，因为天津大学、天津中医药大学、中国医学科学院生物医学工程研究所等申请人都位于南开区；申请量排名第二位的是滨海新区，慧医谷中医药科技（天津）股份有限公司、天津市天中依脉科技开发有限公司、天津缔道生物科技股份有限公司、天中依脉（天津）智能科技有限公司、天津普生元医疗科技发展有限公司、天津灵角创意科技有限公司等申请人都位于滨海新区；申请量排名第三位的是河西区，主要申请人为徐克林、天津脊佳医疗科技有限公司、付均如、仇伟军等（图3.39）。通过分析发现，南开区的申请人主要是院校/研究所，滨海新区的申请人主要是公司，河西区的申请人主要是个人；且从南开区和滨海新区的申请量相对较多也能够看出，天津市中医先进诊疗装备的申请人主要是院校/研究所及公司。

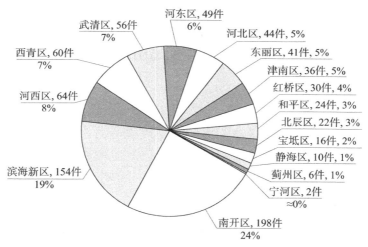

图3.39　天津市各区县专利申请量占比

3.11　中医先进诊疗装备产业专利布局重点及热点技术分析

3.11.1　全球专利布局重点及热点

中医先进诊疗装备诊断二级技术分支全球申请量为16 013件，占总量的28%，治疗二级技术分支全球申请量为40 592件，占总量的72%（图3.40）。以申请量为参量可以确定全球专利的布局重点在于治疗二级技术分支。

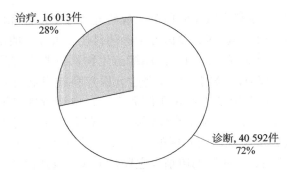

图 3.40　中医先进诊疗装备二级技术分支全球总专利申请量占比

从中医先进诊疗装备诊断和治疗二级技术分支全球专利申请态势看，自 2000 年起，两个二级技术分支都是呈增长趋势。2014—2020 年，治疗二级技术分支的申请量增长迅速，成为布局热点。从诊断和治疗二级分支的申请趋势可以看出，诊断的增长趋势相对比较缓慢，治疗的增长趋势相对比较快，尤其是在 2013 年之后（图 3.41）。

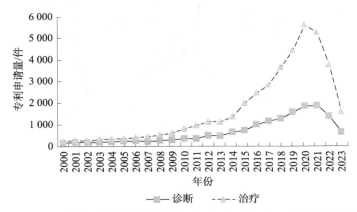

图 3.41　中医先进诊疗装备诊断和治疗二级技术分支全球专利申请态势

3.11.2　全球主要国家专利布局重点及热点

从中医先进诊疗装备二级技术分支中国专利申请分布来看，以申请量为参量可以确定中国专利的布局重点在于治疗二级技术分支（治疗二级技术分支中国申请量为 37 860 件，诊断二级技术分支中国申请量为 12 962 件）。从态势上看，自 2000 年起，两个二级技术分支都是呈增长趋势，且都在 2020 年达到峰值（图 3.42）。对态势进行进一步分析可知，诊断和治疗这两个二级分支的增长均可以分为两个阶段，即 2000—2012 年的慢速增长阶段，2013—2020 年的快速增长阶段。

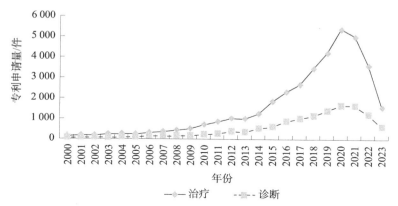

图 3.42 中医先进诊疗装备二级技术分支中国专利申请分布和态势

从中医先进诊疗装备二级技术分支美国申请分布来看，以申请量为参量可以确定美国专利的布局重点在于诊断二级技术分支（治疗二级技术分支美国申请量为 753 件，诊断二级技术分支美国申请量为 828 件）。从态势上看，自 2000 年起，两个二级技术分支的都是呈震荡增长趋势（图 3.43）。

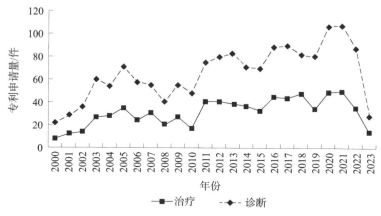

图 3.43 中医先进诊疗装备二级技术分支美国专利申请分布和态势

从中医先进诊疗装备二级技术分支韩国专利申请分布来看，以申请量为参量可以确定韩国专利的布局重点在于诊断二级技术分支（治疗二级技术分支韩国申请量为 692 件，诊断二级技术分支韩国申请量为 783 件）。从态势上看，自 2000 年起，两个二级技术分支的都是呈震荡稳定，申请量没有明显变化，说明韩国在这方面的发展比较稳定（图 3.44）。

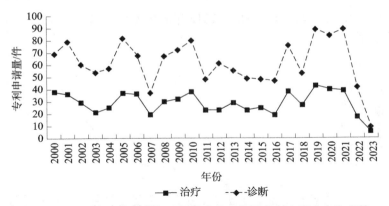

图3.44　中医先进诊疗装备二级技术分支韩国专利申请分布和态势

从中医先进诊疗装备二级技术分支日本专利申请分布来看，以申请量为参量可以确定日本专利的布局重点在于诊断二级技术分支（治疗二级技术分支日本申请量为409件，诊断二级技术分支日本申请量为463件）。从态势上看，自2000年起，两个二级技术分支都是先呈现出逐步降低后又逐渐增长的趋势，总体来说二十多年发展不明显（图3.45）。

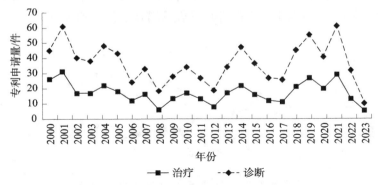

图3.45　中医先进诊疗装备二级技术分支日本专利申请分布和态势

通过对四个重点国家的分析可以看出，中国专利的布局重点在于治疗二级技术分支，而美国、韩国、日本专利的布局重点在于诊断二级技术分支，这与几个国家的文化传统和科技发展相关。在中国，用传统中医治疗疾病的患者占有相当一部分比例，美国、韩国、日本等则相对较少。另外，中医诊断装备经常涉及生理参数采集、大数据分析等领域，这些领域也经常用于西医的诊断。因此，国外对于诊断装备的申请量大于治疗装备。

3.11.3　天津市专利布局重点及热点

由图3.46可见，以专利申请量为参量可以确定天津市专利的布局重点在于治疗二级技术分支。将两个二级技术分支的申请量从2000年开始统计，得到图3.47。其中，诊断二级技术分支从2000年起逐年缓慢增长。治疗二级技术分支2000—2013年申请量逐年缓慢增长，2014年和2015年快速增长，2016—2020年申请量在高位保持稳定。

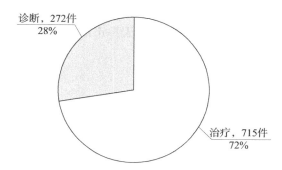

图3.46　中医先进诊疗装备天津二级技术分支专利申请占比

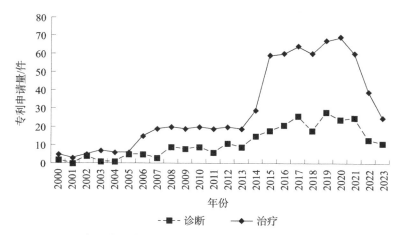

图3.47　中医先进诊疗装备天津二级技术分支近年专利申请态势

3.11.4　天津市专利布局和国内外的差异对比分析

由本章3.11.2和3.11.3节的内容可知，天津市专利布局重点及热点都在于治疗二级技术分支，中国专利的布局重点也在于治疗二级技术分支，而美国、韩国、日本专利的布局重点在于诊断二级技术分支。从申请趋势来看，对于诊断二级技术分支，天津市的申请趋势和中国的申请趋势相似，申请量逐年缓慢增长；对于治疗二级技术分支，中国申请量在 2013—2020 年处于快速增长阶段，天津市申请量在 2014 年和 2015 年快速增长，2016—2020 年申请量在高位保持稳定。

天津市在治疗二级技术分支中有多个重要的申请人，如天津大学、天津中医药大学、中国医学科学院生物医学工程研究所，这三所高校和研究所的治疗二级技术分支总申请量为 79 件，使得天津市的专利布局重点和热点与中国既有重复，又有不同。

3.12　中医先进诊疗装备产业创新主体竞争格局分析

3.12.1　全球创新主体分析

在中医先进诊疗装备全球创新主体中，个人申请人占全球申请总量的 41%，排名第一位。可见，全球专利申请以个人为主，说明该行业技术门槛相对较低。另外，企业申请量占比 32%，医院申请量占比 16%，院校 / 研究所申请量占比 11%，分别排名第二、第三、第四位，说明该行业具有一定的产业化，并且医院作为使用方在研发过程中具有重要地位（图 3.48）。

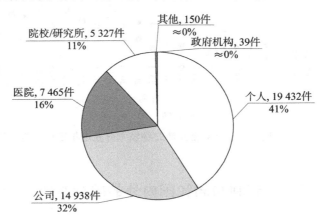

图 3.48　中医先进诊疗装备全球创新主体类型

在中医先进诊疗装备全球专利申请量排名前十位的申请人均是中国申请人，包括6所大学、3所医院、1家公司（图3.48、图3.49）。由此可见，大学和医院对中医先进诊疗装备的研究更加深入，具有一定的研究规模。

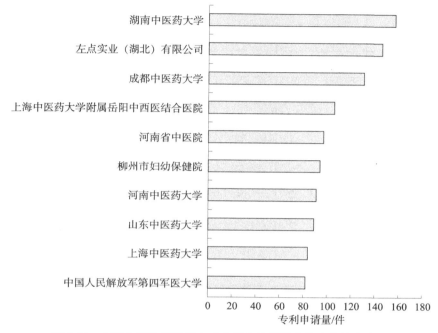

图3.49 中医先进诊疗装备全球专利申请量排名前十位的申请人

从申请态势看，湖南中医药大学、成都中医药大学、上海中医药大学附属岳阳中西医结合医院、上海中医药大学近十年一直保持一定的申请量，上述申请人可能会在中医先进诊疗装备技术方面继续申请；左点实业（湖北）有限公司从2018年开始有专利申请，在2020年申请了88件达到最高峰，但其申请量并没有可持续性（见表3.22）。总体上，中国申请人在中医先进诊疗装备技术方面申请量排名依旧会保持领先。

在治疗二级技术分支中，全球主要申请人都是中国申请人。而在诊断二级技术分支中，全球主要申请人不都是中国申请人；韩国韩医学研究院申请的专利数量有65件，在诊断二级技术分支的申请人中排名第二位（见表3.23）。

单位：件

表 3.22　中医先进诊疗装备全球前十专利申请人申请态势

申请人	2000	2001	2002	2003	2004	2005	2006	2007	2008	2009	2010	2011	2012	2013	2014	2015	2016	2017	2018	2019	2020	2021	2022	2023
湖南中医药大学	0	0	0	0	0	0	0	0	0	0	0	0	1	6	9	9	13	13	26	17	16	31	12	4
左点实业（湖北）有限公司	0	0	0	0	0	0	0	0	0	0	0	0	0	0	0	0	0	0	23	5	88	29	1	0
成都中医药大学	0	0	0	0	0	0	0	0	1	0	0	4	33	13	5	4	5	1	8	14	10	21	7	5
上海中医药大学附属岳阳中西医结合医院	0	0	0	0	0	0	0	0	0	0	1	1	3	6	11	3	5	8	10	9	17	12	16	4
河南省中医院	0	0	0	0	0	0	0	0	0	0	0	0	1	1	0	0	1	2	0	14	37	23	15	3
柳州市妇幼保健院	0	0	0	0	0	0	0	0	0	0	0	0	0	0	0	6	7	16	36	14	9	4	2	0
河南中医药大学	0	0	0	0	0	2	1	5	0	0	1	3	1	0	3	6	5	5	13	3	5	12	21	4
山东中医药大学	0	0	0	0	0	2	0	1	4	0	0	2	0	0	0	0	5	11	9	10	22	6	11	6
上海中医药大学	0	0	0	1	1	0	0	0	1	2	3	1	4	3	4	5	5	10	6	6	9	8	8	5
中国人民解放军第四军医大学	1	0	0	0	1	0	0	1	0	0	0	1	0	3	9	5	4	6	0	5	10	15	14	8

表 3.23　中医先进诊疗装备二级技术分支全球专利申请人排名　　单位：件

二次技术分支	当前申请（专利权）人	专利数量
诊断	成都中医药大学	65
	韩国韩医学研究院	57
	湖南中医药大学	48
	平安科技（深圳）有限公司	39
	上海中医药大学附属岳阳中西医结合医院	34
	皇家飞利浦有限公司	33
	上海中医药大学	31
	道矿有限公司	30
	新绎健康科技有限公司	29
	山东中医药大学	29
治疗	成都中医药大学	65
	韩国韩医学研究院	57
	湖南中医药大学	48
	平安科技（深圳）有限公司	39
	上海中医药大学附属岳阳中西医结合医院	34
	皇家飞利浦有限公司	33
	上海中医药大学	31
	道矿有限公司	30
	新绎健康科技有限公司	29
	山东中医药大学	29

3.12.2　中国创新主体分析

中国中医先进诊疗装备创新主体以个人为主，占比 42%（图 3.50）。一定程度上反映在中医诊疗装备领域，尤其是治疗装备领域中，研发门槛相对较低，个人具有较高的专利保护意识。另外，从中国国情出发，除医院和研究所以外，市场上还有数量众多的个体中医院，这也是个人申请量比较多的一个重要因素。企业、医院分别位于第二位和第三位，企业研发能力较强，研发经费投入强度大，对中医先进诊疗装备领域的发展具有较大的推动作用。医院和科研院所等研究人才较为丰富，能够在比较前沿的领域进行开创性研究。在中医先进诊疗装备领域中，由于中国专利申请量占比较高，因此中国创新主体的类型与全球创新主体的类型基本保持一致。

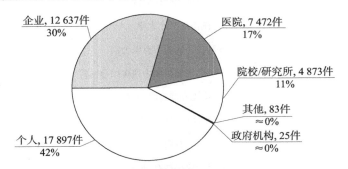

图3.50 中医先进诊疗装备中国创新主体类型

将图3.51与表3.24与全球创新主体相对比发现，中国与全球专利申请量排名保持一致，说明在中医先进诊疗装备领域，中国独领风骚，具有较大的领先优势。

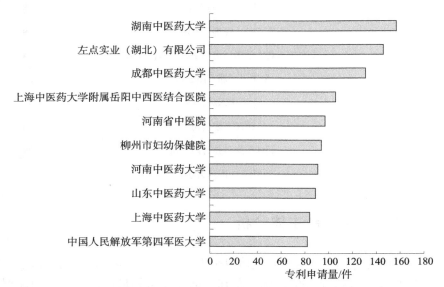

图3.51 中医先进诊疗装备中国专利申请量排名前十位的申请人

表 3.24　中医先进诊疗装备中国前十专利申请人申请态势

单位：件

申请人	2000	2001	2002	2003	2004	2005	2006	2007	2008	2009	2010	2011	2012	2013	2014	2015	2016	2017	2018	2019	2020	2021	2022	2023
湖南中医药大学	0	0	0	0	0	0	0	0	0	0	0	0	1	6	9	9	13	13	26	17	16	31	12	4
左点实业（湖北）有限公司	0	0	0	0	0	0	0	0	0	0	0	0	0	0	0	0	0	0	23	5	88	29	1	0
成都中医药大学	0	0	0	0	0	0	0	0	1	0	0	4	33	13	5	4	5	1	8	14	10	21	7	5
上海中医药大学附属岳阳中西医结合医院	0	0	0	0	0	0	0	0	0	0	1	1	3	6	11	3	5	8	10	9	17	12	16	4
河南省中医院	0	0	0	0	0	0	0	0	0	0	0	0	1	1	0	0	1	2	0	14	37	23	15	3
柳州市妇幼保健院	0	0	0	0	0	2	1	5	1	0	1	3	0	0	3	6	7	16	36	14	9	4	2	0
河南中医药大学	0	0	0	0	0	2	0	1	4	2	1	3	1	0	3	6	5	5	13	3	5	12	21	4
山东中医药大学	0	0	0	0	0	0	0	0	0	0	0	2	0	0	0	0	5	11	9	10	22	6	11	6
上海中医药大学	1	0	0	1	1	0	1	0	1	2	3	1	4	3	4	5	5	10	6	6	9	8	8	5
中国人民解放军第四军医大学	0	0	0	0	1	1	0	1	0	0	0	1	0	3	9	5	4	6	0	5	10	15	14	8

3.12.3 天津市创新主体分析

天津市专利申请人以企业申请人为主，占比43%，可见天津该行业技术产业化程度高；天津的个人申请占比29%，排名第二，说明天津在中医先进诊疗装备领域具有较为广泛的研发氛围；天津的院校/研究所占比19%，排名第三，说明天津科研高校研究人才较为丰富，是推动相关领域发展的重要力量（图3.52）。

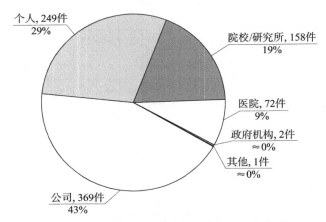

图3.52 中医先进诊疗装备天津创新主体类型

在中医先进诊疗装备天津专利申请量排名前十的申请人中，共4所院校/研究所，3家企业，2家医院，排在前三位的均是院校/研究所，并且前两位的2家大学的申请量具有明显的领先优势（图3.53）。这说明，在天津市，院校/研究所是主要的申请人。

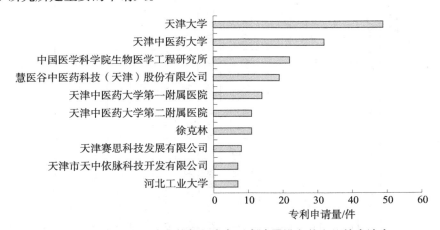

图3.53 中医先进诊疗装备天津专利申请量排名前十位的申请人

在中医先进诊疗装备二级技术分支天津专利申请人排名中，诊断二级技术分支前十位中国申请人中有 7 家是企业，排名前两位的申请人是大学。天津大学和天津中医药大学在治疗二级技术分支中也是位列前两位。与诊断二级技术分支不同，治疗二级技术分支的申请人除大学和公司以外，还有医院和个人（见表 3.25）。正是因为治疗二级技术分支涉及装备的具体应用，因此医院在治疗二级技术分支中会有一定的申请量。

表 3.25　中医先进诊疗装备二级技术分支天津专利申请人　　　　单位：件

诊断		治疗	
当前申请（专利权）人	专利数量	当前申请（专利权）人	专利数量
天津大学	27	天津大学	30
天津中医药大学	15	天津中医药大学	28
慧医谷中医药科技（天津）股份有限公司	12	中国医学科学院生物医学工程研究所	22
天津市中宝制药有限公司	6	天津中医药大学第一附属医院	12
天津赛思科技发展有限公司	5	徐克林	11
天津市天中依脉科技开发有限公司	5	天津中医药大学第二附属医院	11
清华大学天津高端装备研究院	4	天津赛思科技发展有限公司	8
天津市华碘源创科技有限公司	4	慧医谷中医药科技（天津）股份有限公司	8
天津天狮生物发展有限公司	4	河北工业大学	7
天津华安福缘医药科技有限公司	4	天津橘井科技有限公司	6

3.12.4　天津市创新主体和国内外创新主体专利布局差异对比分析

与全球和中国专利申请人类型相比，天津市专利申请人的类型排序略有不同，其排名第一的是公司申请人，而全球、中国专利申请人则是个人，说明天津市在中医先进诊疗装备领域具有较强的工业基础。另外，全球、中国专利申请人类型排名第三名的是医院，天津市则是院校／研究所，说明天津高校研究人才较为丰富。天津的企业申请人占比为 43%，超过了全球的 32% 和中国的 30%，可见天津该行业技术产业化程度更高，企业研发能力较强，专利保护意识较高，且企业加强了研发经费的投入强度，成为专利技术创新的主体。与全体和中国申请人相比，天津市的个人申请人占比更低，表明天津在中医先进诊疗装备的研发方面更加具有系统性，研发投入实力更强（见表 3.26）。

表 3.26　中医先进诊疗装备全球、中国、天津创新主体类型

全球			中国			天津		
创新主体类型	专利数量 / 件	占比 /%	创新主体类型	专利数量 / 件	占比 /%	创新主体类型	专利数量 / 件	占比 /%
个人	19 428	41	个人	17 897	42	公司	369	43
公司	14 925	32	公司	12 637	30	个人	249	29
医院	7 455	16	医院	7 472	17	院校 / 研究所	158	19
院校 / 研究所	5 324	11	院校 / 研究所	4 873	11	医院	72	9
其他	150	≈0	其他	83	≈0	政府机构	2	≈0
政府机构	39	≈0	政府机构	25	≈0	其他	1	≈0

3.13　中医先进诊疗装备产业专利运用活跃度情况分析

3.13.1　中国专利转让、许可、质押分析

中国专利运营手段主要集中在专利转让方面，且公司的专利转让占比相对比较高，占比为 11.51%，其他和政府机构的占比分别达到 9.64% 和 8.00%；个人的专利转让占比最低，仅为 1.83%（见表 3.27）。整体上看，虽然中国中医先进诊疗装备产业专利运营手段多样，但总体占比较少，尤其是许可和质押占比较低，活跃度一般。

表 3.27　中医先进诊疗装备中国专利转让、许可、质押情况

申请人类型	申请量 / 件	转让		许可		质押	
		数量 / 件	占比 /%	数量 / 件	占比 /%	数量 / 件	占比 /%
个人	17 897	328	1.83	68	0.38	4	0.02
公司	12 637	1455	11.51	40	0.32	71	0.56
医院	7 472	231	3.09	3	0.04	0	0.00
院校 / 研究所	4 873	100	2.05	41	0.84	0	0.00
其他	83	8	9.64	0	0.00	0	0.00
政府机构	25	2	8.00	0	0.00	0	0.00

3.13.2　天津专利转让、许可、质押分析

与中国专利运营手段相似，天津专利运营手段也比较集中。相同的是，中国和天津的运营均集中在专利转让方面，许可和质押的占比均比较低，并且

公司的专利转让占比相对也比较高，占比为 10.84%（由于天津市其他和政府机构的申请量相对较少，其占比不具有分析意义）。与中国专利运营手段有所不同的是，在专利转让方面，天津医院申请人的占比相对较高，为 4.17%，高于中国的 3.09%（见表 3.28）。

表 3.28　中医先进诊疗装备天津专利转让、许可、质押情况

申请人类型	申请量/件	转让		许可		质押	
		数量/件	占比/%	数量/件	占比/%	数量/件	占比/%
公司	369	40	10.84	6	1.63	3	0.81
个人	249	5	2.01	0	0.00	0	0.00
院校/研究所	158	2	1.27	0	0.00	0	0.00
医院	72	3	4.17	0	0.00	0	0.00
政府机构	2	0	0.00	0	0.00	0	0.00
其他	1	1	100.00	0	0.00	0	0.00

整体上看，天津专利运营活跃度不高，虽然天津市的院校/研究所具有一定量的专利申请，但是其运营率很低。因此，天津可通过培育高价值专利、联合第三方金融服务机构、鼓励校企合作等方式提高专利转化效率。

3.13.3　天津市专利运用和中国其他省市的差异对比

在中医先进诊疗装备中国申请人省份排名中，位于第一梯队的山东、广东、江苏的申请量都在 3 000 件以上，位于第二梯队的北京、河南、浙江、上海的申请量都在 2 000 件以上（见表 3.21）。而在中医先进诊疗装备中国申请人省市专利运用排名中，广东位居第一，山东位居第二。此外，在申请量排名中，河南排名第五，申请量高于浙江、上海，但是在专利运用排名中，浙江、上海的排名高于河南。北京虽然在申请量排名中位列第四，但是在专利运用排名中排名第五（见表 3.29）。由此可见，专利运用的数量除与申请量有关以外，还与地域的经济发展情况相关，经济发展活跃的地区，专利运用数量也相对较多。

表 3.29　中医先进诊疗装备中国申请人所在省份专利运用排名

排名	中国申请人所在省份	申请量/件
1	山东	271
2	广东	391
3	江苏	226
4	北京	168

排名	中国申请人所在省份	申请量/件
5	河南	86
6	浙江	172
7	上海	148
8	四川	77
9	湖北	88
10	贵州	33
11	安徽	70
12	湖南	51
13	广西	51
14	陕西	49
15	河北	45
16	福建	55
17	天津	60

由表 3.30 可知，在专利转让方面，山东、广东、江苏的公司专利转让占比高于天津，说明山东、广东、江苏的公司专利产业应用情况比天津好；山东的医院、院校/研究所专利转让占比明显高于广东、江苏和天津，说明山东的医院、院校/研究所专利产业转化情况比广东、江苏和天津活跃。

在质押方面，主要是公司质押。其中，山东、江苏和天津的公司质押占比差别不大，均高于广东，说明山东、江苏和天津的公司融资手段更灵活。同时，江苏的个人质押占比明显高于山东、广东、天津，说明江苏的个人专利权人的专利运用更灵活。

在许可方面，江苏和广东的院校/研究所许可占比高于山东和天津，说明江苏和广东的院校/研究所更重视专利的产业化。同时，江苏的个人和公司许可占比明显高于山东、广东，说明江苏个人和公司的专利权人更重视专利的产业化。

表 3.30　中医先进诊疗装备重点省份专利转让、许可、质押情况

省份	申请人类型	申请量/件	转让		许可		质押	
			数量/件	占比/%	数量/件	占比/%	数量/件	占比/%
山东	个人	4 724	108	2.29	6	0.13	0	0.00
	公司	613	94	15.33	2	0.33	5	0.82
	医院	527	44	8.35	0	0.00	0	0.00
	院校/研究所	274	16	5.84	0	0.00	0	0.00
	其他	9	0	0.00	0	0.00	0	0.00
	政府机构	0	0	0.00	0	0.00	0	0.00

省份	申请人类型	申请量/件	转让		许可		质押	
			数量/件	占比/%	数量/件	占比/%	数量/件	占比/%
广东	个人	1 386	27	1.95	4	0.29	0	0.00
	公司	2 470	311	12.59	7	0.28	10	0.40
	医院	699	20	2.86	1	0.14	0	0.00
	院校/研究所	384	8	2.08	4	1.04	0	0.00
	其他	11	2	18.00	0	0.00	0	0.00
	政府机构	0	0	0.00	0	0.00	0	0.00
江苏	个人	808	9	1.11	3	0.37	1	0.12
	公司	1 294	171	13.21	7	0.54	12	0.93
	医院	779	15	1.93	0	0.00	0	0.00
	院校/研究所	323	8	2.48	6	1.86	0	0.00
	其他	7	1	14.00	0	0.00	0	0.00
	政府机构	0	0	0.00	0	0.00	0	0.00

3.14　中医先进诊疗装备产业创新人才储备分析

本节将统计中医先进诊疗装备二级技术分支中国发明人和天津发明人前十名，为选择引进或合作提供参考。

3.14.1　中国发明人分析

由中医先进诊疗装备二级技术分支中国发明人排名情况可以明显看出，在诊断和治疗两个二级技术分支中发明人的排序虽然不同，但基本上是重合的，即诊断二级技术分支排名前十的发明人与治疗二级技术分支排名前十的发明人基本上相同（见表3.31）。这也从侧面说明，中国发明人诊断和治疗二级技术分支在技术上具有较强的关联度。

表 3.31　中医先进诊疗装备二级技术分支中国发明人专利申请量　　单位：件

诊断		治疗	
发明人	申请量	发明人	申请量
向文林	39	朱江涛	163
朱江涛	39	向文林	161

续表

诊断		治疗	
发明人	申请量	发明人	申请量
向文明	35	邹加兵	148
许立	35	许立	126
陈可夫	35	陈可夫	123
邹加兵	33	刘继辉	119
刘继辉	30	汤颖颖	116
李建书	30	向文明	98
汤颖颖	29	郑国庆	85
郑国庆	29	张琦	75

3.14.2　天津市发明人分析

从中医先进诊疗装备二级技术分支天津市发明人排名情况来看，没有出现诊断和治疗二级技术分支前十位发明人重合度过高的情况，说明天津市在诊断和治疗二级技术分支呈现出百家齐放的状态（见表3.32）。

表 3.32　中医先进诊疗装备二级技术分支天津发明人申请量　　　单位：件

诊断		治疗	
发明人	申请量	发明人	申请量
周鹏	15	吴金鹏	15
杨成	11	周鹏	15
王学民	10	徐克林	11
陈露诗	7	李迎新	11
刘彪	6	刘羽	10
周英超	6	王新	10
李扬	6	苏明	10
王新	6	杨成	9
苏明	6	王学民	9
邵娜	6	仇伟军	8

3.15　适用于急症的中医先进诊疗装备产业专利发展态势分析

3.15.1　全球及主要国家专利申请趋势分析

自 2000 年以来，全球适用于急症的中医先进诊疗装备的专利申请量整体呈上升趋势。根据总体发展趋势的走向，可以划分为三个阶段：①萌芽期（2000—2007 年），年专利申请量基本保持稳定，并且专利申请量相对较少，均在 150 件以下；②缓慢发展期（2008—2016 年），年专利申请量呈现增长趋势，但增速相对较慢，年专利申请平均增长率为 33%；③快速发展期（2017—2020 年），这一阶段专利申请量快速增加，年专利申请平均增长率为 41%（因 2021—2023 年的专利申请尚未完全公开，故不纳入分析）（图 3.54）。

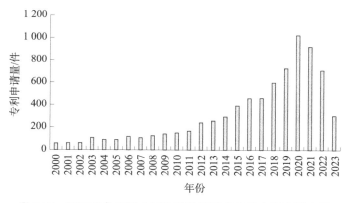

图 3.54　适用于急症的中医先进诊疗装备全球专利申请态势

鉴于中医技术起源于中国，中国是目前适用于急症的中医先进诊疗装备研究和应用开发最活跃的国家，中国的专利申请量占全球申请量的 3/4。我国近年来相关技术发展迅猛，相关专利申请快速增长。随着全球医疗器械产业逐步向中国转移，适用于急症的中医先进诊疗装备行业也迎来了良好的发展机遇。位居第二名的美国申请量占全球申请量的 17%，是中国申请量的 22.2%；位居第三名的韩国申请量占全球申请量的 3%，是中国申请量的 3.5%，位居第四名的日本申请量占全球申请量的 1%，是中国申请量的 1.7%；欧洲专利局、俄罗斯、澳大利亚、德国、印度、乌克兰的申请量分别排名第五至第十位，申请量相对较少，都没有超过 100 件（图 3.55）。

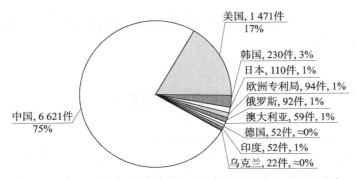

图 3.55　适用于急症的中医先进诊疗装备全球技术来源国分布

由图 3.56 可知，虽然美国、韩国和日本的申请量没有呈现逐年增长趋势，但由于中国申请量占全球总申请量的 75%，中国申请量的趋势基本决定了全球申请量趋势。美国的申请量在波动中呈上升趋势，韩国和日本的申请量保持波动；相对而言，2015—2020 年韩国的申请量还是呈现一定程度的增长。

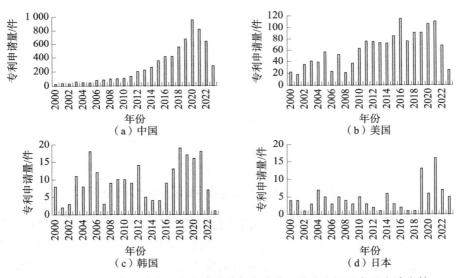

图 3.56　适用于急症的中医先进诊疗装备全球前四技术来源国专利申请态势

3.15.2　天津市专利申请趋势分析

天津市从 2002 年开始涉及适用于急症的中医先进诊疗装备。2002—2011年，虽然天津市专利申请量比较少，但是总体呈现先增长再降低的趋势，到

2011 年申请量降为零；2012—2020 年，申请量呈现逐年增长趋势，一直到 2020 年达到高峰，申请量为 16 件（因 2021—2023 年的专利申请尚未完全公开，故不纳入分析（图 3.57）。

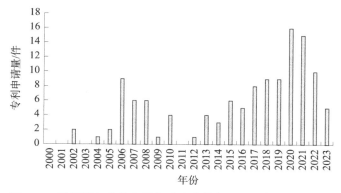

图 3.57 适用于急症的中医先进诊疗装备天津市专利申请态势

3.16 适用于急症的中医先进诊疗装备产业专利区域布局分析

3.16.1 全球及主要国家专利申请情况分析

2000—2020 年，适用于急症的中医先进疹疗装备全球发明专利申请量基本呈现上升趋势（其中 2019 年的发明专利申请量少于 2018 年）。全球实用新型专利申请量分为两个上升阶段：第一阶段是 2000—2015 年，增长速度相对较慢；第二阶段是 2017—2020 年，增长速度比较快。2015—2017 年实用新型专利的申请量基本保持稳定。2000—2018 年，每年发明专利的申请量都大于实用新型专利的申请量，但是自 2018 年之后，实用新型专利的年申请量反超发明专利的年申请量（图 3.58）。其中，中国实用新型专利的申请量占中国全部申请的 45.5%。因为在中国，实用新型专利在申请过程中仅涉及初步审查，不进行实质审查，因此对技术创新的要求相对发明专利较低。而在适用于急症的中医先进诊疗装备领域中，发明专利的申请量大于实用新型专利的申请量，说明在该领域中，发明的高度相对较高，申请人对发明比较重视。

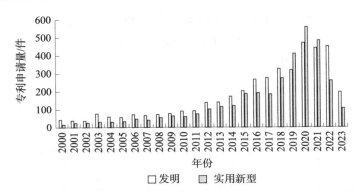

图 3.58 适用于急症的中医先进诊疗装备全球发明和实用新型专利申请态势

表 3.33 是适用于急症的中医先进诊疗装备全球主要技术来源国专利输出情况，只统计以美国、日本、韩国、中国、欧洲作为主要输出国家或地区的美国、日本、韩国、中国的专利输出量。分析发现，美国、日本、韩国申请人的国际竞争意识强，专利输出占比高，分别是 33.30%、32.18%、16.58%（由于只统计以美国、日本、韩国、中国、欧洲作为主要输出国家或地区，日本、美国、韩国的全球专利输出占比会更高），且都比较重视中国市场，均在中国布局了一定量的专利申请。中国作为适用于急症的中医先进诊疗装备最重要的专利申请国和技术来源国，专利输出量却非常少，共 98 件，占比仅为 1.52%（见表 3.33）。由此看出，我国适用于急症的中医先进诊疗装备产业申请人海外专利布局意识非常薄弱，国际影响力不强。但是与整个中医先进诊疗装备相比（专利输出量占比 0.6%），适用于急症的中医先进诊疗装备输出量占比更高，说明申请人相对重视该领域的专利布局。

表 3.33 适用于急症的中医先进诊疗装备全球主要技术来源国专利输出情况

技术来源国	主要专利输出量/件	主要专利输出量占比/%	主要输出国家或地区/件
美国	329	33.30	中国（123）；欧洲（122）；日本（56）；韩国（28）
中国	98	1.52	美国（50）；欧洲（25）；日本（12）；韩国（11）
韩国	33	16.58	中国（7）；美国（11）；欧洲（2）；日本（13）
日本	28	32.18	美国（15）；欧洲（3）；中国（5）；韩国（4）

由表 3.34 可知，中国在适用于急症的中医先进诊疗装备领域中处于绝对领先位置。

表3.34 适用于急症的中医先进诊疗装备技术来源国前十排名

技术来源国 / 组织	专利数量 / 件
中国	6 621
美国	1 471
韩国	230
日本	110
欧洲专利局	94
俄罗斯	92
澳大利亚	59
德国	52
印度	52
乌克兰	22

　　将图3.59与表3.34对比可知，美国申请量为1 471件，作为目标市场国其申请量为786件；韩国申请量为230件，作为目标市场国其申请量为219件，可见美国、韩国在适用于急症的中医先进诊疗装备产业技术输出比例大。另外，中国申请量为6 621件，作为目标市场国其申请量是6 499件，中国在适用于急症的中医先进诊疗装备产业技术输出方面也有一定的比例。

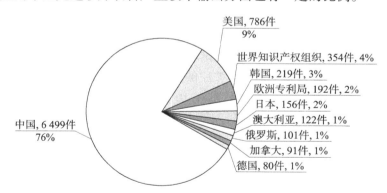

美国, 786件 9%
世界知识产权组织, 354件, 4%
韩国, 219件, 3%
欧洲专利局, 192件, 2%
日本, 156件, 2%
澳大利亚, 122件, 1%
俄罗斯, 101件, 1%
加拿大, 91件, 1%
德国, 80件, 1%
中国, 6 499件 76%

图3.59 适用于急症的中医先进诊疗装备全球技术前十目标市场国分布

　　相比之下，日本、澳大利亚、俄罗斯、德国的申请量均略少于其作为目标市场国的申请量，可以认为日本、澳大利亚、俄罗斯、德国是公认的适用于急症的中医先进诊疗装备产业技术的重要目标市场。值得注意的是，申请量排名未进入全球前十的加拿大的目标市场国排名却进入了全球前十，可见加拿大是公认的适用于急症的中医先进诊疗装备产业技术的目标市场。

3.16.2　国外来华及中国本土专利申请情况分析

　　2001 年开始有国外来华专利申请。2001—2008 年，申请量经过了一个从增长到衰减的过程，到 2008 年申请量为零。2009—2021 年，申请量保持波动上升（图 3.60）。虽然中国有世界上最大的中医市场，但是在适用于急症的中医先进诊疗装备领域国外来华申请量相对较低。

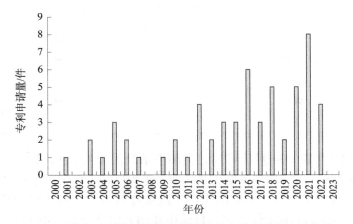

图 3.60　适用于急症的中医先进诊疗装备国外来华申请态势

　　中医先进诊疗装备国外来华申请来源国家/地区排名第一位的是美国，总量是 37 件，比排名第二到第六位的申请量总和还多（图 3.61）。在国外来华申请人排名中，美国的柯惠 LP 公司排名第一，也间接说明美国在华申请具有一定的领先优势（图 3.62）。值得关注的是，适用于急症的中医先进诊疗装备国外来华申请人中申请的专利数量都在 10 件以下，说明国外公司并没有在中医先进诊疗装备领域投入大量的研发精力。

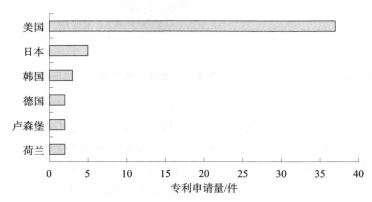

图 3.61　适用于急症的中医先进诊疗装备国外来华申请来源国家专利申请量

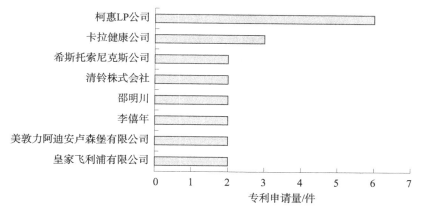

图 3.62 中医先进诊疗装备国外来华申请人专利申请量

在适用于急症的中医先进诊疗装备中国申请人省市排名中，位于第一梯队的山东、广东的申请量在 500 件以上，位于第二梯队的北京、江苏、上海、河南的申请量在 400 件以上（见表 3.35）。

表 3.35 适用于急症的中医先进诊疗装备中国申请人所在省份排名 单位：件

排名	当前申请（专利权）人所在省份	专利数量
1	山东	885
2	广东	614
3	北京	494
4	江苏	473
5	上海	445
6	河南	421
7	浙江	354
8	四川	302
9	贵州	200
10	湖北	198
11	陕西	150
12	湖南	148
13	辽宁	144
14	广西	136
15	重庆	132
16	安徽	127

排名	当前申请（专利权）人所在省份	专利数量
17	河北	125
18	天津	122
19	福建	116
20	黑龙江	110
排名	申请人所在城市	申请量
1	北京	495
2	上海	445
3	深圳	238
4	广州	231
5	郑州	197
6	成都	185
7	杭州	170
8	济南	152
9	青岛	132
10	重庆	131
11	天津	122

3.17 适用于急症的中医先进诊疗装备产业专利布局重点及热点技术分析

3.17.1 全球专利布局重点及热点

由图 3.63 可知，适用于急症的中医先进诊疗装备产业专利以申请量为参量可以确定全球专利的布局重点在于感染三级技术分支。

从申请态势上看，自 2000 年起，三个三级技术分支都呈增长趋势，2017—2020 年申请量增长较快，随后都在 2021 年出现申请量下降的趋势。此外，昏厥的增长趋势相对比较缓慢，心脑血管的增长趋势居中，感染的增长趋势相对比较快，尤其是在 2017 年之后（图 3.64）。

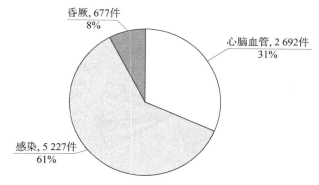

图 3.63　适用于急症的中医先进诊疗装备各二级技术分支全球总专利申请量占比

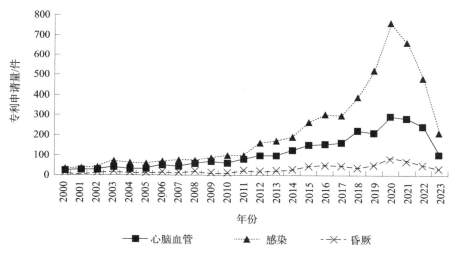

图 3.64　适用于急症的中医先进诊疗装备各三级技术分支全球申请态势

3.17.2　天津市各区县专利申请情况分析

经检索，天津市适用于急症的中医先进诊疗装备的专利申请总量是 122 件。申请量排名第一位的是南开区，因为天津大学、天津中医药大学等申请人都位于南开区；申请量排名第二位的是滨海新区，因为滨海新区有不少医药公司；申请量排名第三位的是河西区，河西区与滨海新区的申请量差距不大，主要申请人为徐克林等（图 3.65）。通过分析可以发现，天津市适用于急症的中医先进诊疗装备的申请人主要是院校 / 研究所和公司。

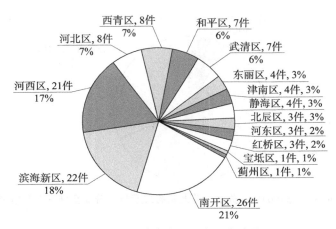

图 3.65　天津市各区县专利申请量

3.17.3　全球主要国家专利布局重点及热点

由图 3.66 可知，适用于急症的中医先进诊疗装备专利以申请量为参量可以确定中国专利的布局重点在于感染三级技术分支（感染三级技术分支中国申请量为 4 447 件、心脑血管三级技术分支为 2 149 件、昏厥三级技术分支为 503 件）。从态势上看，自 2000 年起，3 个三级技术分支都是呈增长趋势，且都在 2020 年达到峰值。对态势进一步分析可知，感染三级技术分支的增长可以分为两个阶段：2000—2016 年处于慢速增长阶段，2017—2020 年处于快速增长阶段。

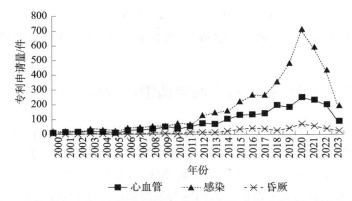

图 3.66　适用于急症的中医先进诊疗装备各三级技术分支中国申请分布和态势

由图 3.67 可知，适用于急症的中医先进诊疗装备专利以申请量为参量可以确定美国专利的布局重点在于感染三级技术分支（感染三级技术分支申请量为 347 件、心脑血管三级分支为 266 件、昏厥三级技术分支为 63 件）。从态势上看，自 2000 年起，感染和心脑血管三级分支的申请量都是呈震荡增长趋势，昏厥三级技术分支的申请量基本保持稳定（图 3.67）。

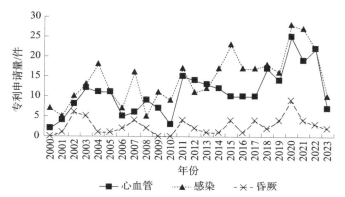

图 3.67　适用于急症的中医先进诊疗装备各三级技术分支美国专利申请分布和态势

由图 3.68 可知，适用于急症的中医先进诊疗装备专利以申请量为参量可以确定韩国专利的布局重点在于感染三级技术分支（感染三级技术分支申请量为 104 件，心脑血管三级分支为 78 件，昏厥三级技术分支为 22 件）。从态势上看，自 2000 年起，三个三级技术分支都是呈震荡稳定，申请量没有明显变化，说明韩国在这方面的发展比较稳定。

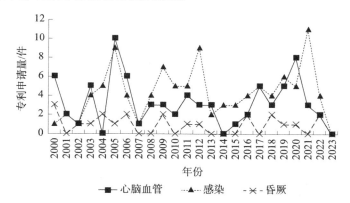

图 3.68　适用于急症的中医先进诊疗装备各三级技术分支韩国专利申请分布和态势

由图 3.69 可知，适用于急症的中医先进诊疗装备专利以申请量为参量可以确定日本专利的布局重点在于感染三级技术分支（感染三级技术分支申请量为 52 件、心脑血管三级技术分支为 40 件、昏厥三级技术分支为 6 件）。从态势上看，自 2000 年起，感染三级技术分支专利申请量呈现先增长然后下降，然后再增长的趋势；心脑血管三级技术分支专利申请量从 2017 年起呈现增长趋势，在 2017 年之前保持震荡；昏厥三级技术分支专利申请量相对较小，近 20 年来发展较慢。

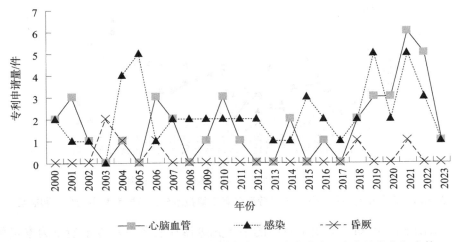

图 3.69　适用于急症的中医先进诊疗装备各三级技术分支日本申请分布和态势

通过四个重点国家的对比可以看出，它们的专利布局重点均在于感染三级技术分支，其次是心脑血管三级技术分支，最后是昏厥三级技术分支。虽然现在老年人心脑血管发病率较高，但是由于心脑血管的急性发作在临床上有黄金治疗时间，西医可以在黄金治疗期内通过注射溶栓药物、递送取栓支架或者安装血管支架等方式快速治疗，并且预后效果良好，因此在治疗心脑血管疾病时，尤其是在急性发病期，采用西医治疗的患者比较多。与之相反的是，在心脑血管疾病的急性发病期以后，很多患者会采用中医的方式进行复健，如推拿、按摩、针灸、艾灸等方式。与心脑血管疾病相比，感染的发病期相对长一些，因此采用中医的方式进行治疗也能够取得良好的效果。至于昏厥，其发病率较低，发明人对其关注不多。

3.17.4　天津市专利布局重点及热点

由图 3.70 可知，适用于急症的中医先进诊疗装备专利以申请量为参量可以确定天津市专利的布局重点在于感染三级技术分支。将三个三级技术分支从 2000 年开始统计专利申请量，得到图 3.71。其中，心脑血管三级技术分支从 2011 年起申请量逐年缓慢增长；感染三级技术分支申请量在 2006 年和 2020 年均有一个峰值；昏厥三级技术分支的申请量相对较少。

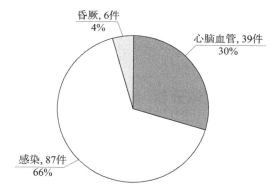

图 3.70　适用于急症的中医先进诊疗装备各三级技术分支天津专利申请占比

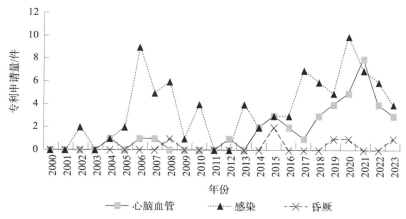

图 3.71　适用于急症的中医先进诊疗装备三级技术分支天津近年专利申请态势

3.17.5　天津市专利布局和国内外的差异对比

由本章 3.17.2 和 3.17.3 节的内容可知，天津市专利布局重点及热点在于感染三级技术分支，中国的布局重点也在于感染三级技术分支，可见天津专利的布局重点和热点与中国专利的布局重点和热点有所重合。从申请趋势来看，自 2000 年起，中国三个三级技术分支专利申请量都是呈增长趋势，天津心脑血管三级技术分支从 2011 年起才逐年缓慢增长，说明天津在心脑血管三级技术分支的研发起步较晚。此外，天津感染三级技术分支在 2006 年和 2020 年有一个峰值，而中国感染三级技术分支一直呈现增长趋势，说明天津在感染三级技术分支的发展上出现过断层。

3.18 适用于急症的中医先进诊疗装备产业创新主体竞争格局分析

3.18.1 全球创新主体分析

由图 3.72 可以看出，适用于急症的中医先进诊疗装备专利个人申请人专利申请量占全球申请总量的 40%，排名第一位，即全球专利申请人以个人为主，说明该行业技术门槛相对较低，并且发明人具有较高的专利保护意识。另外，公司申请量占比 30%，医院申请量占比 18%，院校 / 研究所申请量占比 11%，分别排名第二、第三、第四位，说明该行业具有一定的产业化，并且医院作为使用方在研发过程中有重要地位。

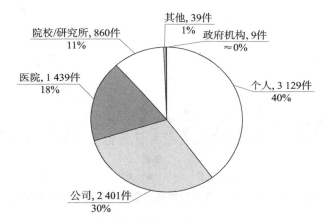

图 3.72　适用于急症的中医先进诊疗装备全球创新主体类型

在适用于急症的中医先进诊疗装备全球专利申请量排名前十位的申请人中，有九名是中国申请人（道矿有限公司是台湾公司），只有一名国外申请人（柯惠 LP 公司），且有四所大学、四家公司、两所医院（图 3.73）。由此可见，大学和公司对适用于急症的中医先进诊疗装备的研究更加深入，具有一定的研究规模；医院作为技术使用方，对相关技术也有一定的研究。虽然全球创新主体类型中个人申请人数量最多，但是在全球申请量排名中并没有个人申请人出现，说明个人申请人的研究相对比较分散，没有形成系统。

在三个三级技术分支中，除心脑血管三级技术分支外，全球主要申请人都是中国申请人，柯惠 LP 公司、塞诺菲公司分别位于第三和第四位（见表 3.36）。由此可以看出，国外申请人相对重视心脑血管疾病方面的研究。

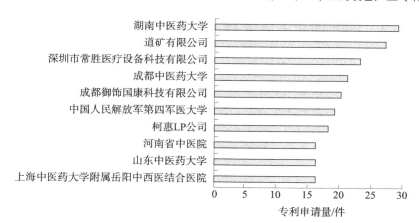

图3.73 适用于急症的中医先进诊疗装备全球专利申请量排名前十的申请人

表3.36 适用于急症的中医先进诊疗装备各三级技术分支全球申请人中专利申请量 单位：件

心脑血管		感染		昏厥	
申请人	专利数量	申请人	专利数量	申请人	专利数量
道矿有限公司	27	成都御饰国康科技有限公司	20	道矿有限公司	27
深圳市常胜医疗设备科技有限公司	23	湖南中医药大学	20	沈阳建筑大学	6
柯惠LP公司	18	智顺科技股份有限公司	14	刘黎明	5
塞诺菲公司	11	广东工业大学	14	上海中医药大学	5
潘长洪	9	中国人民解放军第四军医大学	13	成都中医药大学	4
成都中医药大学	8	山东中医药大学	12	戚振华	4
郑体成	8	徐克林	12	王丽婷	3
长春工业大学	8	河南省中医院	12	北京夏央健康科技有限公司	3
河南中医药大学第一附属医院	8	重庆市中医院	11	中国人民解放军第四军医大学	3
湖南中医药大学	8	杭州元力医疗器械有限公司	11	国际商业机器公司	3

3.18.2 中国创新主体分析

由图 3.74 可知，适用于急症的中医先进诊疗装备中国专利申请人以个人为主，一定程度反映在适用于急症的中医先进诊疗装备领域，研发门槛相对较低，个人具有较高的专利保护意识。除个人以外，企业、医院分别位于第二和第三位，企业研发能力较强，研发经费投入强度大，对适用于急症的中医先进诊疗装备领域的发展具有较大的推动作用。医院和科研院所等研究人才较为丰富，能够在比较前沿的领域进行开创性研究。在中医先进诊疗装备领域中，由于中国申请量占比较高，因此中国创新主体的类型与全球创新主体的类型基本保持一致；区别在于，中国创新主体中企业占比下降，而医院占比升高。

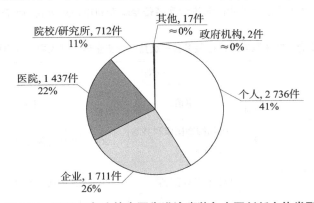

图 3.74　适用于急症的中医先进诊疗装备中国创新主体类型

将适用于急症的中医先进诊疗装备中国申请量排名前十位的申请人与全球创新主体相对比发现，二者基本保持一致，说明在适用于急症的中医先进诊疗装备领域中，中国具有较大的领先优势（图 3.75）。

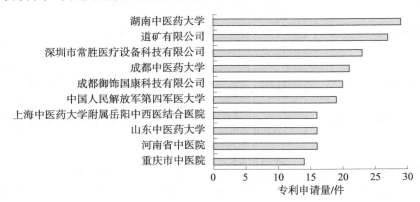

图 3.75　适用于急症的中医先进诊疗装备中国申请量排名前十位的申请人

3.18.3 天津市创新主体分析

由表 3.37 可知，适用于急症的中医先进诊疗装备天津市专利申请人以个人为主，公司申请人排名第二，院校/研究所和医院分别排名第三和第四位。

表 3.37 适用于急症的中医先进诊疗装备全球、中国、天津创新主体类型

全球			中国			天津		
创新主体类型	专利数量/件	占比/%	创新主体类型	专利数量/件	占比/%	创新主体类型	专利数量/件	占比/%
个人	3 129	40	个人	2 736	41	个人	44	35
公司	2 401	30	公司	1 711	26	公司	43	35
医药	1 439	18	医药	1 437	22	医药	18	15
院校/研究所	860	11	院校/研究所	712	11	院校/研究所	19	15
政府机构	9	0	政府机构	2	0	政府机构	0	0
其他	39	1	其他	17	0	其他	0	0

在适用于急症的中医先进诊疗装备天津专利申请量排名前十位的申请人中，共 4 家公司，3 所院校/研究所，3 名个人（图 3.76）。由此可见，公司、院校/研究所、个人均是主要申请人。

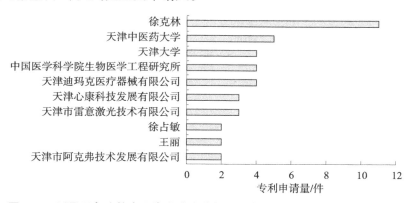

图 3.76 适用于急症的中医先进诊疗装备天津专利申请量排名前十的申请人

在适用于急症的中医先进诊疗装备的三个三级技术分支中，天津的申请量分别为心脑血管 39 件，感染 87 件，昏厥 6 件。

由表 3.37 可知，适用于急症的中医先进诊疗装备天津专利申请人中公司申请人的占比高于中国和全球，由此可见天津该行业技术产业化程度高。与全球和中国专利人类型相比，天津专利申请人的类型排序与全球、中国专利申请人的类型排序略有不同，天津专利申请人的类型排名中院校／研究所排名高于医院，全球、中国专利申请人的类型排名中医院的排名高于院校／研究所，这与天津具有较多的知名高校有关，如天津大学、天津中医药大学等，说明天津高校研究人才较为丰富。与全球和中国申请人相比，天津的个人申请人占比更低，表明天津在中医先进诊疗装备的研发方面更加具有系统性，研发投入实力更强。

3.19 适用于急症的中医先进诊疗装备产业专利运用活跃度情况分析

3.19.1 中国专利转让、许可、质押分析

从运营手段来看，适用于急症的中医先进诊疗装备中国专利运营手段主要集中在专利转让方面，且公司的专利转让占比相对比较高，为 11.51%（见表 3.38）。其他类型申请人的占比虽然最高，达到 11.76%，但是它们专利申请量较少。整体上看，虽然中国适用于急症的中医先进诊疗装备产业专利运营手段多样，但总体占比较少，尤其是许可和质押占比较低，活跃度一般。

表 3.38 适用于急症的中医先进诊疗装备中国专利转让、许可、质押情况

申请人类型	申请量／件	转让		许可		质押	
		数量／件	占比／%	数量／件	占比／%	数量／件	占比／%
个人	2 736	44	1.61	13	0.48	1	0.04
公司	1 711	197	11.51	3	0.18	13	0.76
医院	1 437	42	2.92	1	0.07	0	0.00
院校／研究所	712	18	2.53	6	0.84	0	0.00
其他	17	2	11.76	0	0.00	0	0.00
政府机构	2	0	0.00	0	0.00	0	0.00

3.19.2 天津专利转让、许可、质押分析

与中国专利运营手段相似，天津专利运营手段也比较集中（见表 3.39）。相同的是，中国和天津的运营均集中在专利转让方面，并且公司的专利转让占比相对也比较高。不同的是，在专利转让方面，天津的医院申请人的占比相对较高，且高于中国。此外，天津没有许可和质押，说明天津专利运营的手段比较单一。整体上看，天津整体专利运营活跃度不高，手段单一，虽然天津的院

校/研究所具有一定数量的专利申请，但是其运营效率很低。因此，天津可通过培育高价值专利、联合第三方金融服务机构、鼓励校企合作等方式提高专利转化效率。

表 3.39　适用于急症的中医先进诊疗装备天津专利转让、许可、质押情况

申请人类型	申请量/件	转让	
		数量/件	占比/%
个人	44	0	0.00
公司	43	5	11.63
医院	18	1	5.56
院校/研究所	19	0	0.00

3.19.3　天津市专利运用和中国其他省市的差异对比分析

从适用于急症的中医先进诊疗装备中国申请人省市排名情况（见表 3.35）可以看出，位于第一梯队的山东、广东的申请量都在 500 件以上，位于第二梯队的北京、江苏、上海、河南的申请量都在 400 件以上，但专利运用排名顺序出现变动：广东位居第一，山东位居第二，且这两个省份的专利运营数量远高于其他省份，均在 40 件以上。此外，在申请量排名中，北京排名第三，申请量高于江苏、上海、浙江，但是在专利运用排名中，江苏、上海的排名高于北京，浙江的专利运营数量与北京相同（见表 3.40）。由此可见，虽然北京的专利申请量比较多，但是其专利活跃度比较低；天津市专利运用排名第十四，申请量排名略靠前。

表 3.40　适用于急症的中医先进诊疗装备中国申请人省份专利运用排名　单位：件

排名	中国申请人省份	申请量
1	广东	46
2	山东	45
3	北京	23
4	江苏	31
5	上海	24
6	河南	15
7	浙江	23
8	四川	12
9	贵州	4
10	湖北	9
11	陕西	12
12	湖南	11

排名	中国申请人省份	申请量
13	辽宁	12
14	广西	11
15	重庆	3
16	安徽	11
17	河北	4
18	天津	6

在专利转让方面，山东、广东公司专利转让占比高于天津的公司，说明山东、广东的公司专利产业应用情况比天津好；山东医院专利转让占比明显高于广东、北京和天津，说明山东医院专利产业转化情况比广东、北京和天津活跃；北京的院校/研究所专利转让占比是几者中最高的，说明北京的院校/研究所申请的专利具有更高的专利价值；此外，北京的公司、医院、院校/研究所专利转让占比相对比较均衡，说明北京在这个领域的发展比较均衡（见表3.41）。

表3.41 适用于急症的中医先进诊疗装备山东、广东、江苏的专利转让、许可、质押情况

省份	申请人类型	申请量/件	转让		许可		质押	
			数量/件	占比/%	数量/件	占比/%	数量/件	占比/%
山东	个人	665	16	2.41	0	0.00	0	0.00
	公司	96	18	18.75	0	0.00	2	2.08
	医院	96	9	9.38	0	0.00	0	0.00
	院校/研究所	33	1	3.03	0	0.00	0	0.00
	其他	2	0	0	0	0.00	0	0.00
	政府机构	0	0	0	0	0	0	0
广东	个人	182	3	1.65	0	0.00	0	0.00
	公司	267	36	13.48	0	0.00	2	0.75
	医院	123	3	2.44	0	0.00	0	0.00
	院校/研究所	51	1	1.96	0	0.00	0	0.00
	其他	5	2	40	0	0.00	0	0.00
	政府机构	0	0	0	0	0	0	0
北京	个人	199	3	1.51	1	0.50	0	0.00
	公司	153	12	7.84	0	0.00	0	0.00
	医院	104	5	4.81	0	0.00	0	0.00
	院校/研究所	47	3	6.38	6	12.77	0	0.00
	其他	1	0	0.00	0	0.00	0	0.00
	政府机构	1	0	0.00	0	0.00	0	0.00

在质押方面，主要集中于公司质押，但数量较少。在许可方面，北京一枝独秀，院校 / 研究所许可占比达到 12.77%，这也从另一个侧面说明北京的院校 / 研究所申请的专利价值更高，也更加重视专利的产业化。正是因为北京具有全国最多的知名高校，具有较强的研发能力和庞大的人才队伍，产出了丰硕的成果，所以北京的院校 / 研究所的专利运营情况更加优秀。

3.20 适用于急症的中医先进诊疗装备产业创新人才储备分析

本节主要分析适用于急症的中医先进诊疗装备的三级技术分支下中国发明人和天津发明人前十名情况，为引进或合作提供选择参考。

3.20.1 中国发明人分析

由发明人可以明显看出，在不同的三级技术分支中有部分申请人相互重合，但是总体来说申请人相对比较分散（见表 3.42）。

表 3.42 适用于急症的中医先进诊疗装备各三级技术分支中国发明人专利申请量排名

单位：件

心脑血管		感染		昏厥	
发明人	申请量	发明人	申请量	发明人	申请量
常乐	23	邓灵彦	21	蔡清福	20
常学胜	23	陈凌佳	21	黄彬	7
常帅	23	刘蓉珍	20	张延年	6
杨桂萍	23	唐晓娣	20	汪青杰	6
蔡清福	20	陈凌洁	20	沈丽萍	6
成进学	10	杨孟君	15	艾新春	6
成钢	10	周传龙	14	刘黎明	5
杨孟君	10	梁宜	14	戚振华	4
潘长洪	10	赵百孝	14	冯海洋	3
孙勇	8	张超伦	13	刘新广	3

3.20.2　天津市发明人分析

在三级技术分支中，没有出现发明人重合度过高的情况，说明天津市在三级技术分支呈现出百家齐放的状态（见表3.43）。值得注意的是，徐克林在感染三级技术分支中申请量遥遥领先。

表3.43　适用于急症的中医先进诊疗装备各三级技术分支天津发明人专利申请量排名

单位：件

心脑血管		感染		昏厥	
发明人	申请量	发明人	申请量	发明人	申请量
吴金鹏	2	徐克林	11	郭黎明	2
岳小文	2	宁书林	6	代煜	1
岳萍	2	吴海涛	4	刘培勋	1
崔峰	2	戴华英	4	刘金凯	1
崔跃斌	2	李永强	4	吕扬	1
李婷	2	郭广军	4	周佳明	1
王鹏波	2	李岩	3	周清煜	1
范小中	2	邢振国	3	张萍	1
赵益民	2	周震	2	李欣孺	1
郭黎明	2	张保刚	2	王瑞	1

3.21　小结

本章从全球、中国及天津三个不同的层次分析了中药先进制造装备和中医先进诊疗装备专利申请的申请人、申请人类型、申请趋势等。通过分析结果明显看出，中国是全球最主要的技术来源国，对中药先进制造装备和中医先进诊疗装备领域的发展具有举足轻重的作用。天津市在中药先进制造装备和中医先进诊疗装备领域的专利申请量相对较少，但是天津具有一定的产业和研发基础，后续可以通过政策和资金的扶持提高竞争力。

第四章　重点技术领域分析

本章围绕干燥技术、分离纯化技术、适用于急症的中医先进诊疗装备三个重点技术领域，分析各重点技术领域的技术路线和重点专利。

技术路线分析能够从更具体、更微观的层面凸显技术的迁移变化方向，通过展示重要的节点性专利文献的时间和技术分支的定位，以及基于技术关联性的专利文献之间演进关联关系，能够更清晰地描绘技术改进的细节，以更详尽的方式讲述技术的发展演化历史。

重点专利一般从专利同族数量、专利被引用数量、是否存在异议、无效及诉讼几个维度进行筛选、分析。本章将发生过专利诉讼或无效、重点同族数量大于1件且被引用数量大于1件的专利作为重点专利进行分析。

4.1　干燥技术领域

干燥是除去物料中大部分水分，以便后期加工、贮存的工序。在中药制药过程中，需进行干燥的中药物料包括中药材、中药浸膏、湿法制粒所得中药湿颗粒及蒸汽灭菌后的中药材、中药原粉等。中药制药领域最为古老的干燥方式为自然干燥，主要用于药材干燥。该方法操作简单、成本低，但时间长，遇阴雨天药材易腐败变质、易受环境污染、干品品质较低。为克服自然干燥的不足，热风干燥法出现，并成为目前应用最为广泛的干燥方法。与自然干燥相比，该法提高了干燥效率，避免了天气与环境的影响，但热效率低，且在较高温度与较高浓度氧气的环境下易引起药材质量劣变。

干燥具有高能耗特征。据不完全统计，全球20%～25%的能源用于工业化的热力干燥。我国干燥作业涉及国民经济的广泛领域，同时也是我国的耗能大户之一，其能耗占国民经济总能耗的 12% 左右。中药制药行业是我国国民经济的重要组成部分，干燥为中药制药过程中的重要工序之一，但中药物料干燥往往费时、效率低下、能耗高，尤其是中药浸膏，由于黏性强、透气性差，干燥十分困难。近年来，随着国家经济结构调整转型和供给侧结构性改革的不断深入，《中医药发展战略规划纲要（2016—2030 年）》明确必须坚持绿色发展，对传统高耗能、高污染、低小散等企业动严格整改，中药干燥行业面临着重大挑战和发展机遇。

随着中药制剂现代化的发展，为满足现代中药制剂需要，从食品、农业行业引进了现代干燥技术，如喷雾干燥（可用于多种液态物料的减压干燥，适用于较低相对密度中药浓缩液）、流化床干燥（集制粒、混合、干燥于一体）、冷冻干燥（主要用于高附加值产品的液体物料）等。此外，一些热能利用率高、干燥速度快、物料受热温度低的新型干燥方法逐渐见诸报道，如热风干燥、高压电场干燥、低温喷雾干燥等。任何一种干燥技术的引入都需要与中药物料的性质适配，且需根据不同中药物料的特性研制适宜性强的新型干燥装备，以满足生产需要。

4.1.1 技术路线分析

首先将干燥技术专利文献按申请年份划分为五个阶段，从各个阶段中选择同族数量多、被引用次数多的专利文献，人工阅读并归纳各阶段专利重点改进的技术方向，形成图 4.1 干燥领域全球专利技术发展路线。由图 4.1 可知，2000 年之前，干燥领域主要以改进干燥装备结构、提高药品干燥效率为主。2001—2005 年，通过设置自动进出料系统，减少了干燥过程中因人工操作不当造成的药品污染。2006—2010 年，主要以降低干燥装备能耗的改进为主。2011—2015 年，集中于干燥装备与过滤、洗涤、混合装备的集成。2016—2020 年，新的改进点为将真空泵控制系统、电控及远程监控系统等整合到干燥装备中，实现干燥装备的智能化。

可见，其技术发展路线方向为：提高装备工作效率→减少药品污染→节能环保绿色化→集成化→智能化。

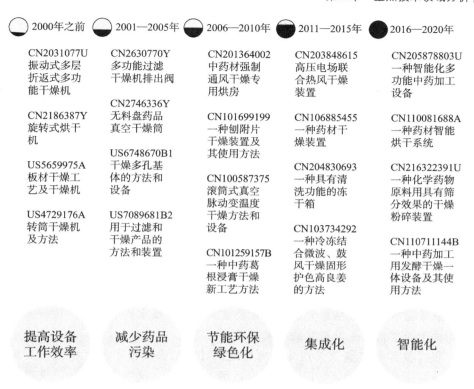

图 4.1 干燥技术领域全球专利技术发展路线

4.1.2 重点专利分析

1. 涉诉专利（限于中国）❶

在干燥技术领域，涉诉专利较少，共三件，其中公开号为 CN2852005Y 的专利共发起两次诉讼，详情如下。

1）CN2852005Y

（1）第一次诉讼。

案件号：（2007）通中民三初字第 0083 号

裁判日期：2008 年 2 月 1 日

原告：王行安

被告：福达公司、江苏省启东市吕四港镇海安村

---

❶ 4.1.2、4.2.2、4.3.2 节的内容参考 https://www.incopat.com/ 中相关案件的诉讼信息。

案由：专利权权属、侵权纠纷

案情：

（1）被控侵权的紫菜加工机烘干装置落入涉案专利权利要求的保护范围，侵犯了专利权人王行安的专利权。

涉案专利的独立权利要求可以划分为以下5个技术特征：①一种紫菜干燥装置，其包括加热炉、风机、换热室、系统干燥室、热出油管和冷回油管；②换热室内设置有散热器和风机，在换热室的下部设置有与系统干燥室相通的热风出口；③散热器设置有至少一个散热单元；④干燥室沿其长度方向设置有至少一个控温段；⑤热进油管和冷回油管与加热炉相连接。其中特征③所述的散热单元，根据说明书和附图，应当是带有热进油口、冷出油口和热交换元件，独立提供热交换功能的装置；特征④所述的控温段，根据说明书和附图记载，紫菜在加工过程，主要是在系统干燥室内的烘烤过程，在其沿系统干燥室长度方向运动时，在不同的位置需要提供不同的烘烤温度，以保证其加工品质。因此温控段不是一种装置或者构造，而是通过控制散热单元热油流量，达到控制单位时间内散热单元热交换量及进入系统干燥室内的热量，从而达到控制系统干燥室内某一段温度的技术效果。

根据被控侵权装置简图显示的构造，可以划分成以下技术特征：①紫菜加工机烘干装置包括加热炉（油、煤两用）、风机、换热室、系统干燥室、热出油管、冷回油管；②换热室内从上至下有压风机、多根散热翅管组成的散热器两组、换热室下部与系统干燥室隔层开有热出风口；③热进油总管在散热室内分成两支，各连接一个多根散热翅管组成的圆桶形散热器和一个由多根散热翅管组成的平板形散热器，各自冷出油管连接冷回油总管；④两个散热单元沿系统干燥室长度方向并列排布于散热室内，各自热进油支管上设置可调流量阀门；⑤进、出油管与加热炉连接；⑥沿热风流向于系统干燥室内设置可调导流板。

根据以上划分的技术特征进行侵权比对：被控侵权装置技术特征①～⑤与涉案专利技术特征①～⑤相同或等同。涉案专利权利要求没有被控侵权装置技术特征⑥，该技术特征相对于专利权利要求是增加的技术特征。综上，尽管被控侵权装置增加了一个技术特征，但其余技术特征与专利权利要求的技术特征完全相同，落入了专利权利要求的保护范围，侵犯了涉案专利的专利权。

（2）福达公司提出的公知技术抗辩理由不能成立。

福达公司主要采用公知技术抗辩应诉，抗辩理由及证据分为两部分：国内出版物上公开发表的技术方案的组合、公开使用的技术。

所谓公知技术是指申请日（有优先权的，指优先权日）前在国内外出版物上公开发表、在国内公开使用或者以其他方式为公众所知的技术，即现有技术。用公知技术进行侵权抗辩时，该公知技术应当是一项在专利申请日前已有的、单独的技术方案，或者该领域普通技术人员认为是已有技术的显而易见的简单组合成的技术方案。

关于国内出版物上公开发表的技术方案组合，福达公司提供了两组组合证据，主张被控侵权装置的技术方案已被公开。

第一组组合证据：《新型供热锅炉手册》及《烟叶打叶复烤工艺与设备》。福达公司主张：被控侵权装置的技术方案已经为专利申请日前的《新型供热锅炉手册》中第 3.6 节的载热体加热炉与 P194～198、P316～320 公开的烟叶干燥设备两者组合而公开。

第二组组合证据：《油载体燃煤加热炉》《热载体炉的应用》《热载体炉的应用和发展》与《条斑紫菜的栽培与加工》。福达公司主张：被控侵权装置的技术方案已被张军、廖志新及赵得国著《油载体燃煤加热炉》，姚国俊著《热载体炉的应用》，姚国俊著《热载体炉的应用和发展》公开的加热炉技术与《条斑紫菜的栽培与加工》P192、193、200、201 页公开的紫菜加工机烘干装置技术组合所公开。

经法院查证，上述出版物可以作为公知技术抗辩的对比文件，但经对比分析判定，福达公司被控侵权装置的技术方案与公开出版物公开的技术方案并不相同，福达公司关于被控侵权装置技术方案与公开出版物技术方案相一致的理由不能成立。

公开使用的相关证据需要达到两方面的证明标准：公开日在申请日以前、有关技术内容处于公众想得知就能够得知的状态。关于公开使用技术，福达公司提供两份证据：

一是双陶公司的公开使用。福达公司以双陶公司早在 2005 年 5 月就已为富康公司改造了紫菜加工机烘干装置，与被控侵权装置完全相同，富康公司的紫菜加工机烘干装置早于涉案专利申请日即处于公开使用状态的事实，主张被控侵权装置不侵犯专利权。根据法院勘验情况，在法院勘验时，原设备已经被重新改造，故福达公司主张的公知技术抗辩的对比设备已经不存在，无法进行技术方案的比对。尽管林民生绘制了有关设备简图，但无法确认原设备与该图是否一致。同样，福达公司提供的照片无法确定其来源，其真实性难以确认。故福达公司的该项主张因缺乏比对设备而不能成立。

二是金瑞公司的公开使用。福达公司提出，金瑞公司在涉案专利申请日前的 2004 年 11 月即已经制造并公开使用与被控侵权装置完全相同的紫菜加工机烘干装置，因此被控侵权装置使用的是公知技术。根据法院勘验结果，尽管被控侵权装置的技术方案与金瑞公司使用的紫菜加工机烘干装置完全相同，但福达公司没有充分证据证明金瑞公司制造时间系在涉案专利申请日前，虽然福达公司提供的证人证明制造时间在 2004 年 11 月，但金瑞公司没有对此情况作出说明，因此无法确定金瑞公司制造紫菜加工机烘干装置完成时间早于涉案专利申请日。此外，也没有证据证明金瑞公司的紫菜加工机烘干装置处于公开使用的状态。即使本案证人证词真实，也只能证明金瑞公司将自己的生产设备向特定的人公开，金瑞公司并没有对其设备是否处于公开状态作任何说明。一般来讲，企业自己制造的用于生产其他产品的设备制造完成后，为了保证其企业竞争力，不会将其设备处于公开状态，而且该设备的具体状态需要打开后才能获悉其技术细节，任何人随意想获悉设备详情都不能为企业所接受。具体到本案，法院勘验时车间处于加锁状态，经过金瑞公司法定代表人的批准后才得以进入车间进行勘验，这也说明金瑞公司没有使紫菜加工机烘干装置处于公开状态。因此，福达公司主张的该项公知技术抗辩理由因不能满足公知技术抗辩所需的设备制造日早于涉案专利申请日和设备处于公开使用状态的条件而不能成立。

综上所述，福达公司所主张的公知技术抗辩的各项理由均不能成立，法院判定福达公司侵犯了王行安的专利权，福达公司应停止侵权行为并承担赔偿责任。

（2）第二次诉讼。

案件号：（2007）通中民三初字第 70 号

裁判日期：2007 年 5 月 22 日

原告：王行安、富安公司

被告：连利公司

案由：专利权权属、侵权纠纷

案情：

原告王行安（专利权人）、原告富安公司（专利被许可人）发现被告连利公司未经专利权人许可，擅自制造了该专利设备，大规模地生产、销售紫菜产品，侵犯了两原告的权利，遂向法院提起诉讼。该案在审理过程调解结案，此处不再赘述。

2）CN102141340B

案件号：（2018）晋 01 民初 1201 号

裁判日期：2019 年 7 月 29 日

原告：杭州富阳思达机械有限公司

被告：河南勃达微波电气自动化设备有限公司、大同宜民产业发展有限公司

案由：侵害发明专利权纠纷

案情：

2018 年 11 月，杭州富阳思达机械有限公司向法院提起诉讼称：原告与被告一（河南勃达微波电气自动化设备有限公司）皆在 2017 年 2 月投标被告二（大同宜民产业发展有限公司）大同宜民黄花产业园区建设项目，中标后双方均在被告二的大同宜民黄花产业园同一生产车间安装烘干机设备。原告提供的生产设备（专利产品）投入运行后一直运行平稳，符合被告二所有技术规范要求。2017 年 12 月 25 日，被告二发布"微波杀青单层烘干生产线、微波杀青单层烘干生产线和输送线购置"项目招标公告，被告一于 2018 年 1 月中标该项目，但原告发现被告一提供的中标设备已侵犯原告发明专利权，原告对被告一的专利侵权行为进行了公证取证，相关侵权事实由（2018）浙杭富证字第 3593 号、（2018）浙杭富证字第 3749 号公证书予以载明。原告认为，被告一提供的 ZLZX 招 [2017]1038 号招标项目烘干设备产品，其技术方案（以下简称被控侵权技术方案）完整包含了原告发明专利（专利号：ZL201110059169.0，专利名称：一种穿流带式烘干机）权利要求记载的全部技术特征，已落入原告发明专利权的保护范围。

法院审理后判定：被诉侵权产品的技术特征与原告专利权利要求记载的全部技术特征一一对应且相同，被控侵权产品落入杭州富阳思达机械有限公司专利权的保护范围。河南勃达微波电气自动化设备有限公司以营利为目的未经许可制造、销售落入杭州富阳思达机械有限公司专利保护范围的产品，侵犯了杭州富阳思达机械有限公司专利权，应承担停止侵权和赔偿损失的民事责任。

大同宜民产业发展有限公司使用行为是否承担赔偿责任，后续是否能继续使用，法院判决如下：大同宜民产业发展有限公司的被控侵权产品通过公开招投标购买，具有合法来源。根据《专利法》第七十条规定，大同宜民产业发展有限公司不承担赔偿责任。

《最高人民法院关于审理侵犯专利权纠纷案件应用法律若干问题的解释（二）》第二十五条第一款规定："为生产经营目的使用、许诺销售或者销售不知道是未经专利权人许可而制造并售出的专利侵权产品，且举证证明该产品合法来源的，对于权利人请求停止上述使用、许诺销售、销售行为的主张，人民法院应予支持，但被诉侵权产品的使用者举证证明其已支付该产品的合理对价的除外。"本案中大同宜民产业发展有限公司通过公开招投标购买，原告亦认可其提交的《设备购销合同》和黄花菜生产线报价清单，对其支付该产品的合理对价未提异议，因此法院对原告要求判令大同宜民产业发展有限公司立即停止使用被控侵权产品的诉讼请求不予支持。

3）CN201688655U

案件号：（2015）常知民初字第 134 号

裁判日期：2015 年 12 月 1 日

原告：吉瑞公司

被告：益民公司

案由：专利侵权纠纷

案情：

原告于 2015 年 11 月 30 日向法院起诉，诉称被告侵犯其实用新型专利权。最终该案以原告撤回诉讼而结案，此处不再赘述。

2. 无效后仍维持有效的专利（限于中国）

1）CN2399690Y

该专利为沈阳航天新阳速冻设备制造有限公司于 2000 年申请并授权的实用新型专利，被同一请求人大连冰山集团冷冻设备有限公司提起三次无效后，部分权利要求仍然维持有效。三次无效审查情况如下。

（1）第一次无效审查。

决定日：2005 年 11 月 30 日

请求人：大连冰山集团冷冻设备有限公司

被请求人：沈阳新阳速冻设备制造公司

法律依据：2000 年《专利法》第二十二条第三款

审查结果：部分无效

决定要点：

虽然一项权利要求请求保护的技术方案与现有技术所公开的技术方案相比，存在某些区别技术特征，但对本领域技术人员来说这些区别技术特征是公知常识，并且对本领域技术人员根据现有技术所公开的技术方案结合公知常识得到该权利要求保护的技术方案是显而易见的，那么该权利要求相对于现有技术不具备创造性。

请求人提交了证据 1、证据 2 两份证据，其中证据 2 为丹麦阿特拉斯公司（ATLAS）冷冻干燥厂的产品样本一份，共 15 页。被请求人认为其不是公开出版物；请求人认为证据 1 可以证明证据 2 的公开日期，并且证据 2 在国内公开散发过，在证据 2 的 57 页上公开了"交货日期"为"1993.5"，证据 2 的原件是请求人于 1995 年展会上得到的。合议组审查后认为，虽然证据 1 中使用的 Ray 系列设备的附图在证据 2 中也有所引用，但并没有相关辅证证明证据 1 引用的附图是从证据 2 冷冻干燥厂的产品样本上得来的，也就是说无法用证据 1 证明证据 2 的公开日期是在证据 1 的出版日期之前；另外，证据 2 第

57 页上公开的仅是"交货计划"，同时也没有相应的佐证证明在该日期确实实施了该交货计划；而且请求人也没有在一个月的期限内提交证明证据 2 已在本专利的申请日之前在国内公开散发的辅证，请求人所主张的证据 2 的原件是在 1995 年展会上得到的事实并没有相应的证据支持。因此，合议组认为证据 2 不能作为本案有效证据使用。

本专利权利要求 1 要求保护的是"食品真空冷冻干燥设备是适用于食品在真空状态下冷冻干燥加工的一种新型机械装置，其特征在于设计有干燥舱（33）及料盘（34）和加热系统、水汽扑集系统、真空系统、融冰系统、自动控制系统等六大部分组合构成，在干燥舱（33）的上部设有辐射热量的加热板（35），于加热板（35）之间盛装有干燥物料的料盘（34），在其下部设有交替工作的内置双式水汽扑集器，这六大部分及各部件均通过管路相互连接为一体构成完整的真空冷冻干燥的新型机械装置"。

合议组审查后，认为请求人提供的证据 1 的图 6-34 公开了"丹麦生产的 Ray 系列间歇冷冻干燥设备"，其中的"干燥室""料盘""加热板""水蒸气冷凝器""真空泵""冰水罐"分别相当于权利要求 1 中的干燥舱、料盘、加热系统、水汽扑集系统、真空系统、融冰系统；证据 1 的图 6-35 公开了"丹麦生产的 Ray 系列间歇冷冻干燥设备系统配置图"，其中的"控制室"相当于权利要求 1 中的自动控制系统，同时在证据 1 的第 171 页第 5 行公开了"水蒸气冷凝器内置在干燥室的底部"，以及图 6-34 和图 6-35 显示了各个组成部分相互之间的连接关系。对本领域普通技术人员来说，在证据 1 的图 6-34 的 Ray 系列间歇冷冻干燥设备的基础上，结合图 6-35 该干燥设备的系统配置图得到权利要求 1 要求保护的技术方案是显而易见的，因此该权利要求 1 相对于证据 1 不具备实质性特点和进步，不符合《专利法》第二十二条第三款有关创造性的规定。对于权利要求 2～4 的创造性，请求人认为从属权利要求 2～4 的附加技术特征在证据 1 中没有公开，但是已在证据 2 中公开。但合议组审查后认为，从属权利要求 2～4 的附加技术特征没有在证据 1 中披露，对本领域技术人员来说也不能从证据 1 公开的内容中毫无疑义地导出，而证据 2 不能作为本案的有效证据使用，因此，上述权利要求的技术方案与证据 1 相比具备实质性特点和进步，符合《专利法》第二十二条第三款有关创造性的规定。

除权利要求 1 外，权利要求 5、6、9 相对于证据 1 不具备实质性特点和进步，不符合《专利法》第二十二条第三款有关创造性的规定，具体理由此处不再赘述。合议组最终作出决定：宣告 00210510.1 号实用新型专利权的权利要求 1、5、6 和 9 无效，在权利要求 2～4、7～8 的基础上维持专利权有效。

（2）第二次无效审查。

在第一次无效审查决定作出的 3 个月之后，针对该专利维持有效的 5 个权利要求，请求人大连冰山集团冷冻设备有限公司于 2006 年 2 月 28 日再次向专利复审委员会提出无效宣告请求，这次采用了 2 份全新的证据。审查信息如下：

决定日：2006 年 10 月 26 日

请求人：大连冰山集团冷冻设备有限公司

被请求人：沈阳新阳速冻设备制造公司

法律依据：2000 年《专利法》第二十二条第三款、第二十六条第三款，2002 年《专利法实施细则》第二条第二款

审查结果：部分无效

决定要点：

如果权利要求中既包含形状、构造特征，又包含对方法本身提出的技术方案，则不属于实用新型专利保护的客体。

本案的争议焦点在于权利要求 8 是否符合《专利法实施细则》第二条第二款的规定。

权利要求 8：根据权利要求 1 或 3 所述的食品真空冷冻干燥设备，其特征是将水汽扑集器盘管内氨液的制冷方式由直膨相变体制变为氨满液循环式体制，使氨液在水汽扑集器盘管内满液循环。《专利法实施细则》第二条第二款规定："专利法所称的实用新型，是指对产品的形状、构造或者其结合所提出的适于实用的新的技术方案。"2001 年《审查指南》第一部分第二章第 6.1 节规定："如果权利要求中既包含形状、构造特征，又包含对方法本身提出的技术方案，则不属于实用新型专利保护的客体。""但是，以现有技术中已知方法的名称限定产品的形状、构造的，例如，以焊接、铆接等已知方法名称限定各部件连接关系的，不属于对方法本身提出的技术方案。"请求人认为本专利的权利要求 8 不符合《专利法实施细则》第二条第二款的规定，具体理由为权利要求 8 的附加技术特征是一种使用方法。专利权人认为权利要求 8 是一种限定结构形式的描述，权利要求 8 中的满液循环是一种与现有技术直膨式制冷系统、重力供液式制冷系统和泵供液制冷系统不同的、更适应于冻干过程的新型制冷系统，其不同于现有技术的结构，是一种新颖的、实用革新了的技术方案，完全符合《专利法实施细则》第二条第二款的规定。

合议组经审查后认为本专利说明书第 2 页第 4 段记载了以下内容："特征之二是将水汽扑集器盘管内氨液的制冷方式由直膨相变（蒸发）体制改为氨满液循环式体制，使氨液在水汽扑集器盘管内满液循环、无蒸发，仅有压降和温升，离开水汽扑集器经节流进入氨分离器中剧烈蒸发，使氨液温度下降，气体

分离后，输入压缩机完成制冷循环。"显然，在权利要求8附加技术特征"满液循环"本身并不能体现其属于产品结构的限定，同时由说明书的上述内容可以看出"满液循环"体现的实际上是工艺过程或流程等技术特征所描述的方法。而且专利权人自己也承认"满液循环"是一种新颖的、实用革新了的技术方案，因此权利要求8包含了对方法本身提出的技术方案，其中的满液循环也不能看成是以现有技术中已知方法的名称来限定各部件的连接关系，因此权利要求8不符合《专利法实施细则》第二条第二款的规定。合议组最终作出决定：宣告00210510.1号实用新型专利权的权利要求8无效，同时权利要求2、权利要求7引用权利要求1的技术方案也因为不符合《专利法》第二十二条第三款有关创造性的规定而被无效，在权利要求3、4及权利要求7引用权利要求3的技术方案基础上维持该专利权继续有效。

针对上述决定，双方当事人在法定期限内均向北京市第一中级人民法院提出了行政诉讼。北京市第一中级人民法院于2007年9月30日作出（2007）一中行初字第419号行政判决书，维持专利复审委员会作出的第8932号无效宣告请求审查决定；专利权人不服上述判决，向北京市高级人民法院提起上诉，北京市高级人民法院于2008年9月19日作出（2008）高行终字第147号行政判决书，维持一审判决。

（3）第三次无效审查。

针对该专利剩余的3个权利要求，请求人大连冰山集团冷冻设备有限公司于2009年4月28日向专利复审委员会提出第三次无效宣告请求。审查信息如下：

决定号：WX13981

决定日：2009年9月22日

请求人：大连冰山集团冷冻设备有限公司

被请求人：沈阳航天新阳速冻设备制造有限公司

法律依据：2008年《专利法》第二十二条

审查结果：全部维持

决定要点：

就单位证明而言，如果缺少证明的构成要件，且没有经过质证，又没有其他证据与其相互印证，则对其真实性无法确认；同时，请求人提交的证据不能形成完整的证据链，用以证明权利要求请求保护的产品在本专利申请日以前已在国内公开销售和使用，则请求人的主张不能成立。

决定的理由：

审查范围根据专利复审委员第7779号和第8932号无效宣告请求审查决定、北京市第一中级人民法院作出的（2007）一中行初字第419号行政判决书及北京市高级人民法院作出的（2008）高行终字第 147 号行政判决书。本次审理的范围：本专利授权公告的权利要求 3、4 及权利要求 7 引用权利要求 3 的技术方案。

请求人提交的附件 3 为盖有"山东众合食品有限公司"公章的证明，该证明中提到山东众合食品有限公司于 1992 年 9 月从丹麦阿特拉斯公司（ATLAS）购进一套 RAY75×2 型食品冻干机设备，该设备现在还在公司使用，并说明提供的图纸资料为阿特拉斯公司提供 RAY75×2 型冻干机时所附的部分图纸的复印件，现特在这些图纸上加盖公司公章，以作证明。同时列举了图纸清单，包括附件 4、5 和 6 的图纸。请求人认为，附件 3 完全可以证明该公司是客观存在的，且该设备正在使用；同时也能够证明阿特拉斯公司在本专利申请日之前已经在中国销售与本专利相同的设备。附件 1、4～6 为该设备的图纸，可以与本专利权利要求 3、4 和 7 的特征进行比对。对此，合议组认为，首先，请求人仅提交了盖有"山东众合食品有限公司"公章的证明（附件 3），但没有提交能够证明该公司在出具证明时为合法存在的相关证据，如企业法人营业执照等，因此无法证明该单位证明的主体的真实性；其次，附件 3 上虽然有单位公章，但缺少该公司负责人或法定代表人的签字或盖章，既缺少单位证明的构成要件，同时也没有经办人的签名或盖章及联系方式，请求人在口头审理时仅表示该证明的经办人为宋经理，但不能陈述出该经办人的完整姓名和联系方式等信息，导致不能对该证明进行核实；再次，作为一份书面证言，在口头审理中也没有该公司的相关人员出庭作证，导致双方不能对附件 3 涉及的内容进行有效质证；最后，专利权人对其真实性又提出异议。因此，仅就请求人所提供的证据和信息，无法对附件 3 的真实性予以确认。因此，附件 3 所记载的关于 RAY75×2 型食品冻干机设备已在先销售、使用的事实也无法予以确认，合议组不予支持。在此基础上，专利权人对附件 1、4～6 的真实性也提出异议，同理，也无法对附件 1、4～6 的真实性予以确认。同时，附件 1、4～6 的图纸本身所对应的设备是否销售和使用、何时销售和使用，以及是否导致本专利的技术为公众所知，也无法证明。因此，仅凭附件 1、4～6 的图纸无法作为本专利的现有技术使用。因此，仅就请求人提供的证据而言，不能构成一个完整的证据链来证明请求人主张的在本专利申请日之前已有与本专利相同的设备在国内公开展示、销售和使用的事实。此外，附件 2 作为本专利生效的在先无效宣告请求审查决定，请求人仅用来证明权利要求 1 的技术特征和权利要求 7 的附加技术特征为现有技术，而并不涉及权利要求 3、4。因此，在上述附件 1、3～6 均不能予以采信的基础上，其单独也不能评价本专利的权利要求 3、4 和权利要求 7 引用权利要求 3 的技术方案的创造性。

基于上述事实和理由，请求人所提出的附件 1～6 影响本专利权利要求 3、

4 和权利要求 7 引用权利要求 3 的技术方案的创造性的理由和主张均不能成立，合议组不予支持。合议组作出决定：在权利要求 3、4 和权利要求 7 引用权利要求 3 的技术方案基础上维持该专利权继续有效。

3. 其他重点专利

表 4.1 示出了基于同族数量（大于 1 件）和被引用数量（大于 1 件）确定的干燥二级技术分支重点专利，共计 33 件，其中 9 件为国外专利，其余均为中国专利。被引用数量最多的专利是公开号为 US4347671A、发明名称为"真空干燥方法及装置"的美国专利，被引用数量高达 65 件；其次是公开号为 US6270708B1、发明名称为"凝聚干燥装置"的美国专利，被引用数量为 62 件。综合来看，同族数量及被引用数量均高的专利公开号为 US6470597B1、发明名称为"使用振荡逆流气体介质从材料中去除水的方法和装置"的美国专利。中国专利中，被引用数量最多的专利，其公开号为 CN1956758A，发明名称为"干燥工艺及设备"。

表 4.1　干燥领域其他重点专利　　　　　单位：件

序号	公开号	发明名称	同族数量	被引用数量
1	US6470597B1	使用振荡逆流气体介质从材料中去除水的方法和装置	28	57
2	CN1956758A	干燥工艺及设备	14	25
3	US4347671A	真空干燥方法及装置	13	65
4	US5615492A	用过热蒸汽干燥含水有用材料或其混合物	9	4
5	US6270708B1	凝聚干燥装置	6	62
6	DE4119787A1	散装材料，优选植物散装材料如谷物、香草、烟草等的连续调节，特别是热调节的方法	6	8
7	US20210161181A1	食品脱水方法及装置	6	4
8	US4224743A	食品脱水机	5	31
9	CN205228009U	全自动密闭式喷雾冻干生产设备	3	11
10	US20100251560A1	保持装置	3	5
11	CN205279610U	高粘性物料制粒无尘生产系统	3	5
12	CN110145928A	一种双排转笼的软胶囊干燥设备	3	5
13	CN107470219A	一种颠簸式中药清洗装置	3	4
14	EA010823B1	真空清洁方法及其装置	3	3
15	CN206716589U	一种医疗用中草药清洗设备	2	18
16	CN107401903A	一种用于中药制备的烘干装置	2	12
17	CN201892392U	带有热风循环系统的多级带式干燥机	2	12

续表

序号	公开号	发明名称	同族数量	被引用数量
18	CN201621934U	冷冻浓缩喷雾冷冻干燥装置	2	11
19	CN203443286U	一种连续生产型冻干机	2	10
20	CN106679391A	一种移动式三温区烘干机	2	6
21	CN203518428U	中药材烘干系统	2	6
22	CN105115280A	一种中药烘干设备	2	6
23	CN204574708U	一种中草药烘干装置	2	6
24	CN102829611A	横向送风药材烘干箱	2	5
25	CN106152766A	一种除湿式增温热源	2	5
26	CN202902783U	双螺旋循环积层化干燥装置	2	5
27	CN105020995A	中药原料干燥箱	2	5
28	CN205403423U	一种制药干燥机	2	5
29	CN202254661U	一种中药材电烘箱	2	5
30	CN204085077U	一种药品干燥机	2	5
31	CN205209166U	中药饮片烘干机	2	5
32	CN216523000U	可在线清洗灭菌的原料药冻干机出料系统	2	2
33	CN205860664U	实验室用药品无菌冻干隔离器系统	2	2

以下是部分重点专利的简单介绍。

1）US6470597B1

专利权人：佐治亚科技研究公司

申请日：2000年5月3日

目前状态：未缴年费，部分同族专利的状态尚未确认

技术简介：

在工艺方面，本发明包括以下步骤：提供待脱水或干燥的物料；提供具有预定频率的振荡流动反转冲击气体介质（气体或空气，或其任何组合）；提供一种气体分配系统，其终止于至少一个排放出口，并且设计成将振荡流动反向冲击气体介质输送到待脱水材料的预定部分上；振荡逆流气体介质通过布气系统冲击物料，从而去除物料中的水分。振荡流动反向气体介质可以有力地以限定材料的冲击区域的预定模式冲击到待脱水或干燥的材料上。

本发明提供了高除水率和低气流要求，从而降低了投资成本。本发明能够使材料耐受由于脉动流引起的高温并确保减少对被脱水或干燥的材料的热损伤。

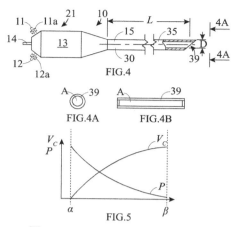

图 4.2　US6470597B1 说明书附图

2）CN1956758A

专利权人：农业研究有限公司

申请日：2004 年 5 月 1 日

目前状态：撤回，所有同族专利的状态均已失效

技术简介：

本发明涉及一种工艺和 / 或方法及相关设备用于喷淋冻干液体物质，如果汁、药品、营养剂、茶和咖啡。液体物质喷淋（雾化）并降低温度至其共晶温度之下；由此引发液体物质中液体的相变。雾化液体物质（ALS）随后进入真空干燥室，在输送通过干燥室时 ALS 得到能源以促进 ALS 中液体的升华。所述的能源能够提供温度梯度，ALS 通过和暴露于该温度梯度，实施上述工艺的目的是最小化或者减少被干燥物质降解的可能性（减少水分含量）。

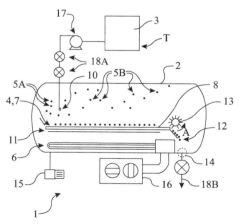

图 4.3　CN1956758A 说明书附图

3）US4347671A

专利权人：尤里西研究中心有限公司

申请日：1979年4月7日

目前状态：期限届满，所有同族专利的状态均已失效

技术简介：

一种用于干燥物品，尤其是食品、生物材料、草药和其他容易因过热而对细胞造成损害的物质的方法和设备，其中将材料散布在紧邻冷却冷凝器的高真空容器中，并通过以下方式进行真空处理。能够产生低至约0.1mbar的压力的泵。将腔室抽空，直到明显形成冷凝器，此时泵和腔室之间的连接关闭，产品被加热以蒸发液体，但低于预定温度（如最高50℃），同时冷凝液蒸发产生的产物直接收集在产品下方并排出。

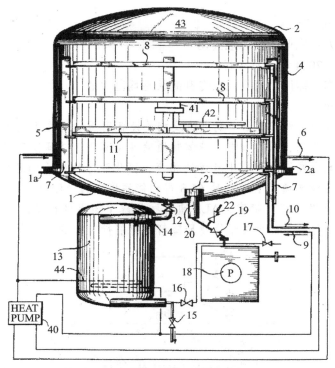

图4.4　US4347671A说明书附图

4）US6270708B1

专利权人：PH科学控股有限公司

申请日：1999年3月12日

目前状态：未缴年费，所有同族专利的状态均已失效

技术简介：

用于凝聚和干燥颗粒材料的设备，包括用于形成和排出预定尺寸或更小的湿颗粒的凝聚器（4）和干燥器（12）。附聚器使用旋转刀片组件（100），其反复冲击和切割待附聚材料的湿混合物，在离心力和气压作用下迫使其径向向外通过刀片组件。湿颗粒通过环形筛网（104），在那里它们达到预定的最大尺寸。干燥器具有用于来自附聚器的湿颗粒的入口（50）、用于已通过干燥器的颗粒的出口（78），以及在干燥器内限定螺旋路径的一个或多个挡板（64），颗粒从干燥器入口朝向干燥器出口。挡板被构造成使得它们的间距随着距干燥器入口的距离而增加，由此螺旋路径的横截面积朝向干燥器出口增加。

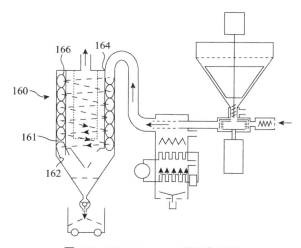

图 4.5　US6270708B1 说明书附图

5）US4224743A

专利权人：ALTERNATIVE PIONEERING SYST

申请日：1977 年 6 月 15 日

目前状态：期限届满，所有同族专利的状态均已失效

技术简介：

一种用于使食物脱水的机器，以帮助长时间保存食物。可以从机器外部或外部空气和循环空气的组合中获得进气。进气在增压室中通过风扇进行电加热和加压。加压和加热的空气通过一组小开口以均匀的层流形式释放，然后沿着水平放置的搁板释放，该搁板上装有待干燥的食物。然后将空气选择性地排放到大气中，或者将其中的一部分再循环并与新的吸入空气结合，并再次通过

要脱水的食物。再循环空气的百分比可在很宽的范围内选择性的变化。可移动框架支撑具有所需尺寸的网孔的实心板或筛网，以支撑待干燥的食物。固体片材或筛孔尺寸的选择取决于要干燥的食物类型。进气经过过滤，电加热器由热敏电阻－双向可控硅组合或双金属恒温器进行温度控制，该恒温器可感应增压室内的温度并控制流过电加热元件的电流。如果要干燥草药等精细食物，则可以使用精细筛网。

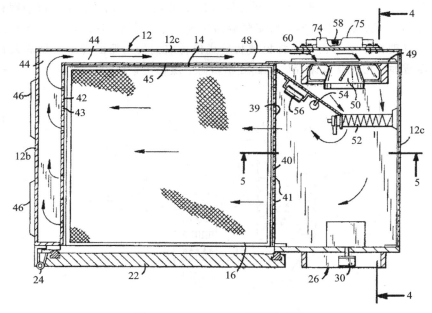

图 4.6　US4224743A 说明书附图

4.2　分离纯化技术领域

由于中药成分复杂，中药提取液通常需要进一步去除杂质，进行分离与纯化。分离纯化是指将所得提取液与药渣、沉淀物和固体杂质进行分离，再进一步采用合理的纯化工艺除去无效组分，同时保留有效成分和辅助成分的过程。不同的分离纯化方法有不同的特点，且各分离纯化方法也不应盲目使用，因为中药配方各异、成分复杂，不同的方法对不同药物有效成分的影响也不同，其用法用量、精制工艺条件对成品质量的影响也很大，所以应该根据临床治疗的需要、处方中各药材的化学性质及所制备的剂型的要求，选择分离和纯化方法。根据中药有效成分溶于水或溶于乙醇的性质，中药提取分离常用的方法为水提醇沉法及醇提水沉法。根据药材所含有效成分的性质及制剂所选剂型及成型工艺的特点，还可以选用过滤法、膜分离法、柱色谱法、分子蒸馏法等分离纯化方法。

4.2.1　技术路线分析

首先将分离纯化技术专利文献按申请年份划分为五个阶段，从各个阶段中选择同族数量多、被引用次数多的专利文献，人工阅读并归纳各阶段专利重点改进的技术方向，形成图 4.7 所示的分离纯化领域全球专利技术发展路线。由图 4.7 可知，2000 年之前，分离纯化领域主要以改进分离纯化设备的结构，提高操作的方便性为主。2001—2015 年，通过合理简化分离纯化设备的结构，从而降低设计分离纯化设备的成本。2006—2010 年，主要以降低分离纯化设备能耗的改进为主。2011—2015 年，集中于分离纯化设备的方便清洗。2016—2020 年，新的改进点为提高产品纯度。

可见，其技术发展方向为：操作方便→成本低→降低能耗→方便清洗→纯度高。

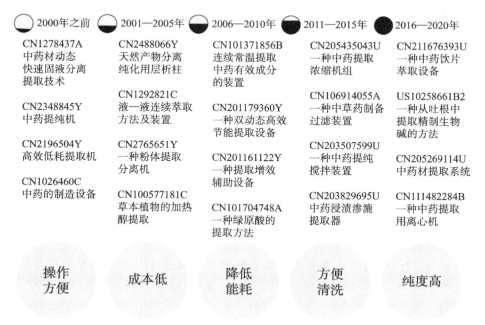

图 4.7　分离纯化领域全球专利技术发展路线

4.2.2　重点专利分析

1. 涉诉专利（限于中国）

没有涉诉专利。

2. 无效后仍维持有效的专利（限于中国）

1）CN107137261B

决定号：219001

决定日：2023 年 2 月 28 日

请求人：吴宏飞

被请求人：上海伽誉生物科技有限公司

法律依据：《专利法》第二十二条第三、第四款

决定要点：

实用性意义上的"能够产生积极效果"并不要求发明是完美无缺的，只要存在的缺点或者不足之处没有严重到使相关技术方案无法实施，明显无益或者脱离社会需要，就不能以此为由否定其实用性。该积极效果也不要求发明与现有技术相比都产生了更加优异的技术效果，不能以发明未达到某个现有技术的技术效果或并未产生更加优异的技术效果而直接否定其实用性。技术启示的考量离不开实际解决技术问题的确定，对于中药提取物的制备方法，需要考虑所采用的方法是否均是为了富集类似的组分，功效、成分并不类似的不同的中药原料缺乏采用类似方法进行提取、纯化的理论基础，其无法给出明确的技术启示；对于中药提取装置，则需要考虑各组件及其所使用材料的设计意图，其需要与待纯化原料中所提取纯化的成分相匹配，并非均属于当然可以想到的内容。

决定的理由：

本案的争议焦点在于实用性和创造性的判定。

1）关于实用性

请求人用于评价本专利实用性的证据如下：

证据 19：树脂吸附法提取龙胆苦苷，王文静等，《天然产物分离》，第 1 卷 3 期，第 20 ～ 21 页，2003 年；

证据 22：中药水提液中可溶性有机物分子量分布及其对陶瓷膜通量的影响，樊文玲等，《南京中医药大学学报》，第 20 卷第 5 期，第 295 ～ 297 页，2004 年；

证据 25：《单味中药临床应用新进展》，孟凡红等主编，2007 年 5 月第 1 版，人民卫生出版社，版权页和正文第 346 页，2007 年；

证据 26：网址为 https://baijiahao:baidu.com/s?id=1708139538174936001&wfr=spider&for=pc。

《专利法》第二十二条第四款规定："实用性，是指发明或者实用新型能够制造或者使用，并且能够产生积极效果。"

请求人认为本专利提取效果存疑，无法判断能达到积极的效果，理由如下：①证据 19 表明龙胆生药以水、50% 稀醇、90% 浓醇分别提取，龙胆苦苷提取率并无明显差别（参见证据 19 第 21 页左栏），而本专利说明书实施例 1～3 及对比例 1 中分别采用水和乙醇提取，其数据相差近 40%，显然是不合理的。②涉案专利设备是侧向过滤和底部过滤，但该设计的有效过滤只有底部部分，侧向过滤作为其核心组成，并不能取得优异效果。③证据 22 中采用陶瓷膜的最高膜通量为 180L/（$m^2 \cdot h$）（参见证据 22 表 3 及其注释），以该最高膜通量计算其循环次数为 0.0168 次 /h，远小于涉案专利所述 5～8 次 /h，故该循环次数的合理性存疑。④由证据 25 可知，龙胆药材中与龙胆苦苷结构相似的总苷含量可以达到 7.33%（参见证据 25 第 346 页），而证据 26 表明活性炭纤维的饱和吸附量大部分是小于 100% 的，经计算所用活性炭的吸附能力远小于需要吸附活性物质的量，本专利实施例所述龙胆苦苷提取率和总活性物提取率是不合理的。

专利权人则认为：①证据 19 第 20 页表 2 的正交试验结果记载不同加水倍数、煎煮次数和煎煮时间相差约 47%，可证明本专利提取率数据及其差异范围是合理的。②所述过滤、循环次数、吸附能力的计算是错误的，从而得出错误结论。③使用证据 26 中的"大部分是小于 100% 的"情况评述实施的可能性，属于实用性评述方法错误。本专利提供了一种提取效果好的龙胆抗刺激因子提取方法，是对社会需要有益的，具备实用性。

对此，合议组认为：从法律内涵而言，其一，实用性意义上的"能够产生积极效果"并不要求发明是完美无缺的，只要存在的缺点或者不足之处没有严重到使相关技术方案无法实施，明显无益或者脱离社会需要，就不能以此为由否定其实用性；其二，该积极效果也不要求发明与现有技术相比都产生了更加优异的技术效果，不能以发明未达到某个现有技术的技术效果或并未产生更加优异的技术效果而直接否定其实用性。本案中，请求人的无效理由始终围绕在本专利相较于现有技术未产生优异的技术效果，说明书中所记载的实验数据缺乏合理性等方面，其均不足以说明发明的技术方案无法实施或明显无益等。如前所述，这些内容并非实用性能够产生积极效果的必然要求，不能成为本专利不具备实用性的理由。

从技术分析而言，某一期刊文献中所记载的具体实验结果与其实验对象、实验方法存在密切联系，该实验结果不能佐证与其不具有类似实验过程的技术方案实验结果的合理性，换言之，实验对象、实验方法不同，其实验结果存在差异是合理的。

经查，本专利实施例1～3是将龙胆草粉碎后置于植物提取装置中，水提取后将提取液和药渣一并放出，加入丙二醇水溶液解吸，期间通入惰性气体，解吸过程结束后通入压缩空气使提取液全部流出即得龙胆抗刺激因子。所述植物提取装置包括罐体、顶盖和下开盖，其中罐体内侧壁由外向内依次设置有陶瓷膜层和碳纤维层，提取时龙胆抗刺激因子从药材进入溶剂后即被活性炭纤维吸附，解吸时活性炭纤维中吸附的龙胆抗刺激因子进入溶剂后通过循环进行微滤，达到解吸、过滤、除菌同步进行的效果。对比例1是将龙胆草用乙醇提取后，将提取液浓缩过D101大孔树脂，用10倍树脂量的30%的乙醇洗脱即得。

证据19记载将龙胆生药以水、50%稀醇、90%浓醇分别提取，测定龙胆苦苷的提取率，结果并无明显区别。并选用水为提取溶剂，以加水量、煎煮次数和煎煮时间为影响因素，以龙胆苦苷提取率为指标，通过正交实验对提取工艺进行筛选。其中实验3的加水量为6倍、煎煮次数为3次、煎煮时间为1小时、龙胆苦苷提取率为68.2%，实验6的加水量为8倍、煎煮次数为3次、煎煮时间为2小时、龙胆苦苷提取率为78%。

证据22研究了包括生地在内的8种中药水提取经$0.2\mu mAl_2O_3$微滤陶瓷膜错流微滤的渗透性能情况，其中清络通痹复方的稳定通量为$180L/（m^2 \cdot h）$，过滤条件为压力0.15MPa、温度30℃、流速$40L/（m^2 \cdot h）$（参见证据22表3及注释）。

证据25记载龙胆中裂环烯醚帖苷类苦味成分有龙胆苦苷、当药苦苷、当药苷、苦龙胆酯苷及痕量苦当药酯苷，苦苷总含量可高达7.33%，而龙胆苦苷含量可达6.34%（参见证据25第346页）。

证据26记载活性炭纤维具有发达的微孔结构，对有机化合物蒸气有较大的吸附量，对水溶液中的无机化合物、染料、苯酸等有机化合物及贵重金属离子的吸附量也比粒状活性炭高，有的高5～6倍。对微生物及细菌也有良好的吸附能力，如对大肠杆菌的吸附率可达94%～99%。并公开了如下内容：

关于实施例1～3与对比例实验数据的合理性，一方面，本专利实施例和对比例与证据19所采用的提取方法差异较大，其直接影响最终提取中龙胆苦苷的含量，故证据19的实验结果不能证明本专利实验结果不合理。本专利实施例是在有活性炭纤维内壁的罐体中将龙胆药材水提取后弃去水提取液和药渣，采用丙二醇解吸提取罐内壁活性炭内壁吸附的物质，并经陶瓷膜过滤所得；对比例 1 是采用乙醇提取后，用大孔树脂吸附后收集的 30% 乙醇洗脱的部分。而证据 19 是以水、50% 稀醇、90% 浓醇分别提取后所得，所述水提取液与本专利实施例相比，其并未采用活性炭吸附，也未使用丙二醇解吸、陶瓷膜过滤，并且含有在本专利实施例所述方法中弃去的未被活性炭吸附的部分成分，所述醇提液与对比例 1 相比，未采用大孔树脂纯化，明显含有本专利对比例中未被洗脱或未被收集的成分。整体来看，证据 19 所述提取物均为水或乙醇直接提取得到的，并未进行后续的纯化步骤，而本专利实施例及对比例中均在上述溶剂的基础上进行纯化，这些工艺步骤的差异使得其提取方法产生了实质性影响，从而对最终提取液中龙胆苦苷的含量产生影响。可见，证据 19 中认为上述提取溶剂所得提取物"无明显区别"，并不能证明与其工艺具有本质差别的其他工艺结果的合理性与否。另一方面，证据 26 中活性炭纤维对于某些物质的吸附能力不能说明其对于本专利所述提取物质的吸附能力。从证据 26 的表一来看，活性炭纤维对不同的物质其吸附能力差异巨大，如被吸附物质丁基硫醇、甲醛的吸附重量百分比相差近 100 倍，这些物质与本专利所述龙胆提取物并无类似性，本领域技术人员从这些实验结果无法确定活性炭纤维对本专利所述提取物的吸附能力，且即使该吸附能力小于药物中活性成分的含量，也仅能说明部分有效物质未被提取出，该未被提取出的物质与本专利最终测定的龙胆苦苷存在何种关系并不明确，由此亦无法推知本专利试验数据存在不合理之处。

关于本专利中侧向过滤是否起到优异的技术效果，如前关于实用性法律层面的分析，其并非实用性的必然要求，且没有证据表明本专利所述侧向过滤的设置导致该技术方案无法实施的程度。

关于循环次数的合理性，证据 22 与本专利所述水提取液、陶瓷膜及过滤条件均不相同，以此为依据测算本专利循环次数从而得出本专利循环次数不合理的结论缺乏依据。证据 22 的表 3 中测定了多种中药水提取液经微滤陶瓷膜错流微滤的渗透性能情况，其中不同的中药水提取液其稳定通量数值差异较大，如生地的稳定通量为 41L/$(m^2 \cdot h)$，清络通痹复方为 180/L/$(m^2 \cdot h)$，请求人试图通过清络通痹复方的渗透性计算本专利的循环次数，而清络通痹复方所含药材为生地、黄芩、半夏、淫羊藿、金银花、大青叶和陈皮，并非本专利所述龙胆药材，且更未采用如本专利所述方法获得水提取液，以此为基础推测本专利的循环次数缺乏依据，且无法证明本专利循环次数的合理性与否。

综上，请求人关于本专利不具备实用性的理由均不成立。

综上所述，经审查，请求人关于权利要求 1 不具备创造性的无效理由不能成立，权利要求 1 相对于现有证据及其组合符合《专利法》第二十二条第三款的规定。合议组作出决定：维持 201710183506.4 号发明专利权有效。

2）CN203540116U

决定号：36201

决定日：2018 年 5 月 31 日

请求人：上海钛镉制药设备有限公司

被请求人：上海泰医格制药设备有限公司

法律依据：2008 年《专利法》第二十二条第三款

决定要点：

一项权利要求的技术方案与最接近的现有技术之间存在区别特征，如果现有技术并未给出采用该区别特征的技术启示，也没有证据表明该区别特征属于本领域的公知常识，则该权利要求具有实质性特点，具备创造性。

权利要求 1 要求保护一种药液提取机。

证据 1 公开了一种中药汤剂煎煮设备用的导热油加热装置，包括油箱、导热油、电加热管等，油箱由煎药桶、底板、圆柱板、空心管、环形圈、电加热器封板构成的密闭空间组成。油箱外侧的圆柱板采用板材卷制、焊接成型，将圆柱板、底板、空心管、环形圈及煎煮桶分别焊接在一起，形成一个油箱空间，再进行安装电加热管、电加热管封板、泄压密封装置、油位视镜、热电偶安装螺钉及保温层（参见其说明书第 [0027] 段）。

权利要求 1 要求保护的技术方案与证据 1 相比，区别至少在于：权利要求 1 所述内胆中固定有多孔网桶，用于放置药品原材料并注入提取液。

证据 2 公开了一种煎药机电动挤压装置，由设置于煎药锅上的挤压杆、外套、内套、挤压盘和压紧圈等构成，在挤压装置上增设微型电机，使挤压过程实现全自动电气化控制，解决了现有煎药机挤压依靠人工存在劳动强度大、挤压时间难以控制等问题（参见其说明书第 [0004]、[0005] 段）。可见，证据 2 也并未公开多孔网桶结构。

请求人认为：采用多孔网桶，在煎药时药与水接触，煎药完成后便于将药液与药渣分离，这属于本领域的惯用技术手段，通过专利之星检索系统检索到 2004 年之前即开始采用多孔网桶，并提供相关检索结果供合议组参考。

对此，合议组认为：一方面，请求人在举证期限内仅提交了两份证据，证据 1 和证据 2 中均未公开采用多孔网桶的技术手段。另一方面，请求人在口头审理当庭提交的检索结果中仅记载了专利文件的摘要内容，并指出没有相关技术手册，也没有提供相关的教科书或工具书。因此，在已有证据的基础上，无法认定在煎药设备中采用多孔网桶结构属于本领域的公知常识。因此，请求人关于权利要求 1 不具备创造性的无效理由不能成立。在此基础上，从属权利要求 2 ～ 5 不具备创造性的无效理由也均不能成立。合议组最终作出决定：在专利权人于 2018 年 3 月 27 日提交的权利要求 1 ～ 5 的基础上继续维持该专利有效。

3）CN208743155U

决定号：41862

决定日：2019 年 9 月 24 日

请求人：深圳市科软科技有限公司

被请求人：陈永亮

法律依据：2008 年《专利法》第二十二条第二款

审查结果：全部维持

决定要点：

如果一项权利要求的技术方案与现有技术之间存在区别技术特征，且该区别技术特征不属于所属技术领域的惯用手段的直接置换，那么该权利要求相对于现有技术具备新颖性。

《专利法》第二十二条第二款规定："新颖性，是指该发明或者实用新型不属于现有技术；也没有任何单位或者个人就同样的发明或者实用新型在申请日以前向国务院专利行政部门提出过申请，并记载在申请日以后公布的专利申请文件或者公告的专利文件中。"

请求人主张：本专利权利要求 1 相对于证据 1 不具备新颖性。

本专利权利要求 1 要求保护一种微孔反应板全自动快速清洗机。

经查，证据 1 公开了一种微孔反应板全自动快速清洗机，具体公开了以下技术内容（参见证据 1 说明书具体实施方式部分、图 1）："其包括筒体 6，注射板 11 及清洗液瓶 18，筒体 6 内腔的底部设置回转电机 2，筒体腔的上部设置回转托盘 7，回转托盘 7 固定在回转电机 2 的回转轴 3 上，在回转托盘 7 的圆周外侧壁上设置有用于放置微孔反应板 9 的托盘盒 8，托盘盒 8 在回转托盘 7 圆周外侧壁上为均布对称设置。托盘盒 8 的盒壁上设置有通孔 19，其中托盘盒 8 的外侧盒壁上的通孔 19 和微孔反应板 9 上的试剂管口相对应。在筒体 6 一侧的侧壁上设置注射板 11，注射板 11 为中空结构，注射板 11 通过连接管 15 和设置在筒体 6 外部的清洗液瓶 18 连接，在注射板 11 的内侧外壁上设置有清洗液注射喷头 10。注射板 11 的外侧设置有注射板移动机构。"

将本专利权利要求 1 的技术方案与证据 1 公开的技术内容相比，区别在于：驱动、传动结构的布置不同，本专利筒体（6）外部设置回转电机（2），筒体内腔的中部设置回转轴（3），回转轴（3）水平方向设置，其两端通过轴承座（19）承载，回转电机（2）通过皮带轮（22）向回转轴（3）传递动力，而证据 1 中筒体 6 内腔的底部设置回转电机 2。

本专利通过上述区别技术特征解决电机设置在筒体内被缓冲液腐蚀，以及回转轴竖直布置对于残留液甩干效果不好的技术问题。

合议组认为，上述区别技术特征涉及对驱动、传动结构的具体布置方式，通过对现有驱动结构布置方式的改进，使得电机有效避免被腐蚀及残留液甩干效果更好，取得有益的效果，而且上述布置方式不属于本领域惯用手段的直接置换。因此权利要求 1 相对于证据 1 具备新颖性，符合《专利法》第二十二条第二款的规定。合议组最终作出决定：维持 201821063029.4 号实用新型专利权有效。

3. 其他重点专利

表 4.2 示出了基于同族数量（大于 1 件）和被引用数量（大于 1 件）确定的分离纯化二级技术分支重点专利，共计 35 件，其中国外专利 16 件，其余 19 件均为中国专利。被引用数量最多的是公开号为 US4490335A、发明名称为"从水果和蔬菜压榨物和蔬菜原料中提取水溶性物质的设备"的美国专利；中国专利中，被引用数量最多的是公开号为 CN2675123Y、发明名称为"用于中药提取的减压提取装置"的专利。

表 4.2　分离纯化二级技术分支重点专利　　　　单位：件

序号	公开号	发明名称	同族数量	被引用数量
1	US9408986B2	使用大麻蒸气的方法和装置	13	15
2	DE19849107B4	从植物或植物制剂中去除不需要的、内源性存在的有毒生物碱的方法	12	9
3	JP2002507570A	作为抗疟剂的布卡胺和含有布卡胺的抗疟剂	12	6
4	US4490335A	从水果和蔬菜压榨物和蔬菜原料中提取水溶性物质的设备	10	28
5	RU2358746C2	浓缩细胞液的制备方法及其制备试剂	9	3
6	US20050279707A1	组合材料的方法	5	21
7	US9611363B2	蒲公英工艺、组合物和产品	5	13
8	US6911119B2	用于生产精油和水溶胶的简单便携式迷你蒸馏装置	5	9
9	US5183578A	从多相系统中提取或冲洗物质的过程，以及执行该过程的装置	5	5
10	WO2018233991A1	用 scpc 分离天然物质混合物的方法	5	3
11	EP3461545A1	真空闪蒸浓缩天然物质	5	3
12	EP3409339A1	使用 scpc 分离天然混合物的方法	5	2
13	US20020146473A1	草药的加热酒精提取	4	5
14	CN2675123Y	用于中药提取的减压提取装置	3	16

续表

序号	公开号	发明名称	同族数量	被引用数量
15	US7318940B2	一种从洋蓟种子中分离水飞蓟素的方法	3	4
16	US10662137B2	一种高纯度大麻二酚的制备方法	3	3
17	US10683265B1	大麻二酚-3-磺酸及其制备方法和应用以及大麻二酚衍生物	3	3
18	CN110075567B	一种中药材高压喷雾逆流沉淀提取装置及使用该装置的中药材提取方法	3	2
19	CN104307202A	能防止药渣与药剂混合的中药提取罐	2	13
20	CN102600637B	中药提取罐结构	2	7
21	CN205598711U	一种可调速的醇沉罐搅拌装置	2	7
22	CN102500131A	一种管道式微波连续萃取设备	2	5
23	CN106753792A	一种油水流变器及中药精油提取系统	2	5
24	CN204485365U	一种植物连续提取系统	2	4
25	CN201676552U	连续提取装置	2	4
26	CN204563671U	一种中药自动渗漉提取装置	2	4
27	CN204563667U	一种中药超声提取装置	2	3
28	CN205420247U	一种薯蓣皂苷逆流醇提装置	2	3
29	CN206483192U	一种新型萃取釜	2	3
30	CN205106308U	应用于药用或食用材料的提取设备	2	2
31	CN206508594U	一种压力式机械雾化结合连续醇沉的醇沉装置	2	2
32	CN104801107A	一种中药制备用油水分离器	2	2
33	CN204134252U	一种纳米级的植物全成分萃取装置	2	2
34	CN206492247U	一种自动装柱连续操作串联大孔树脂吸附分离装置	2	2
35	CN104307204A	一种控温茶多酚高纯度分离提取装置	2	2

以下是部分重点专利的简单介绍。

1）US9408986B2

专利权人：蒸汽筒技术有限公司

申请日：2015年12月4日

目前状态：授权，至少有一个同族专利的状态有效

技术简介：

一种从含大麻组合物中纯化四氢大麻酚（THC）和大麻二酚（CBD）中至少一种的方法；提供含有或掺入纯化的THC和CBD的底物；以及提供用于将THC和CBD中的至少一种递送给患者和消费者的装置。

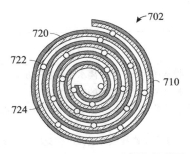

图 4.8　US9408986B2 说明书附图

2）US4490335A

专利权人：VI PO HRANITELNA I VKUSSOVA PROMISHLENOST

申请日：1982 年 7 月 30 日

目前状态：未缴年费，所有同族专利的状态均已失效

技术简介：

用于在封闭系统中提取水果和蔬菜压榨物和植物原料的设备。提取是通过对材料同时产生机械和流体动力学效应来实现的，水果或植物块以喷泉式和湍流搅拌两种循环交替模式进行多次提取，以不同的搅拌强度，控制叶片搅拌器尖端速度在 3～25 米/秒的范围内。该设备具有封闭的绝热容器，该容器有内部排水壁、锥形底部、具有通风口的盖子和原料开口，在盖子上安装具有两种驱动速度的驱动单元。驱动单元是一根轴，其下端装有一个叶轮，该轴靠在一个特殊的轴承上，该轴承支撑在一个整流材料流的叶片网格上，一个围绕叶轮的细长扩散器，叶轮和一个通向扩散器的吸入单元固定在容器底部。

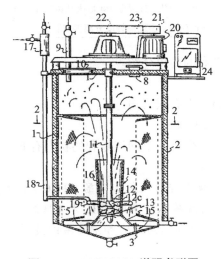

图 4.9　US4490335A 说明书附图

3）US20050279707A1

专利权人：SCF PROCESSING

申请日：2002 年 9 月 12 日

目前状态：未缴年费，所有同族专利的状态均已失效

技术简介：

一种结合材料（如浸渍材料与功能材料）的方法采用了超临界流体技术和聚合物熔体加工技术的结合。功能材料可溶于近超临界或超临界流体中，并在熔体加工过程中溶解在基质 / 块状材料中。控制加工条件有助于改变流体的状态，从而导致散装材料中功能材料的沉淀。浸渍的松散材料可以使用常规的基于聚合物的加工技术（如挤出和注射成型）来成形。

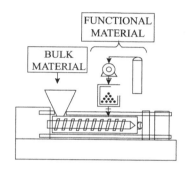

图 4.10　US20050279707A1 说明书附图

4.3　适用于急症的中医先进诊疗装备

中医学历经数千年的发展，总结出"整体观念"及"辩证论治"的中医学理论精髓，并以患者疗效作为临床的基本评价标准，这与现代生物 - 心理 - 社会医学模式下所强调的"以人为本"和"终点指标"的新认知相契合。因此从一定意义上讲，中医学从发源之初就在本质上体现了循证医学的核心理念。

中医学并不排斥与其他医学形式的融合发展和现代化，但一定是在中医基础理论指导下的现代化，而不是对中医的"西医化"或"其他化"。中医相对于西医的特色及优势就在于以中医理论为指导的诊治思路。这体现在辨证诊断、处方用药、施针选穴、护理调摄等诸多方面，从而为临床疗效提供最基本的保证。

以中医基础理论指导为前提，吸收借鉴现代科学技术、生命理论新进展，

通过与新兴学科的交互融通，完善中医的理论和技法。可考虑将传统医学对阴阳、气血、脏腑、经络的认识与细胞生物学、分子生物学等技术相结合，从分子、基因水平进行研究，并对中医八纲论证、脏腑论证、经络论证等理论发扬创新。这是一个对传统中医进行"扬弃"、去伪存真的过程，通过"大数据""云计算"等先进信息化的手段建立一套诊疗评价模型。

近几十年来，中医急疹学在临床应用、理论创新、方药开发等方面取得了很多令世人瞩目的成果。在一些疾病的治疗中充分展示了中医治疗的特色优势，如中医治疗流行性乙型脑炎、SARS、急性白血病、急腹症、针刺麻醉，以及屠呦呦在中药青蒿中提取的"青蒿素"治疗疟疾，挽救了上百万人的生命，并由此荣获"诺贝尔生理学或医学奖"。在抗击新型冠状病毒的战役中，在中西医结合的治疗原则指导下，中医药彰显出的显著疗效和不俗战绩，再次赢得西方医学家对中医药学的重新关注。目前，中西医结合团队作为医学领域的重要力量，在我国中医急症现代化发展中起到示范引领作用，需要对已经取得的成果加以总结提高。

临床疗效是中医学命脉的根本，提高临床疗效是中医现代化的宗旨和核心。实践证明，中西医结合疗法是提高临床效果的有效途径。对于中医急诊人来讲，中西医结合急症学绝不是中医西化，也不是中西医简单的物理学叠加，而是在中医急症思维指导下发生"化学反应"的有机结合。

4.3.1　技术路线分析

首先将适用于急症的中医先进诊疗装备技术专利文献按申请年份划分为五个阶段，从各个阶段中选择同族数量多、被引用次数多的专利文献，人工阅读并归纳各阶段专利重点改进的技术方向，形成图 4.11 所示的适用于急症的中医先进诊疗装备领域全球专利技术发展路线。由图 4.11 可知，2000 年之前，适用于急症的中医先进诊疗装备领域主要考虑病患的感受，以如何减轻痛苦为主。2001—2005 年，通过改进适用于急症的中医先进诊疗装备的结构，从而提高适用于急症的中医先进诊疗装备的操作性。2006—2010 年，主要以利用大数据、及时并准确诊断急症为主。2011—2015 年，通过合理简化适用于急症的中医先进诊疗装备的结构，降低适用于急症的中医先进诊疗装备的成本。2016—2020 年，新的改进点为避免交叉感染。

可见，其技术发展路线为：减轻痛苦→操作方便→大数据→成本低→避免交叉感染。

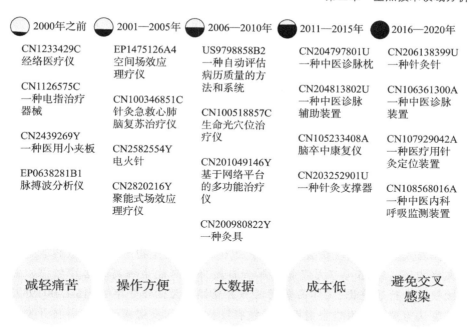

图 4.11 适用于急症的中医先进诊疗装备领域全球专利技术发展路线

4.3.2 重点专利分析

1. 涉诉专利（限于中国）

1）CN1220899A

案件号：（2015）海中法民三初字第 78 号

裁判日期：2015 年 11 月 30 日

原告：刘金才

被告：任道常

案由：侵害发明专利权纠纷

案情：

1998 年 11 月 9 日，原告刘金才就其发明的"高能生物离子诊断治疗仪"向国家知识产权局申请专利。2000 年 3 月 3 日，原告与被告任道常作为总经理的河南众汇贸易有限公司签订《专利实施合作合同》，约定：被告作为投资人与作为发明人的原告共同实施使用正在申请的专利"高能生物离子诊断治疗仪"，合作期限暂定为 20 年，被告负责医疗设施的全部投资和行政管理，乙方负责医务人员的培训和技术指导，该合同由双方签字并由国家公证处公证后生效，同时双方还约定了利润分成、责任承担等其他权利义务。合同签订后，原、被告在被告担任院长的河南省新郑市第三人民医院开始合作使用"高能生物离子诊断治疗仪"。2000年8月，"高能生物离子诊断治疗仪"的专利申请未获审查通过，《专利实施合作合同》亦未进行公证。2000年11月8日，被告注册成立海口金财医疗器械有限公司，被告为公司法定代表人，营业期限至2010年11月8日，企业性质为有限责任公司，经营范围为：高能生物离子诊断治疗仪研制、生产、销售。公司成立后，原告曾到该公司工作，对高能生物离子诊断治疗仪的使用进行培训，该公司将《高能生物离子治疗教程》作为公司的内部资料使用，后原告离开海口金财医疗器械有限公司。海口金财医疗器械有限公司于2005年11月10日被工商部门吊销营业执照。2002年，被告注册成立海南天光高科技开发有限公司，公司性质为有限责任公司，被告担任法定代表人。原告发现该公司网站中使用了《高能生物离子治疗教程》中的部分文字内容。2015年7月7日，原告自愿将《高能生物离子治疗教程》向国家版权局进行了登记，《作品登记证书》登记号为国作登字-2015-L-00198724。现原告认为被告在海口金财医疗器械有限公司期间及海南天光高科技开发有限公司网站中使用其编写的《高能生物离子治疗教程》内容的行为侵犯了其著作权，故诉至本院。

庭审中，原告放弃第二项诉讼请求，即判令任道常停止侵犯刘金才的《高能生物离子诊断治疗仪》的制造权。

以上事实，有原、被告双方提供的《高能生物离子治疗教程》《专利实施合作合同》、照片、新郑日报、审查意见通知书、海口金财医疗器械有限公司营业执照、作品登记证书等证据在案予以证实。

法院认为：当事人对自己提出的主张，有责任提供证据。原告主张被告存在侵权行为，但提供的封面署名为海口金财医疗器械有限公司（内部资料）的《高能生物离子治疗教程》、海南天光高科技开发有限公司网页内容及其他证据，均无法证实与被告个人存在法律上的关联性，亦无法证实被告存在侵权行为，被告虽担任上述两公司的法定代表人，但两公司的性质均为有限责任公司，被告与公司为不同的民事责任主体，故原告要求被告承担民事侵权责任的诉讼请求，缺乏事实及法律依据，本院依法不予支持。法院判决驳回原告刘金才的诉讼请求。

2）CN102048528B

案件号：（2017）粤民终2781号

裁判日期：2017年12月22日

原告：汪欣

被告：广东天琪公司

案由：专利权属纠纷

案情：

该专利的原始人申请人为汪欣，汪欣于 2009 年 11 月 2 日提出专利申请，并在该专利审查期间转让给广东天琪公司，后二者因该专利的权属发生纠纷，汪欣于 2015 年向广州市知识产权法院提起诉讼，诉称广东天琪公司采用欺诈手段，使汪欣作出错误意思表示，将《合作协议书》中约定用以技术入股的专利转移给广东天琪公司，请求法院判令撤销汪欣与广东天琪公司签署的《权利转移协议书》，判决确认汪欣是涉案专利的专利权人。

广州市知识产权法院经审理后认定涉案《权利转移协议书》是双方真实的意思表示，合法有效，根据《权利转移协议书》的约定，涉案专利申请人为广东天琪公司，则涉案专利被授予专利权后，广东天琪公司为涉案专利的专利权人，故汪欣主张确认其为涉案专利的专利权人理据不足，法院不予支持，判决驳回汪欣诉讼请求。汪欣不服一审判决，遂向广东省高级人民法院提起上诉，广东省高级人民法院经审理后作出终审判决，驳回上诉，维持原判。

3）CN202605295U

（1）第一次诉讼。

案件号：（2014）海民（知）初字第 27821 号

裁判日期：2014 年 12 月 19 日

原告：百笑公司

被告：仙草公司、北京复兴路门诊部（简称"门诊部"）

案由：专利权权属、侵权纠纷

案情：

原告系第 ZL201220250638.7 号实用新型专利的专利权人。被告仙草公司系一家以艾条为主要经营范围的有限责任公司，仙草公司在未经专利权人同意的情况下，以经营为目的生产和销售侵权产品"百岁灸"。北京复兴路门诊部系一家拥有内科、外科、中医科等科室的医疗机构，其在未经专利权人同意的情况下，使用被控侵权产品"百岁灸"为患者进行灸疗，以经营为目的使用侵权产品"百岁灸"。原告向北京市海淀区人民法院提起诉讼，诉称两被告的行为侵犯了原告第 ZL201220250638.7 号实用新型专利的专利权。

被告仙草公司辩称：①原告所要保护的权利要求三，根据其说明书和附图五，以及专利评价报告复核意见通知书正文和实用新型专利权评价报告中的评价意见，表明只保护螺旋状，而不保护针状，我们的是针状。②根据我国现行的专利法的法律法规，只有覆盖了实用新型专利的全部特征才能构成侵权，但对方只说我方侵犯了权利要求三，这与法律规定不符。③我方的产品与原告的专利技术特征有很大的差别，没有侵犯原告的专利权。请法庭驳回原告诉讼请求。

被告门诊部辩称：我门诊部通过合法途径购买及使用"百岁灸"，来源合法，对该产品涉嫌侵犯专利权并不知情。我门诊部接到律师函后已停止使用涉案产品，不存在继续侵权的行为，原告的诉讼请求不成立。综上，请求法院驳回原告的诉讼请求。

法院审理后认为：根据2008年《专利法》第十一条第一款的规定，实用新型专利权被授予后，除法律另有规定的以外，任何单位或个人未经专利权人许可，不得实施其专利。《专利法》第五十九条第一款规定，发明或者实用新型专利权的保护范围以其权利要求的内容为准，说明书及附图可以用于解释权利要求的内容。专利权的保护范围应以权利要求的内容为准，权利要求中记载的所有技术特征共同限定了专利权的保护范围，只有被控侵权产品包含了权利要求记载的全部技术特征，才会落入专利权的保护范围。本案中，应根据百笑公司主张的权利要求记载的附加技术特征及引用的权利要求记载的技术特征，一并确定专利权保护范围。将被控侵权产品与百笑公司主张的涉案专利权利要求进行比对可见，被控侵权产品包含了上述权利要求记载的全部技术特征，落入了涉案专利权利要求3限定的专利权保护范围。仙草公司辩称应根据说明书及专利评价报告等确定保护范围，被控侵权产品的技术方案未落入专利权保护范围，没有事实与法律依据，本院不予采信。

仙草公司未经专利权人许可，以生产经营为目的制造、销售上述产品的行为侵犯了涉案专利权，应承担停止侵权、赔偿损失的民事责任。由于百笑公司未提交充足有效证据证明其因被侵权所受实际损失或者仙草公司因侵权所获得的利益，故本院综合考虑涉案专利的类别、仙草公司侵权的性质和情节等因素，酌情确定赔偿数额。对百笑公司过高的诉讼请求，本院不予支持。百笑公司为制止侵权行为所支出的费用中的合理部分，仙草公司亦应予以赔偿。门诊部销售了涉案产品，仙草公司认可该产品由该公司生产，百笑公司亦不主张门诊部赔偿损失，本院不持异议。百笑公司认可门诊部已停止销售涉案产品，但仍主张该门诊部停止侵权，本院不予支持。根据《专利法》第十一条第一款的规定，实用新型专利权被授予后，除法律另有规定的以外，任何单位或个人未经专利权人许可，不得实施其专利。《专利法》第五十九条第一款规定，发明或者实用新型专利权的保护范围以其权利要求的内容为准，说明书及附图可以用于解释权利要求的内容。专利权的保护范围应以权利要求的内容为准，权利要求中记载的所有技术特征共同限定了专利权的保护范围，只有被控侵权产品包含了权利要求记载的全部技术特征，才会落入专利权的保护范围。本案中，应根据百笑公司主张的权利要求记载的附加技术特征及引用的权利要求记载的技术特征，一并确定专利权保护范围。将被控侵权产品与百笑公司主张的涉案专利权利要求进行比对可见，被控侵权产品包含了上述权利要求记载的全部技术特征，落入了涉案专利权利要求3限定的专利权保护范围。仙草公司辩称应根据说明书及专利评价报告等确定保护范围，被控侵权产品的技术方案未落入专利权保护范围，没有事实与法律依据，本院不予采信。

法院最后作出判决，被告仙草公司立即停止制造、销售侵犯ZL201220250638.7号实用新型专利权的产品的行为；判令被告仙草公司赔偿原告百笑公司经济损失及合理支出。

（2）第二次诉讼。

案件号：（2015）渝一中法民初字第01355号

裁判日期：2015年5月23日

原告：百笑公司

被告：百艾堂公司、仙草公司、杜红梅

案由：专利权权属、侵权纠纷

案情：

原告向重庆市第一中级人民法院提起诉讼，诉称：原告是ZL201220250638.7实用新型专利的专利权人。被告百艾堂公司系一家以销售一、二类医疗器械为主要经营范围的有限责任公司，被告仙草公司系一家以艾条为主要经营范围的有限责任公司。被告杜红梅经被告百艾堂公司授权开设百艾堂艾灸馆社区店并经营"百艾堂"系列产品。被告仙草公司制造并销售了"百岁灸"产品，被告杜红梅和被告百艾堂公司销售了"百岁灸"产品。经比对，前述"百岁灸"产品包含ZL201220250638.7实用新型专利的权利要求3的全部技术特征，落入了该专利权利要求的保护范围。三被告的行为均侵犯了原告ZL201220250638.7实用新型专利的专利权。原告请求判令三被告立即停止侵权行为并赔偿原告经济损失。

被告百艾堂公司、仙草公司共同答辩称，被控侵权产品未落入原告专利的保护范围，二被告未侵犯原告的专利权，故请求驳回原告的全部诉讼请求。被告***未出庭应诉，亦未提交书面答辩意见。

法院经审理后认为，原告ZL201220250638.7实用新型专利合法有效，受法律保护。本案的争议焦点是：①涉案专利的保护范围；②被控侵权产品是否落入原告专利的保护范围。③责任承担。现分析评判如下。

（1）涉案专利的保护范围

被告百艾堂公司和仙草公司认为，根据国家知识产权局的专利评价意见，本院认为，原告ZL201220250638.7实用新型专利合法有效，受法律保护。本案的争议焦点是：①涉案专利的保护范围；②被控侵权产品是否落入原告专利的保护范围。③责任承担。现分析评判如下：涉案专利的针状插杆不具有创造性，只有螺旋状插杆才具有创造性，故原告涉案专利的保护范围不应当包括针状插杆这一技术方案。原告认为，国家知识产权局的专利评价意见不能限制原告专利的保护范围。

本院认为，根据《专利法》第五十九条第一款的规定，发明或者实用新型专利权的保护范围以其权利要求的内容为准，说明书及附图可以用于解释权利要求的内容。被告百艾堂公司和仙草公司以国家知识产权局的专利评价意见来确定原告专利的保护范围没有法律依据。在涉案专利未被宣告无效的前提下，应当以涉案专利的权利要求来确定其保护范围。涉案专利的权利要求3明确记载"插针为杆状或螺旋状"，故涉案专利的保护范围包括杆状插针这一技术方案。

（2）被控侵权产品是否落入原告专利的保护范围

尽管被告百艾堂公司和仙草公司主张被控侵权产品的灸筒盖以插装方式封盖在灸筒上后便不可移动，故不具备"通过灸筒盖与灸筒的相对转动可对出气口开口大小进行调节从而调节艾柱的燃烧速度，通过灸筒盖与灸筒的相对插拔可调节艾柱与人体施灸部位的距离从而调节对人体的施灸温度"这一技术特征。但经本院当庭演示，被控侵权产品具备前述技术特征，二被告的主张明显不能成立。鉴于被控侵权产品同时具备涉案专利的权利要求3的其余技术特征，根据《最高人民法院关于审理侵犯专利权纠纷案件应用法律若干问题的解释》第七条第二款的规定（被诉侵权技术方案包含与权利要求记载的全部技术特征相同或者等同的技术特征的，人民法院应当认定其落入专利权的保护范围），被控侵权产品的技术方案落入原告专利的保护范围。

（3）责任承担

被告仙草公司曾提出，其是根据ZL201320840599.0实用新型专利的技术方案制造被控侵权产品，且其已获得该专利的专利权人的许可，故不构成侵权。本院认为，ZL201320840599.0实用新型专利的申请日晚于原告专利的申请日，即使被告仙草公司获得了ZL201320840599.0实用新型专利权人的授权，其生产被控侵权产品的行为仍属于实施原告专利的行为，侵犯了原告的专利权。即被告仙草公司获得在后专利权人的授权，不能成为阻却其侵犯在先专利权的理由。

法院最终作出判决，判令被告仙草公司于本判决生效后立即停止制造、销售侵犯原告 ZL201220250638.7 实用新型专利权的艾灸器的行为；被告百艾堂公司和被告杜红梅立即停止销售侵犯原告 ZL201220250638.7 实用新型专利权的艾灸器的行为。被告仙草公司和被告百艾堂公司共同赔偿原告百笑公司经济损失及为制止侵权所支出的合理费用。

（3）第三次诉讼。

案件号：（2015）京知民终字第 752 号

裁判日期：2015 年 8 月 19 日

原告：仙草公司

被告：百笑公司

案由：专利权权属、侵权纠纷

案情：

（1）被控侵权产品是否落入涉案专利权利要求 3 的保护范围

权利人主张以从属权利要求确定保护范围的，应当以该从属权利要求记载的附加技术特征及其直接或间接引用的权利要求记载的技术特征，一并确定专利权保护范围。由于本案中，百笑公司主张被控侵权产品落入涉案专利权利要求 3 的保护范围，故判断被诉侵权技术方案是否落入专利权的保护范围，应当以涉案专利的权利要求 3 所记载的附加技术特征及引用的权利要求记载的技术特征确定范围，并与被诉侵权技术方案所对应的全部技术特征逐一进行比较。本案中，将被控侵权产品与百笑公司主张的涉案专利权利要求 3 的保护范围进行对比，被控侵权产品的灸筒盖以插装方式封盖在灸筒上，系涉案专利"灸筒盖以插装或套装方式封盖在灸筒上"两种并列技术方案的其中之一。同样，被控侵权产品艾柱安装座为固定在灸筒盖顶壁的针状物，也属于本专利插针为杆状或螺旋状两种并列技术方案其中之一。被控侵权产品其他技术方案也包含了本专利权利要求 3 所记载的附加技术特征及引用的权利要求记载的技术特征，因此一审法院认定被控侵权产品的技术方案落入了涉案专利的保护范围没有错误。

（2）《实用新型专利权评价报告》的法律地位

仙草公司主张《实用新型专利权评价报告》及复核意见虽然认定了涉案专利权利要求 3 具备创造性，但同时认定为了固定艾柱而设置插针形状为杆状是本领域技术人员容易想到的，因此仙草公司主张对于涉案专利权利要求 3 中"插针为杆状"的技术方案不应予以保护。仙草公司的主张实质问题在于专利权评价报告的法律地位如何确定，即其是否会影响涉案专利的有效性。

《专利法》第四十条规定："实用新型和外观设计专利申请经初步审查没有发现驳回理由的，由国务院专利行政部门作出授予实用新型专利权或者外观设计专利权的决定，发给相应的专利证书，同时予以登记和公告。实用新型专利权和外观设计专利权自公告之日起生效。"根据该条规定，我国对实用新型专利申请的审查采取的是非实质审查制度。

为了进一步确定实用新型专利是否符合《专利法》的规定，《专利法实施细则》第五十六条第一款规定："授予实用新型专利权的决定公告后，实用新型专利权人或者利害关系人可以请求国务院专利行政部门作出实用新型专利权评价报告。"最高人民法院《关于审理专利纠纷案件适用法律问题的若干规定》第八条规定："提起侵犯实用新型专利权诉讼的原告，应当在起诉时出具由国务院专利行政部门作出的检索报告。"

因此，在实用新型专利侵权诉讼中，鉴于我国专利审核机制现状，实用新型专利因未经过实质审查其权利的稳定性较差，为了避免对不稳定的权利进行滥用，法律要求权利人在起诉时出具国务院专利行政部门作出的检索报告，体现了立法和司法对诉讼诚信的追求。同时，通过检索报告对涉案专利新颖性、创造性的初步审查，也有助于法官对侵权案件的判断，使得被告能够有针对性地提起专利无效宣告请求，并向法院提出中止诉讼的申请。因此，专利检索报告在实用新型专利侵权案件中既是法律的要求，也存在必要性，并影响到实用新型专利权的稳定性。

《专利法》没有就检索报告的效力问题直接作出规定，但根据其规定，专利权只是在下列情形下才失去效力：①被宣告无效；②保护期限届满；③专利权人没有按照规定缴纳年费；④专利权人以书面声明放弃专利权。上述专利权失效的情形并不包括检索报告，是因为实用新型专利权的稳定性并不等同于有效性。依照专利权有效原则，在权利人据以主张的专利权未被宣告无效之前，其权利应予保护，而不得以该专利权不符合专利法相关授权条件、应予无效为由作出裁判。因此，检索报告的结论不具备使被检索的专利丧失效力的作用，也不影响专利权人行使权利。

本案中，仙草公司错误区分了专利有效性和专利权稳定性两个概念，即使专利权评价报告认定涉案专利权利要求3中"插针为杆状"为本领域技术人员容易想到而不需要付出创造性劳动，但鉴于专利权有效原则，未经无效程序，仍应当依照国务院专利行政部门公告授权的专利文本所确定的权利要求为准确定保护范围。本案一、二审程序中仙草公司并未针对涉案专利提出无效宣告请求，因此涉案专利的权利保护范围并未因专利权评价报告的认定而受到影响。并且，虽然《专利权评价报告》对百笑公司不利，但百笑公司仍然遵照法律规定主动向法院出示，显示了其诉讼的诚信，应予鼓励。

法院最终作出判决：驳回上诉，维持原判。

2.无效后仍维持有效的专利（限于中国）

1）CN103371910B

决定号：5864

决定日：2022 年 9 月 15 日

请求人：太原市怀诚医疗器械有限公司

被请求人：百笑公司

法律依据：2020 年《专利法》第二条第二、第三款

审查结果：全部维持

决定要点：

不能从说明书及其附图中直接、毫无疑义确定得出的特征，不能作为公开的内容。一项权利要求与作为抵触申请的证据进行对比时，如果发现该权利要求与该证据存在区别技术特征，从而导致权利要求的技术方案与证据公开的技术方案不同，则该权利要求相对于该证据具备新颖性。如果请求人主张的证据并未公开相应的特征，也未给出相应的技术教导，则请求人主张的权利要求不具备创造性的理由不能成立。

《专利法》第二十二条第二款规定："新颖性，是指该发明或者实用新型不属于现有技术；也没有任何单位或者个人就同样的发明或者实用新型在申请日以前向国务院专利行政部门提出过申请，并记载在申请日以后公布的专利申请文件或者公告的专利文件中。"

权利要求 1 请求保护一种微烟磁灸装置。证据 5 公开了一种磁灸装置，并公开了如下特征（参见说明书 0051 ～ 0074 段，图 2-9）：如图 2、图 3、图 4、图 5 所示为本发明实施例 1，该实施例中的磁灸装置包括灸筒本体 6、灸筒盖 1，灸筒盖 1 封盖在灸筒本体 6 上端。灸筒盖 1 顶壁内表面上通过磁力吸附结构可拆卸安装有用于悬置艾柱 5 的艾柱安装座，其中的磁力吸附结构由活动部和固定部构成，具体可以由一对磁片构成，也可以由一个磁片和一个铁磁性金属片构成，构成磁力吸附结构的两片中的一片作为固定片 2 固定在灸筒盖 1 顶壁上，另一片作为活动片 13 与艾柱安装座相固定。活动片 13 上固定有导磁针 3，导磁针 3 垂直活动片 13 表面并向灸筒本体 6 下端延伸，该导磁针穿设在艾柱 5 中。灸筒侧壁 6 上靠近其下端设置有若干个周向均布的进气口 7、靠近其上端设置有若干个周向均布的出气口 11。灸筒本体 6 及灸筒盖 1 均为圆柱筒形状。灸筒盖 1 通过自身一段筒壁插装在灸筒本体 6 上端，出气口 11 位于灸筒本体 6 上与灸筒盖 1 相互重叠的部位处，出气口 11 沿径向同时贯穿灸筒本体 6 和灸筒盖 1，这样，使灸筒盖 1 相对灸筒本体 6 转动，可对出气口 11 的通径大小进行调节。图 8 所示为本发明实施例 3，与实施例 1 所不同的是，该

实施例中出气口 11 贯穿灸筒盖 1 的部分被设置成槽状，利用该槽状结构同样可以达到调节出气口 11 通径的目的。图 9 所示为本发明实施例 4，与实施例 1 所不同的是，该实施例中的灸筒盖 1 以套装方式封盖在灸筒本体 6 上端，出气口 11 设置在灸筒本体 6 上与灸筒盖 1 重叠部位处，同样，通过使灸筒盖 1 相对灸筒本体 6 转动，可对出气口 11 的通径进行调节。

因此，权利要求 1 相对于证据 5 的区别在于：灸筒盖的出气口轴向高度大于灸筒本体出气口。

请求人主张，由于实施例 3 已经公开出气口 11 贯穿灸筒盖 1 的部分被设置成槽状的特征，附图 8 对应于实施例 3，从附图 8 中可以看出灸筒盖的出气口轴向高度大于灸筒本体出气口，因此，上述特征已经被证据 5 公开。

对此，合议组认为，根据《专利审查指南》第二部分第三章第 2.3 节的规定，只有能够从附图中直接地、毫无疑义地确定的技术特征才属于公开的内容，由附图中推测的内容，或者无文字说明、仅是从附图中测量得出的尺寸及其关系，不应当作为已公开的内容。合议组经查，证据 5 的实施例 3 并未对灸筒盖出气口轴向高度和灸筒本体出气口高度进行说明和比较，与实施例 3 对应的附图 8 仅展示了灸筒盖的出气口形状，即仅可以确定得出的是出气口 11 贯穿灸筒盖 1 的部分被设置成了槽状，并不能直接毫无疑义地确定灸筒本体出气口的轴向高度与灸筒盖出气口轴向高度之间的对应关系，因此，请求人关于上述特征被证据 5 公开的主张合议组不予支持。

综上，证据 5 没有公开权利要求 1 的所有技术特征，权利要求 1 与证据 5 相比存在区别，两者所要求保护的技术方案并不相同，因此，权利要求 1 相对于证据 5 具备新颖性，符合《专利法》第二十二条第二款的规定。

《专利法》第二十二条第三款规定："创造性，是指与现有技术相比，该发明有突出的实质性特点和显著的进步，该实用新型有实质性特点和进步。"

如果请求人主张的证据并未公开相应的特征，也未给出相应的技术教导，则请求人主张的权利要求不具备创造性的理由不能成立。

权利要求 1 请求保护一种磁灸装置，证据 1 公开了一种温灸装置，并公开了如下特征（参见中文译文第 0001～0072 段，附图 1-12）：如图 1 和图 2 所示，本例的温灸装置 1 由灸筒本体 10，与灸筒本体 10 的上端部连接的灸筒盖 20，与灸筒盖 20 嵌合的出气调节盖 30，以及固定温灸剂 50 的温灸剂固定装置 40 构成。温灸剂固定装置 40，由插入灸筒盖 20 的通孔 28 中的螺栓 43，拧到该螺栓 43 中的螺母 44、46，安装在灸筒盖 20 的凹槽 22 底面和螺栓 43 头部之间的垫圈 41，安装在灸筒盖 20 的接合部 21 下面和螺母 44 之间的垫圈 42，以及安装在螺栓 44、46 之间的垫圈 45 组成。在温灸剂固定装置 40 的螺栓43的下端，固定温灸剂50，在温灸剂50的中心处形成了比螺栓43的外径稍小的通孔51，在该通孔51中插入了螺栓43，从而固定温灸剂。将温灸剂50拧在螺栓43上，所以温灸剂50可以牢固固定住螺栓43上，防止其脱落。灸筒本体10，由上部和下部开口，而且在下端外围处形成凸缘12的中空套筒11构成，在凸缘12的上侧，在圆周方向等间隔地设置了8个从外周面贯穿内周面的第一出气孔13。还设置了从嵌合式凹槽22底面贯穿接合部21下面的第二出气孔23，以及从接合部21上侧的外周面贯穿嵌合式凹槽22的内周面的第三出气孔24构成。如图6和图7所示，在嵌合式凸槽31的外周部，为了处于灸筒盖20中设置的第三出气孔24内，设置了旋转限制装置34。因此，出气调节孔33的数量，如上所述，比第三出气孔24少1个。嵌合式凸槽31和嵌合式凹槽22相对水平转动后可以连接在一起，出气调节盖30和灸筒盖20相互水平转动后，可以调节第三出气孔24与出气调节孔33的连通度，但出气调节盖30的旋转是受旋转限制装置34控制的，连通度如图6所示，可以调节成全开到半开的范围。

请求人主张：证据1中的螺栓43相当于本专利的导磁针；证据1中温灸剂固定装置由插入灸筒盖20的通孔28中的螺栓组成相当于公开了本专利的活动部与艾柱安装座上端相固定、导磁针与活动部相接的特征；证据1中的第三出气孔24相当于本专利的出气口；从证据1的附图中可以看出灸筒盖以插装或套装方式封盖在灸筒本体上端，并且沿灸筒本体轴线方向与灸筒本体部分重叠的特征；因此，权利要求1相对于证据1的区别为"所述艾柱安装座上端通过磁力吸附结构可拆卸安装在灸筒顶壁上；所述磁力吸附结构由活动部和固定部构成，活动部和固定部至少其中之一由磁体构成，活动部和固定部以相互吸附方式可拆卸连接；位于灸筒盖的出气口轴向高度大于灸筒本体的出气口。而上述区别或者被证据3结合公知常识公开，或者被证据4结合公知常识公开，因此，权利要求1相对于证据1结合证据3结合公知常识，或者相对于证据1结合证据4结合公知常识不具备创造性。

对此，合议组认为：证据1公开的是一种温灸装置，其并不涉及与磁疗、磁灸相关的技术，因此证据1的温灸装置与本专利的磁灸装置不同，螺栓与导磁针并不能相当。本专利中的活动部和固定部均是磁力吸附结构的组成部分，证据1中由于并不涉及磁力吸附结构，因此未公开组成磁力吸附结构的活动部和固定部。而且，证据1中的温灸剂固定装置40不仅包括螺栓43，还包括螺母44和46，螺母44和46将螺栓43固定到灸筒盖20的通孔28中（参见译文第0038段）；如图2和图3所示，在温灸剂固定装置40的螺栓43的下端，固定温灸剂50，点燃该温灸剂50的下端。如该图所示，在温灸剂50的中心处形成了比螺栓 43 的外径稍小的通孔 51,在该通孔 51 中插入了螺栓 43,从而固定温灸剂。本例中的温灸器具 1 中,将温灸剂 50 拧在螺栓 43 上,所以温灸剂 50 可以牢固固定在螺栓 43 上,防止其脱落(参见译文第 0043 段)。因此,证据 1 的温灸装置在使用过程中,螺栓 43 或者温灸剂固定装置 40 并没有形成活动部,而是固定在灸筒盖上,在使用时只有温灸剂 50 本身是活动的,通过将活动的温灸剂 50 拧在固定的螺栓 43 上从而固定温灸剂 50,因此证据 1 中并未公开活动部。此外,证据 1 的第三出气孔 24 均位于灸筒盖上,而并非位于灸筒的侧壁上,因此证据 1 并没有公开灸筒侧壁上靠近其上端设置有若干个周向均布的出气口的特征。并且,根据证据 1 的附图 2,证据 1 中的灸筒盖没有以套装方式封盖在灸筒本体上端,证据 1 中的出气口位于灸筒盖 20 和出气调节盖 30 的重叠部位,在灸筒盖 20 和灸筒本体 10 的重叠位置并没有设置出气口,也没有出气口沿径向同时贯穿灸筒本体和灸筒盖,因此证据 1 没有公开特征"灸筒盖以套装方式封盖在所述灸筒本体上端,所述出气口位于灸筒本体与灸筒盖相互重叠部位处,并沿径向同时贯穿灸筒本体和灸筒盖"。同时,证据 1 公开了:在该热疗器具 1 中,出气调节盖 30 和灸筒盖 20 相互水平转动,可以调节第三出气孔 24 与出气调节孔 33 之间的连通度,从而可以调节第三出气孔 24 及出气调节孔 33 中排出的空气量,以及流入艾灸筒本体 10 中的空气量(参见译文 0047 段),因此,证据 1 中的出气口大小是通过转动出气调节盖 30 和灸筒盖 20 来实现,并未公开"灸筒盖与灸筒本体相对转动,可对出气口开口大小进行调节"的特征。

由此可见,权利要求 1 相对于证据 1 的区别技术特征在于:①微烟磁灸装置;②艾柱安装座上端通过磁力吸附结构可拆卸安装在灸筒顶壁上;③艾柱安装座内设置有向灸筒下端延伸的导磁针,该导磁针穿设在艾柱中;④所述磁力吸附结构由活动部和固定部构成,活动部和固定部至少其中之一由磁体构成,活动部和固定部以相互吸附方式可拆卸连接;⑤固定部固定在所述灸筒顶壁上,活动部与所述艾柱安装座上端相固定,所述导磁针与活动部相接;⑥所述灸筒侧壁上靠近其上端设置有若干个周向均布的出气口;⑦灸筒盖以套装方式封盖在所述灸筒本体上端,所述出气口位于灸筒本体与灸筒盖相互重叠部位处,并沿径向同时贯穿灸筒本体和灸筒盖,位于灸筒盖的出气口轴向高度大于灸筒本体的出气口,灸筒盖与灸筒本体相对转动,可对出气口开口大小进行调节。基于上述区别技术特征,权利要求 1 实际所要解决的技术问题是:如何提供一种兼具灸疗、磁疗功能的灸具,以及如何安全方便地安装艾柱、调节艾灸温度和时间。

合议组经查,证据 3 公开一种螺旋磁灸,并公开了如下特征(参见说明书第 1～2 页，附图 1～3）：螺旋磁灸包括基座 1，基座 1 与装饰盖 2 固连，在基座 1 内放置磁片 3，在基座 1 的中心设置定中磁柱 4，在以基座 1 中心的同一曲率半径上设置若干个磁柱 5，定中磁柱 4 和若干个磁柱 5 的下面均与磁片 3 相接触。因此，证据 3 公开的技术方案设置磁片和磁柱是为了形成螺旋磁场，从而对人体进行磁疗。但证据 3 中没有使用艾柱，仅能进行磁疗，不能进行灸疗，由于证据 3 中不存在艾柱，因此证据 3 无须设置艾柱安装座，证据 3 仅公开了区别特征①，既未公开艾柱安装座，也未公开艾柱安装座相关的特征、还未公开与活动部和固定部相关的特征，也无法给出将证据 3 与证据 1 相结合、并设置相应磁灸装置具体结构的技术教导。

证据 4 公开了一种灸疗导入器，并公开了如下特征（参见说明书第 1～2 页，附图 1～2）：参照图 2 用绷带 5 将筒体 7 的下层对着应灸腧穴的皮肤上固定，取下盖子 1，将艾绒 11 固定在艾绒固定钉 2 上，点燃艾绒 11，将盖子 1 盖在筒体 7 上，便可进行灸疗。筒体 7 口镶嵌着一圈磁环 3，盖子 1 能方便地盖住取下，艾绒 11 是在筒内的艾绒燃烧区 6 中燃烧，盖子 1 中间的麻花型艾绒固定钉 2 长 3.5 厘米，方便艾绒 11 上下移动，以调节药物导入区 8 的温度，满足各患者耐热的程度及灸疗部位不同的需要。麻花型的艾绒固定钉 2，既方便艾绒的安装，同时燃烧的艾绒不易掉落。因此，证据 4 并未公开艾柱安装座上端通过磁力吸附结构可拆卸安装在灸筒顶壁上的特征，证据 4 仅公开了区别特征④中的吸附方式而已。对于请求人关于证据 4 中的磁环 3 相当于磁力吸附结构的固定部、盖子 1 相当于磁力吸附结构的活动部的主张，合议组认为，证据 4 中的磁环是为了固定盖子 1 而非艾柱安装座，证据 4 并未给出设置磁吸可拆卸艾柱安装座及其具体结构的技术教导、也未给出设计兼具灸疗、磁疗功能的灸具的技术教导。

此外，对于证据 1、3、4 均未公开的特征"位于灸筒盖的出气口轴向高度大于灸筒本体的出气口"，请求人主张其属于本领域公知常识，对此，合议组认为，根据本专利说明书 0018 段的记载，位于灸筒盖的出气口轴向高度大于灸筒本体的出气口，当灸筒盖封盖在灸筒本体上时，位于灸筒本体和灸筒盖的出气口上边缘在同一高度，当提升灸筒盖时，位于灸筒本体与灸筒盖相互重叠部位处的出气口仍可保持径向开放或部分开放，此时艾柱底缘距离皮肤的高度因提高灸筒盖而变远，又由于灸筒盖的出气口轴向高度大于灸筒本体的出气口，提升灸筒盖时仍可以保持出气口径向开放或部分开放。因此，上述结构的设置带来了实现同时调节出气口开口大小和艾柱与底部距离的有益效果，其属于本专利的发明点之一，在没有证据支持的情况下，亦不能简单地将其认定为本领域的公知常识。

因此，即使本领域技术人员将证据1、证据3及本领域公知常识结合，或者将证据1、证据4及本领域公知常识结合也无法得到权利要求1所要求保护的技术方案，权利要求1相对于证据1、证据3及本领域公知常识结合，或者将证据1、证据4及本领域公知常识结合是非显而易见的，具备《专利法》第二十二条第三款规定的创造性。请求人的全部无效理由均不能成立。

合议组作出决定：维持201210128652.4号发明专利权有效。

3. 其他重点专利

表4.3示出了基于同族数量（大于2件）和被引用数量（大于1件）确定的适用于急症的中医先进诊疗装备二级技术分支重点专利，共计32件，其中24件为国外专利，其余8件为中国专利。其中，被引用数量、同族数量均为最多的是公开号为US20110046432A1、发明名称为"支气管狭窄的无创治疗"的美国专利，同族数量高达307件，被引用数量高达290件。中国专利中，同族数量较多、被引用数量最多的是公开号为CN102000378A、发明名称为"基于三网、物联网的音乐色光物理因子身心保健系统"的专利。

表4.3　适用于急症的中医先进诊疗装备二级技术分支重点专利　　　单位：件

序号	公开号	发明名称	同族数量	被引用数量
1	US20110046432A1	支气管狭窄的无创治疗	307	290
2	CN103648372A	用户可配置中心监测站	53	16
3	CN105210105A	用于解释医疗信息的系统和方法	30	3
4	US7742811B2	用于癌症电治疗的可植入装置和方法	27	42
5	US6767329B2	用于分析动脉搏波的诊断设备	18	21
6	US6890304B1	生理状态诊断装置及其控制装置	17	48
7	US20140213990A1	用于治疗表面伤口的组合物和方法	14	5
8	CN102000378A	基于三网、物联网的音乐色光物理因子身心保健系统	13	39
9	CN109803717A	通过周围神经刺激治疗心脏机能障碍的系统和方法	12	5
10	JP2010502333A	如何使用疼痛阈值测量	12	3
11	CN106659901A	咳嗽的治疗性管理的系统和方法	11	5
12	US9597088B2	医用植入物及其制造方法	11	5
13	US7937139B2	在确定治疗中使用电读数的系统和方法	10	5
14	CN103793593B	一种获取大脑状态客观定量指标的方法	9	7
15	US8932198B1	治疗睡眠障碍的针灸器	8	16
16	US20080051621A1	磁性装置	7	17
17	US7993381B2	治疗身体的方法和装置	6	52

续表

序号	公开号	发明名称	同族数量	被引用数量
18	CN107205671A	至少部分基于脉搏波形的自动诊断	6	8
19	KR100613664B1	多功能树脂治疗装置及使用该装置的树脂治疗	6	3
20	US9440069B2	用于体内和原位组织工程的经皮连续电针刺激	6	2
21	US20190374776A1	顺序植入刺激器的装置	5	24
22	US8099159B2	用于分析和比较生理参数测量的方法和装置	5	14
23	US20060036299A1	光促进脊髓损伤后的再生和功能恢复	5	5
24	US20040158284A1	节段性脊髓反射点医疗控制器	5	5
25	US6961622B2	穴位表面刺激装置	4	88
26	US20100042137A1	针灸和指压疗法	4	87
27	US20220395207A1	热像诊断方法及其系统	4	2
28	US20170360643A1	缓解身体不适的方法和装置	4	2
29	TW201635975A	利用血压计做心脏辅助病征谱量测方法	4	2
30	US20140249424A1	心血管脉搏波分析方法及系统	3	49
31	US20060135844A1	局部刺激治疗仪	3	22
32	CN110269593A	过测量脉搏来评估健康状况的系统以及评估健康状况的方法	3	2

以下是部分重点专利的简单介绍。

1）US20110046432A1

专利权人：电核有限责任公司

申请日：2005 年 11 月 10 日

目前状态：授权，至少有一个同族专利的状态有效

技术简介：

本发明涉及使用能源（包括电和 / 或磁、机械和 / 或声，以及光学和 / 或热能），其可以非侵入性地传输到或靠近选定的神经，以暂时刺激、阻断和 / 或调制选定神经中的信号。本发明特别适用于急性缓解与支气管收缩相关的症状，即哮喘发作、COPD 恶化和 / 或过敏反应。本发明的教导通过立即产生气道扩张和 / 或心脏功能增加以使随后的辅助措施（如肾上腺素的施用）能够被有效地使用，提供了对这种急性症状的紧急响应。

本发明治疗支气管收缩的方法包括刺激负责降低支气管平滑肌收缩幅度的选定神经纤维以增加其活性。

在一个优选的实施方案中，所选神经纤维包括向大脑发送副交感神经传入

迷走神经信号的神经纤维，然后大脑触发传出交感神经信号以刺激儿茶酚胺（包括内源性 β 激动剂、肾上腺素和 / 或去甲肾上腺素）从肾上腺和 / 或分布在全身的神经末梢释放。在其他实施例中，该方法包括刺激、抑制、阻断或以其他方式调节释放全身支气管扩张剂的其他神经或直接调节副交感神经节传递的神经（通过刺激或抑制节前到节后的传递）。在一个替代实施方案中，负责支气管扩张的纤维是完全包含在支气管气道壁内的中间神经元中，这些中间神经元负责调节支气管通道中的胆碱能神经。在这个实施方案中，中间神经元增加的活性将导致抑制或阻断负责支气管收缩的胆碱能神经，从而促进气道的打开。

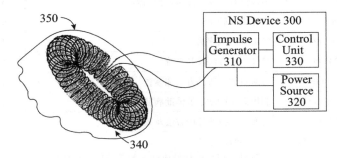

图 4.12 US20110046432A1 说明书附图

2）CN103648372A

专利权人：太空实验室健康护理有限公司

申请日：2011 年 5 月 15 日

目前状态：驳回，至少有一个同族专利有效

技术简介：

本发明提供了一种动态中心监测站，其具有多个触摸屏，用于显示一个或多个患者生命数据的数字或图形表达。该中心监测站连接至一个或多个床边监测器和遥测装置。多个触摸屏可被配置成同时显示对应于多个患者的实时的和历史数据。一个屏幕用于重新查看单个患者的数据，剩余的屏幕继续显示所有被监测的患者的生命数据。

在一个实施例中，触摸屏显示包括至少一个图标，当与第一患者相关联的第一患者显示区域启动时，该图标使系统自动显示与患者最近的重要生理事件发生期间及发生前后两分钟内相对应的数据。在一个实施例中，重大生理事件包括患者 SpO_2（脉搏血氧饱和度）水平、ECG（心电图）、有创血压、心率、无创血压、EEG（脑电图）、体温、心脏输出、二氧化碳水平，或呼吸率的异常读数。

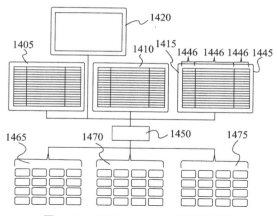

图 4.13　CN103648372A 说明书附图

3）US6961622B2

专利权人：罗素公司

申请日：2002 年 3 月 19 日

目前状态：未缴年费，所有同族专利均已失效

技术简介：

本发明提供了一种非侵入性的方法来刺激选定的穴位，可以用来刺激几乎任何穴位。通过使用其新颖的电极配置，电脉冲以有限的电流损耗传递到选定的穴位，从而降低了设备的功率要求。电极配置还可以轻松测量在针灸过程中使用的称为寸（定义为中指中指骨的长度）的身体尺寸单位。低功率要求将允许连接小型独立电源和 / 或控制单元（如刺激器）搭载到电极及使用标准外部电源或整个刺激器。

在一种穴位表面刺激装置中，改进之处在于，包括：

第一电绝缘层；

压敏电绝缘黏合剂第二层，其一侧黏附在第一层的一个表面上，由此第二层的相对侧黏附到皮肤表面以供使用，第二层具有中心孔和一系列围绕中心孔的圆形间隔开的孔；

导电凝胶在孔中并从孔中突出，用于当第二层的相对侧黏附到其上时电连接到皮肤表面；

第一电导体夹在层之间并电连接围绕圆的一系列孔中的凝胶；

第二电导体夹在两层之间，一端与中心孔中的凝胶电连接，并延伸到相对的接头端，用于与刺激器电连接；和

第三电导体夹在层之间，其一端电连接到第一导体，并延伸到相对的接线

片端，用于电连接到刺激器。

　　该装置优选为盘形，具有两个主要的电绝缘层。第一层具有一侧，为下侧使用侧，用于黏附到患者的皮肤表面，第二层为上层，其下侧最好有印刷的电路，使得电路夹在两层之间。该装置可以制成多种尺寸，以适应患者的体型和要刺激的穴位的位置。展示了两种不同形式的设备：一次性和可重复使用的设备。在一次性使用设备中，第一下层优选的是两面具有非导电黏合剂的泡沫：底面用于黏附到皮肤上，而顶面用于黏附到上聚酯盘上。穿过该下部泡沫层的孔优选地包括八个孔，这些孔围绕下部泡沫层中间的一个中心孔同心地间隔开。优选地，所有这些孔都被从下泡沫层突出的导电凝胶过度填充。印刷在上层下侧的导电电路在上层黏附到下层时，用于在八个同心孔中的每一个中与凝胶串联连接，并在中心孔中单独与凝胶连接。印刷电路可以是银／氯化银聚合物膜，还提供了一个或多个标签，该标签可以通过直接接触或通过导线永久或临时固定到集成或远程模拟器上。在可重复使用的设备中，压敏黏合剂材料形成了下层，允许对患者皮肤进行多次应用。黏合剂下层是透明的，以显示圆形中心电极和环形电极。电极优选为银／氯化银聚合物膜。在任一配置中，金属芯绝缘引线可用于与连接到插孔的引线的相对端部进行电连接，以连接到脉冲刺激器，或者可以以导电片结束。

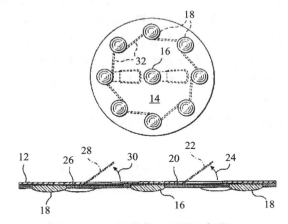

图 4.14　US6961622B2 说明书附图

4）US20100042137A1

专利权人：COMGENRX，INC.

申请日：2008 年 2 月 19 日

目前状态：撤回，所有同族专利均已失效

技术简介：

这里描述的是用于针灸治疗的设备、方法和套件。所描述的装置、方法和套件可以延长感到缓解的时间段和 / 或可以不需要专家从业者定位穴位。该方法结合东西方方法，采用针灸穴位注射方式和针灸原理进行软组织注射。另一个目标是在身体上注射、植入或输注多个穴位以达到治疗效果——不仅是传统针灸识别的那些穴位，还包括在发炎或受损的关节、滑囊、肌腱、神经、肌肉、韧带、肌腱、附着点和其他软组织结构上根据传统的西方方法在皮内进行，即在更浅的深度。此外，该方法通过将针穿刺与施加压力的体积流体的注射相结合，将针灸和穴位按摩的元素结合起来。

还描述了一种用于治疗疼痛和促进健康的方法，包括选择药剂的注射或植入点，以及在针灸穴位或其邻近区域注射、输注或植入装置或药剂制剂。疼痛缓解或非疼痛状态的缓解可在数分钟内实现，并维持从数分钟到数小时甚至在某些情况下数天的时间。该治疗方法可有效治疗急性和慢性的内脏、躯体、炎症、手术后和神经性疼痛，以及局部和 / 或全身的肌肉疼痛和僵硬及关节疼痛和僵硬，并促进健康和保健。例子表明，该方法能缓解人类患者在多种情况下的疼痛，包括关节、肌肉和肌腱疼痛，关节、肌肉和肌腱不活动，炎性疼痛，手术后疼痛，头痛，神经病，骨关节炎和自身免疫性疾病及促进健康的非疼痛性疾病，如流涎、恶心、嗜睡、过敏及情绪和睡眠障碍。

各种装置可用于局部或皮下递送药剂。这里描述的一些用于针灸治疗的装置通常包括组织刺穿构件和储液器。组织刺穿构件通常用于皮下递送药剂。储液器可以包含试剂。该设备可以包括附加元件，还可以包括外壳。外壳通常支撑组织刺穿构件的近端和储液器。在一些变型中，外壳可以将预定量的药剂从储液器输送到组织刺穿构件。组织刺穿构件可以是均匀性好的刚性材质或包括可延展部分。组织刺穿构件可包括针灸针。组织刺穿构件可包括内腔并且内腔的内表面可涂有药剂。储液器可以具有多种构造。例如，储液器的远端可包括组织刺穿构件。储液器可以可拆卸地连接到组织刺穿构件。储液器可能是易碎的。包含在储液器内的药剂可以是单一药剂或药剂的组合。在一些变型中，药剂可以包括局部麻醉剂，如利多卡因。该装置可包括一个以上的储液器。第二储液器可包含第二药剂，其可与第一储液器中的药剂混合或单独递送。可以使用相同的组织刺穿构件或不同的组织刺穿构件来递送第二药剂。该装置可以包括被配置为递送药剂的泵。泵可以周期性地、连续地或基于用户输入输送药剂。

此处描述的用于针灸治疗的其他装置包括组织刺穿构件，当它被推进到针灸点处或附近的组织中时递送药剂。组织刺穿构件可包括针灸针或可包括一个或多个管腔。在一些变型中，组织刺穿构件涂有或浸渍有药剂。例如，组织刺穿构件可以喷涂或浸涂试剂。

此处还描述了针灸的方法。在一些变型中，该方法包括将组织刺穿构件在针灸点处或针灸点附近插入组织中并将药剂递送到组织中。可以以任何合适的方式递送药剂，包括通过在针灸穴位或指压穴位向皮肤表面局部施用药剂来预处理组织，以及使组织刺穿构件穿过组织处的药剂。根据一些实施例，组织刺穿构件在插入组织之前涂有药剂。组织刺穿构件可连接到与储液器流体连通的可植入泵。可以使用连接到组织刺穿构件的注射器来递送药剂。组织刺穿构件可包括针灸针。

与此处描述的装置、方法和试剂盒一起使用的药剂可以是任何合适的药剂，并且可以是任何合适的形式。例如，试剂可以是液体、固体或半固体。液体可以是溶液或乳液，固体可以是粉末、栓剂或贴剂，半固体可以是乳膏、洗剂、软膏或凝胶。药剂可配置用于缓释。该药剂可用于治疗关节病症，如炎性关节病、滑囊炎、肌腱病、扭伤、关节痛、骨关节炎、退行性骨关节病、脊椎病、TMJ（颞下颌关节）功能障碍或纤维肌痛。该药剂可用于治疗肌肉病症，如肌肉僵硬、过度使用综合征或肌肉拉伤。该药剂可用于治疗呼吸系统疾病，如哮喘、肺不张、慢性阻塞性肺疾病、喘息或呼吸困难。该药剂可用于治疗循环系统疾病，如高血压或头痛。该药剂可用于治疗神经病症，如神经病、多发性神经病、紧张性头痛、头痛、情绪障碍、睡眠障碍、疲劳、嗜睡或情绪障碍。该药剂可用于治疗内分泌病症，如胰腺炎、糖尿病或过敏。该药剂可用于治疗其他病症，如肥胖、疼痛、胸闷、睾丸扭转、流涎、消化不良、溃疡、腰椎骨折或压迫、反射性交感神经营养不良等。

该药剂可以包括抗动脉粥样硬化剂、抗银屑病药、解痉药、肌肉松弛剂、肌肉收缩剂、组胺、退热药、镇痛药、抗高血压药、抗凝剂、促凝血剂、降胆固醇剂、抗惊厥药、认知增强剂、胆碱能药、抗胆碱能药、抗阿尔茨海默氏症药物、镇静剂、抗帕金森药物、催眠药、抗精神病药物、抗酸药、抗组胺药、抗糖尿病药、避孕药、拟交感神经药、辅酶、肾上腺素能药、肾上腺素能拮抗剂、酶抑制剂、神经毒素、神经递质、激素、抗溃疡药、抗胀气药、质子泵抑制剂、止泻药、止痒药、止吐药、抗反流药、抗肥胖药、自身免疫性疾病药、抗癌物质、免疫调节因子、利尿剂、抗青光眼化合物、抗炎药、抗眩晕药、局部麻醉剂、眼科、营养因子、生长因子、核酸、抗-I感染剂、维生素、矿物质、营养补充剂、润滑剂、显像剂、乳化稳定剂、草药、植物提取物、收敛剂、丁哌卡因、曲安西龙及它们的组合、衍生物或前体。

还描述了使用可植入储液器或装置进行针灸治疗的其他方法。这些方法通常包括在穴位处或穴位附近皮下插入可植入储液器。可植入储液器可包含用于治疗医学病症的药剂。可植入储液器可包括芯。

还描述了要应用于皮肤表面的贴剂。用于针灸治疗的贴片可包括多个组织刺穿构件和与组织刺穿构件流体连通的药剂。多个组织刺穿构件可构造成局部地或皮下地递送药剂。贴片可能会长时间黏附在皮肤上。为了黏附到皮肤上，贴片可以包括一种或多种合适的黏合剂。

还描述了包括一个或多个用于针灸治疗的装置和一个或多个用于一种或多种药剂的容器的套件。该套件可包括使用说明，该使用说明可包括用于基于疼痛类型选择穴位的说明。一种或多种用于针灸治疗的装置可以涂有一种或多种药剂。储液器可包括至少一个含有一种或多种药剂的泡罩。

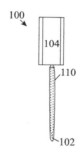

图 4.15　US20100042137A1 说明书附图

4.4　小结

经过多年发展，中药先进制造装备的干燥、分离纯化二级技术分支和中医先进诊疗装备适用于急症的中医诊疗装备二级技术分支都经历了从机械部件到软件控制等一系列的技术发展，这也同样是其他技术分支的发展路线。

上述三个重点技术分支在中国的专利运营活跃度不高，由于垄断性较强，未形成有效竞争，因而鲜少有涉及诉讼和无效的专利。但经过多年积累，各个龙头企业都积累了非常多的重点专利，对于了解该技术领域的发展和现状具有重要的借鉴意义。

从所列的重点专利来看，较高水平的专利技术多数仍掌握在国外创新主体的手中，专利壁垒依然存在，国内创新主体仍需努力。

第五章　重点关注创新主体分析

　　某一领域的技术发展往往是由该领域的重点创新主体，尤其是龙头企业引领的，这些创新主体通常有重点布局方向和清晰的技术脉络。研究分析这些重点创新主体的技术分布和技术发展趋势，一方面能够快速了解该领域的技术重点、技术脉络；另一方面也能够帮助新进入者迅速找到技术突破口，确立技术布局方案。

　　本章选择两家国内龙头企业、两家重点高校和两家重点医院作为重点关注创新主体，对其专利布局趋势、专利地域分布、技术分布、重点发明人及重点专利进行统计和分析。

5.1　新华医疗

5.1.1　新华医疗

　　新华医疗创建于1943年，是我党我军创建的第一家医疗器械生产企业，现为国家医疗器械行业协会会长单位，消毒供应室设备专业委员会理事长、秘书长单位，被国家定名为消毒灭菌设备研制中心。新华医疗是集产品设计、研发、生产、销售于一体的大型综合性企业，现拥有生产工厂6家、子公司6家；员工3 000多人，其中工程技术人员占40%以上。

　　新华医疗拥有国家认定企业技术中心，设有"博士后科研工作站""山东省肿瘤治疗技术企业重点实验室"等多个省级技术研发平台，入选国务院国有资产监督管理委员会（简称"国资委"）"科改示范企业"、中国制造业企业500强、中国企业专利500强、山东省"十强"产业集群领军企业。有"泰山"产业领军人才3人、省管企业杰出创新人才1人，承担、参与了国家重点研发项目20余项，获得省市级科技进步奖10余项。截至2023年10月，已起草国家标准40项，行业标准84项；授权专利3 530项，其中发明专利240项，实用新型专利 2 670 项；软件著作权登记 234 项。

新华医疗的发展经历了四个阶段：百折不挠　艰苦卓绝（1943—1952年）；斗志昂扬　万象更新（1953—1977年）；解放思想　大步向前（1978—1999年）；砥砺奋进　日新月异（2000—至今）。

新华医疗创始人——八路军胶东军区卫生一所战士蔡锦章，从家中挑来一担银匠工具，包括一个风箱、一把手钳、一方铜钻、两把小锤，担负起研制镊子、探条等简易医疗器械的任务。1943 年 11 月，为解决战时军需供给问题，在司令员许世友的批复下，军区后勤部抽调 18 名战士协同蔡锦章工作，正式成立器械组，这就是新华医疗的发展起点和前身。1947 年春，孟良崮战役打响，蔡锦章带领全体军工人员加班加点，夜以继日，突击生产，仅用 20 天就圆满完成了 36 000 多件医疗器械的生产任务。从烽火连天的抗日战场走来的新华医疗，红色基因已经深深地浸润到鲜红的血脉里，伴随着中华人民共和国的成长而壮大，并于中华人民共和国成立前夕的 1948 年迁址到山东淄博。

1953 年，医疗器械分厂同山东新华制药厂分家独立，隶属中央人民政府轻工业部医药工业管理局直接领导，正式命名为"山东新华医疗器械厂"。1956 年 3 月，山东新华医疗器械厂提前 22 个月完成了第一个五年计划的全部指标，《人民日报》在头版做了报道；1960 年 5 月，首次试制成功人用注射针管电解开刃工艺并在全国同行业推广应用，之后又试制成功万能产床、手提式高压消毒器、30mA X 线机等；1961 年 10 月，试制成功 10 毫升尼龙注射器和人用注射针头；1963 年 11 月，止血钳、唇头钳、铣刀研制成功并在全国同行业推广应用；1967 年 2 月，新华医疗委派专家赴越南进行援越工厂设计和厂址选择工作，并得到时任越南总理范文同的接见。

1988 年，新华医疗开发的安瓿灭菌器、蒸汽真空干燥器、6m³ 大型消毒柜、医用焚烧炉试制成功。1990 年 11 月 20 日，研制开发的 6m³ 灭菌器、环氧乙烷灭菌器、蒸汽灭菌生物指示剂检测器 3 种新产品在北京通过技术鉴定。1991 年 11 月 10 日，研制开发的脉动真空灭菌器、快速冷却灭菌器、台式灭菌器、尿液自动分析仪、YF 型医用焚烧炉 5 种新产品通过了省级技术鉴定。1994 年 5 月，研发的 FCC-7000 型钴 60 远距离治疗机通过了国家技术鉴定。1994 年 10 月 13 日，新华医疗举办的"钴 60 治疗机质量万里行"活动正式启动。1997 年 8 月 15 日，所属的股份有限公司与德国蛇牌公司合资项目正式签约，成立了蛇牌手术器械有限公司。1997 年 9 月，在灭菌设备分厂投资建立了计算机辅助系统——计算机辅助设计（CAD）。1997 年 12 月 18 日，研制开发的 SL-I 型模拟定位机通过了国家医疗器械注册专家评审委员会的验收，并正式在国家中医药管理局登记注册。

2000 年 6 月 22 日，自行研制的达到国内领先水平的 XHA600C 型医用电子直线加速器调试成功。2002 年 9 月 27 日，2100 万 A 股股票在上海证券交易所成功上市。2005 年，被认定为国家级企业技术中心。2008 年，通过了高新技术企业认定。2009 年 6 月 27 日，时任中共中央政治局常委、国务院总理温家宝来视察工作。2009 年 10 月 17 日，时任中共中央总书记、国家主席、中央军委主席胡锦涛来视察工作。2018 年公司营业收入首超百亿元人民币，在 2018 年度全球百强医疗器械公司榜单中位居第 47 位。2019 年，首次入选中国制造业 500 强。2020 年，公司控股股东变更为山东颐养健康产业发展集团有限公司，标志着公司发展迈向新的阶段。2021 年 1 月 29 日，党委十届四次全体委员会确定"调结构、强主业、提效益、防风险"的工作方针。2022 年，荣获国务院国资委"科改示范企业"称号。

80 多年来，新华医疗本着健康、创新的企业理念，坚定不移地走在健康产业、技术创新、资本运作的道路上，不断吸收国际先进的管理理念、管理模式，传承信仰，突破创新，三方齐力，着力民生，力求提供最暖心的高品质医疗解决方案。

5.1.2 申请趋势及全球专利布局情况

由图 5.1 可知，新华医疗专利申请量的变化可分为三个阶段：在 2011 年之前，新华医疗的专利申请量在低位波动；2011—2017 年，新华医疗的专利申请量先出现较高的增长，并且在 2013 年年申请量达到顶峰，2013 年以后申请量逐年下降，最终在 2017 年申请量为零，说明新华医疗在中药先进制造装备领域有专项研究，并且取得了一定的研究成果，到 2017 年项目基本完结；2018—2020 年，新华医疗的年专利申请量又有所增加，说明新华医疗在中药先进制造装备领域又进行了相关的研究。需要指出的是，新华医疗除在中药先进制造装备领域有专利申请以外，在中医先进诊疗装备领域也申请了一件专利，由于申请量较小，不再单独分析。

通过对新华医疗在中药先进制造装备领域全球专利区域分布的分析发现，新华医疗仅在本土进行专利申请，并没有进行 PCT 申请或者在国外进行专利申请，这也表明新华医疗的专利布局主要集中在国内。之所以如此布局，可能是因为中国是中药制备最大的市场，国外中药制备市场占比很小。

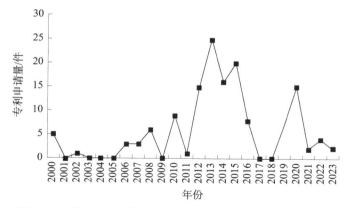

图 5.1　新华医疗在中药先进制造装备领域全球专利申请趋势

5.1.3　技术分布情况分析

由图 5.2 可以看出，新华医疗仅在干燥和灭菌二级技术分支具有一定的专利申请量，其中干燥二级技术分支申请量有 9 件，灭菌二级技术分支申请量有 137 件，说明灭菌二级技术分支是新华医疗重点研究和专利布局方向。

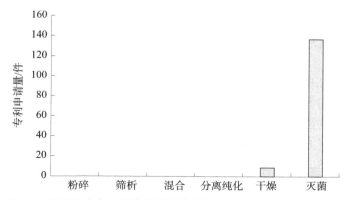

图 5.2　新华医疗在中药先进制造装备领域各具体分支专利申请量

5.1.4　协同创新情况分析

通过对新华医疗在中药先进制造装备领域共同专利申请人进行分析发现，在本领域中，新华医疗的专利申请只有一个专利权人，并不涉及协同创新，说明在本领域中新华医疗是独立进行相关装备的研发。这也从另一个侧面反映出新华医疗在灭菌等领域具有较高的研发水平，能够独立完成项目研发。

5.1.5　发明人情况分析

从图 5.3 可以看出，陈少剑的专利申请量在新华医疗所有发明人中排名第一，有 44 件。排名第二的是姚如意，其是新华医疗的主任工程师。

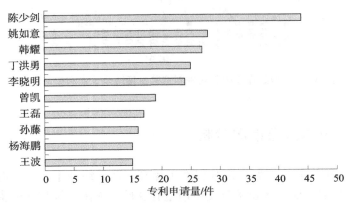

图 5.3　新华医疗在中药先进制造装备领域全球专利申请人

5.1.6　重点专利技术

新华医疗在中药先进制造装备领域部分重点专利申请，均被其他专利申请引用多次或者具有多项同族，或者是新华医疗的重点技术（见表 5.1）。对这些专利申请进行重点解读，将有利于梳理新华医疗的产品和技术脉络，并从中得到技术创新方向的启发。

表 5.1　新华医疗在中药先进制造装备领域重点专利　　单位：件

序号	公开号	标题	被引用专利数量
1	CN203493947U	管道式过氧化氢气体消毒器	13
2	CN202605354U	一种过滤器用在线灭菌干燥装置	10
3	CN201814890U	灭菌器真空泵供水装置	10
4	CN204872807U	一种灭菌设备及其自动进出料装置	10
5	CN201101729Y	升降门 GMP 灭菌器	9
6	CN201814878U	灭菌器进汽排汽装置	10

序号	公开号	标题	被引用专利数量
7	CN201862007U	灭菌器快速冷却装置	9
8	CN2390603Y	安瓿灭菌器	8
9	CN202724299U	湿热灭菌温度精确控制装置	8
10	CN203263846U	一种双过滤器在线灭菌装置	8
11	CN203263870U	一种用于灭菌器的干燥空气补气加热及冷却装置	7
12	CN203329082U	一种故障探头自动替换冗余装置	7
13	CN2558379Y	强制通风干燥式软包装水浴灭菌器	7
14	CN202497474U	新型灭菌干燥装置	6
15	CN106016978A	实验室用药品无菌冻干隔离器系统	6
16	CN201127733Y	连续式灭菌器	6
17	CN202497477U	移动式除菌过滤器灭菌装置	6
18	CN204085077U	一种药品干燥机	5
19	CN203539738U	一种自动进出车装置	5

5.2　楚天科技

5.2.1　楚天科技

楚天科技成立于 2000 年，是中国医药装备行业的领军企业，也是世界医药装备行业的知名企业之一。主营业务是医药装备及其整体技术解决方案，并率先推动智慧医药工厂的研究与开发。公司系中国 A 股上市公司，旗下拥有德国 ROMACO 集团、楚天华通、四川省医药设计院、楚天飞云、楚天源创、楚天微球、楚天思优特、楚天思为康、楚天华兴、楚天长兴、楚天科仪、楚天净邦、楚天派特、楚天博源、楚天智能机器人等多家全资或控股子公司，全球员工总数 9 000 余人，总资产 110 亿元。

楚天科技已有长沙和德国两大运营总部，建有长沙中央技术研究院、欧洲技术研究院和四川省医药设计院三大研发机构，并设有国家级企业技术中心、国家级创新基地、博士后科研工作站、院士专家工作站等多个技术与创新平台。截至 2023 年 10 月 31 日，共提出 5 250 件中国专利申请，授权专利

4 241 件，有效专利 3 121 件。另提出 50 件 PCT 国际专利申请，在美国、俄罗斯、印度、韩国、德国、印度尼西亚、日本、欧洲等多个国家和地区获得 25 件专利授权。牵头制定了本系统国家行业产品技术标准 20 多件。集团产品与服务已累计覆盖 180 多个国家和地区，国际市场占有率正逐年快速提升。

楚天科技正在全力打造"楚天生物医药与生命科学产业链"，进入了生物医药高分子材料领域和生命科学基因技术领域，正朝着千亿产业链目标疾速推进。公司坚持"做受尊敬的人、造受尊敬的产品、办受尊敬的企业"的核心价值观，弘扬"因为执着，所以卓越"的精神，落实"以客户为中心、以奋斗者为本、以目标责任结果为导向"的经营宗旨，履行"让世界制药工业插上智慧的翅膀"之使命，争取在 2030 年前后将楚天科技打造成为全球医药装备行业领军企业之一。

5.2.2　申请趋势及全球专利布局情况

楚天科技从 2008 年开始涉及中药先进制造设备领域。2008—2015 年，专利申请量在低位波动，年专利申请量低于 5 件；2016—2021 年，专利申请量呈现波动增长趋势，并且在 2017 和 2021 年出现两个高峰（图 5.4）。由此可见，2008—2015 年，虽然楚天科技开始涉及中药先进制造装备领域，但是其研发投入相对较低；从 2016 年开始，楚天科技在中药先进制造装备领域的研发投入有所增加，进而也取得了更多的技术成果。需要指出的是，楚天科技除在中药先进制造装备领域有专利申请以外，在中医先进诊疗装备领域也申请了一件专利，由于申请量较小，不再单独分析。

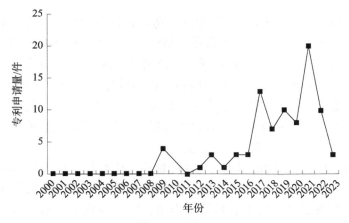

图 5.4　楚天科技在中药先进制造装备领域全球专利申请趋势

　　楚天科技在本土的专利申请量最多，在印度、世界知识产权组织和美国分别申请了2件、2件和1件专利（图5.5）。由此可见，楚天科技的专利布局主要集中在国内。

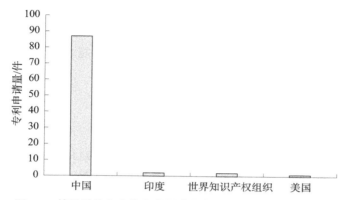

图 5.5　楚天科技在中药先进制造装备领域全球专利区域分布

5.2.3　技术分布情况分析

　　由楚天科技在中药先进制造装备领域各技术分支的专利申请量可以看出，除粉碎和筛析二级技术分支之外，其均具有一定的专利申请量，其中混合二级技术分支申请量为7件，分离纯化二级技术分支申请量为16件，干燥二级技术分支申请量为15件，灭菌二级技术分支申请量有53件，说明灭菌二级技术分支是楚天科技的研究重点和专利布局方向（图5.6）。

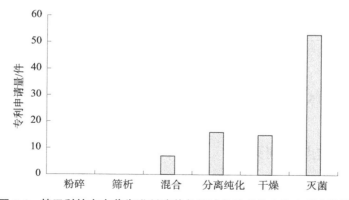

图 5.6　楚天科技在中药先进制造装备领域各技术分支的专利申请量

5.2.4 协同创新情况分析

通过对楚天科技在中药先进制造装备领域共同专利申请人进行分析发现，楚天科技合作者有一个，即津药达仁堂集团股份有限公司第六中药厂，他们共同申请了两件专利。由此可见，楚天科技的协同创新率比较低，这也从侧面说明楚天科技在中药先进制造装备领域具有一定的研发能力，能够独立完成绝大部分项目的研发。

5.2.5 发明人情况分析

从图 5.7 可以看出，蔡大宇的专利申请量在楚天科技所有发明人中排名第一，有 17 件。蔡大宇 2006 年 9 月入职楚天科技，历任公司工程师、研发中心主任、产品线总监、中央技术研究院副院长，现任公司国际销售与服务中心总裁。

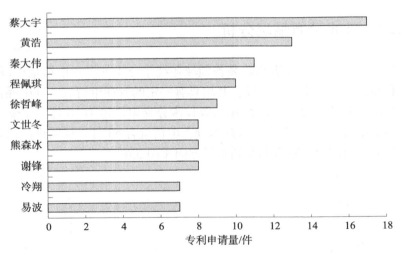

图 5.7 楚天科技在中药先进制造装备领域全球专利发明人

5.2.6 重点专利列表

楚天科技在中药先进制造装备领域所布局的部分重点专利申请均被其他专利申请引用多次或者具有多项同族，即其在某一技术方面具有典型性和代表性，也是重点技术（见表 5.2）。

表 5.2　楚天科技在中药先进制造装备领域重点专利　　　　单位：件

序号	公开号	标题	被引用专利数量
1	CN203625000U	灌装组件、灌装装置以及清洗灭菌装置	6
2	CN207635779U	药瓶甩干机	5
3	CN206050380U	托瓶盘、托盘装置以及水浴灭菌柜	4
4	CN201431639Y	用于杀菌干燥机的冷却灭菌层流组	2
5	CN107560417A	用于容器瓶吹干机的跟踪吹气装置	2
6	CN207216450U	用于灭菌柜的热水供应系统	2
7	CN108020027A	一种原料药冻干生产线及其工艺流程	2
8	CN208205616U	一种原料药冻干生产线	2
9	CN110251711A	一种用于隔离器的灭菌系统、灭菌方法及隔离器	2
10	CN214969544U	一种电子束灭菌系统	2
11	CN114272418A	基于羟基自由基监测的汽化过氧化氢灭菌强化方法	2
12	CN216523000U	可在线清洗灭菌的原料药冻干机出料系统	2

5.3　上海中医药大学

5.3.1　上海中医药大学概况

上海中医药大学成立于 1956 年，是中华人民共和国诞生后首批建立的中医药高等院校之一，是教育部与地方政府"部市共建"的中医药院校，也是上海市重点建设的高水平大学。

学校位于浦东新区张江科学城科研教育区内，占地 500 余亩，教学设施齐全、环境优美。作为地处张江科学城核心板块的高校，以主动对接国家战略、对接服务具有全球影响力的科技创新中心建设为己任，利用已有的学科和综合优势，勇担深化中医药高等教育改革、推动中医药自主创新、引领中医药事业发展的重任。

学校有教职员工 1 300 余人，拥有 5 名两院院士、5 名国医大师、3 名全国名中医、97 名上海市名中医、700 多名高级专家和教授，为国家培养和输送了大批各级各类中医药专门人才。全日制在校学生近 8 000 人，校友遍布 70

多个国家和地区。学校是教育部"人才培养模式创新实验区"和"特色专业点"建设高校，有中医学、中药学、中西医结合3个一级学科及中医1个专业学位类别（领域）博士学位授权点，中医学、中药学、中西医结合、科学技术史、医学技术、马克思主义理论、护理学7个一级学科，药剂学、生药学、药理学3个二级学科及中医、中药、护理、翻译、公共卫生、生物与医药6个专业学位类别（领域）硕士学位授权点，3个博士后流动站。博士学位授予专业覆盖全部中医药学科。有18个本科专业，除中医学、中药学、中西医临床医学专业外，还设有护理学、食品卫生与营养学、康复治疗学、药学、生物医学工程、预防医学等专业。有7个继续教育本科专业。

学校已与20个国家和地区的60余家海外院校、医疗科研机构和国际组织建立了科研、教学、医疗等合作关系。其中，设有中英合作药学、中英合作护理学2个中外合作办学项目，与泰国、马来西亚、马耳他、美国等国家和地区院校合作举办的境外中医药学历教育，以及在希腊、西班牙创办的2家"太极健康中心"。积极响应国家"一带一路"倡议，已在捷克、荷兰、摩洛哥、毛里求斯、泰国、马耳他等国家设立海外中医中心，不断促进中医药国际化。

学校有国家重点学科4个，分别是中医外科学、中药学、中医内科学及中医骨伤科学；国家重点学科（培育）2个，分别是中医医史文献学、针灸推拿学；国家中医药管理局重点学科38个；上海市高峰高原学科4个。有2个教育部工程研究中心，3个教育部重点实验室，3个上海市重点实验室，7个国家中医药管理局重点研究室。中医学、中药学两个学科连续入选国家"双一流"建设学科高校名单并进入培优建设行列；在教育部公布的第四轮学科评估结果中，中医学、中药学、中西医结合三个学科全部进入最高等级的A+档，是全国中医院校中唯一取得3个A+的高校。

学校办医规模与医疗服务能力不断提升，有9家附属医院，覆盖了上海市所有三级中医、中西医结合医院。附属医院的总建筑面积约71.7万平方米，核定总床位数7 118张，每年服务来自世界各地患者约1 895万人次。上海中医药大学附属龙华医院、上海中医药大学附属曙光医院、上海中医药大学附属岳阳中西医结合医院3家直属附属医院均为国家中医临床研究基地、国家区域医疗中心输出单位；各附属医院共有21个国家临床重点专科，其中9个华东区域医疗中心。

学校以建设世界一流中医药大学为目标，坚持"不重其全重其优、不重其大重其特、不重其名重其实"的办学理念，经过近70年的建设和发展，已成为教学与科研实力及主要学科全国排名领先的中医药高等院校。

5.3.2　申请趋势及全球专利布局情况

上海中医药大学专利申请量变化趋势整体分为三个阶段：在 2008 年之前，上海中医药大学的专利申请量在低位波动；2009—2017 年，上海中医药大学的专利申请量先出现较高的增长，并且在 2017 年年申请量达到顶峰，说明上海中医药大学在中药先进制造装备领域具有专项研究，并且取得了一定的研究成果；2018—2021 年，上海中医药大学的年专利申请量保持稳定，说明相关研究还在持续（图 5.8）。

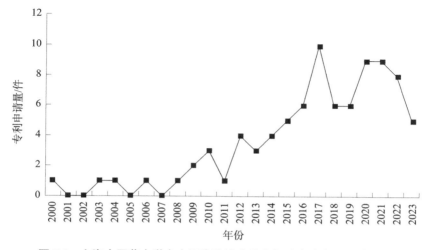

图 5.8　上海中医药大学在中医先进诊疗装备领域全球专利申请趋势

通过对上海中医药大学中医先进诊疗装备领域全球专利区域分布进行分析发现，上海中医药大学除了在本土进行专利申请，还有一件 PCT 申请，一件进入美国的专利申请和一件英国专利申请，表明上海中医药大学的专利布局主要集中在国内，在国外布局较少。

5.3.3　技术分布情况分析

从上海中医药大学在中医先进诊疗装备领域各技术分支全球的专利申请量可以看出，上海中医药大学在中医先进诊疗装备各二级技术分支的专利申请量中，治疗二级技术分支的申请量最多，为 73 件；诊断二级技术分支的申请量为 33 件；急症二级技术分支的申请量最少，为 13 件（图 5.9）。说明治疗二级技术分支是上海中医药大学的重点研究和专利布局方向。

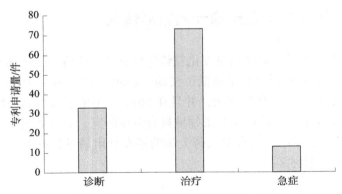

图 5.9　上海中医药大学在中医先进诊疗装备领域各具体分支专利申请量

5.3.4　协同创新情况分析

通过对上海中医药大学在中医先进诊疗装备领域的共同专利申请人进行分析发现，其合作申请人有 10 个，但是与每个合作者合作申请的专利数量相对比较少（见表 5.3）。这说明本领域中上海中医药大学可能有多个不同的研究方向。

表 5.3　上海中医药大学在中医先进诊疗装备领域协同创新情况　　单位：件

申请人	合作申请人	合作申请数量
上海中医药大学	李甜	2
上海中医药大学	上海市针灸经络研究中心	2
上海中医药大学	中国人民解放军 63919 部队	1
上海中医药大学	上海交通大学	1
上海中医药大学	台州市温岭中医医疗中心（集团）	1
上海中医药大学	华东理工大学	1
上海中医药大学	上海泰怡健康科技有限公司	1
上海中医药大学	上海中医药大学附属岳阳中西医结合医院	1
上海中医药大学	上海大学	1
上海中医药大学	上海市针灸经络研究所	1

5.3.5　发明人情况分析

从上海中医药大学在中医先进诊疗装备领域发明人专利申请量排名可以

看出，杨华元的专利申请量排名第一，有14件（图5.10）。杨华元是上海中医药大学针推学院中医工程学教研室教师、中医工程研究所所长，主要从事现代中医工程研究、诊疗技术与诊疗装备研究、针灸器材及针刺手法研究等工作。近年来，以第一作者或通讯作者身份发表SCI和核心期刊论文80余篇。

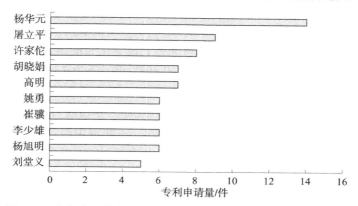

图5.10　上海中医药大学在中医先进诊疗装备领域全球专利发明人

5.3.6　重点专利列表

表5.4列出了上海中医药大学在中医先进诊疗装备领域所布局的部分重点专利申请，这些专利申请均被其他专利申请引用多次或者具有多项同族，有一定的典型性和代表性，也是上海中医药大学的重点技术。

表5.4　上海中医药大学在中医先进诊疗装备领域重点专利　　单位：件

序号	公开号	标题	被引用专利数量
1	CN205198431U	一种艾灸罐	21
2	CN201814562U	小型化手持式舌象采集装置	17
3	CN102298663A	中医自动识别证型的检测方法	16
4	CN202537490U	脉象数据信息采集与分析装置	10
5	CN204017171U	一种红外温灸仪	9
6	CN202113324U	实时监测穴位皮肤温度的微型艾灸器	8
7	CN108852823A	六自由度机械臂智能艾灸器	7
8	CN109472774A	一种基于深度学习的舌象图像质量检测方法	7
9	CN201384792Y	复合激光灸疗仪	6
10	CN105534490A	一种指压式脉仪的控制方法	6
11	CN201814563U	舌诊与面色诊数字图像采集装置	5
12	CN108926327A	一种小型台式舌面诊数字图像采集装置及方法	5

5.4 湖南中医药大学

5.4.1 湖南中医药大学概况

湖南中医药大学是湖南省重点建设本科院校，也是全国首批设立国家级重点学科的高校，全国首批招收博士研究生、留学生及港澳台学生的中医药院校。现有含浦、东塘两大校区，占地面积 1018 亩。下设 15 个本科教学学院，以及研究生院、国际教育学院、继续教育学院、湘杏学院（独立学院），15 所附属医院（2 所直属附属医院），25 所教学医院。学校前身为创办于 1934 年的湖南国医专科学校，1960 年设立本科院校——湖南中医学院，1965 年省中医药研究所整体并入（1972 年重新恢复独立建制），1990 年原湖南科技大学成建制并入湖南中医学院，2002 年与湖南省中医药研究院合并（2022 年省中医药研究院恢复独立建制），2006 年经教育部批准更名为湖南中医药大学。2012 年进入湖南省一本招生序列，2018 年入选湖南省高等学校"国内一流建设高校"，2020 年入选湖南省"三全育人"综合改革试点校，2022 年入选湖南省"双一流"建设高校，并获评全省高校党建工作"示范高校"，2023 年荣获"湖南省五一劳动奖状"。

在长期的办学实践中，湖南中医药大学始终秉承"文明、求实、继承、创新"的校训精神，恪守"人本、仁和、精诚"理念，遵循"质量办学、特色办学、开放办学"思路，以促进中医药传承创新发展、服务人类健康和经济社会发展为己任，立足湖南，扎根中国，放眼世界，加快建设教育强校、科技强校、人才强校、文化强校、质量强校、产业强校，深化综合改革，强化内涵建设，是湖南省中医药人才培养的重要基地、科研创新的示范高地、中医药产业发展和医疗服务的战略要地、中医药传承发展的文化重地，以及推动中医药走向世界的前沿阵地。

学校以本科教育为主，大力发展研究生教育和长学制教育，积极开展港澳台侨和来华留学生教育，适度开展继续教育。现有学生 23 124 人，其中全日制本科生 19 260 人，硕士研究生 3 318 人，博士研究生 499 人，留学生 117 人。开设 31 个本科专业，涵盖医、理、工、管、文、教等 6 大学科门类。现有博士后科研流动站 3 个，一级学科博士学位授权点 3 个，二级学科博士学位授权点 23 个，博士专业学位授权点 1 个；一级学科硕士学位授权点 9 个，二级学科硕士学位授权点 69 个，硕士专业学位授权点 7 个。

学校以新医科建设为抓手，促进医学教育创新发展，以医学学科为主体，坚持中医药特色、中西医结合，推动多学科交叉协同发展。现有全国黄大年式教学团队等省部级及以上教学团队 8 个；国家级一流本科专业建设点 8 个、省级一流本科专业建设点 19 个；国家级及省级特色专业 11 个；国家级及省级精品课程 10 门，国家级课程思政示范项目 3 门；国家级一流课程 13 门，省级一流课程 122 门。建有国家级、省级虚拟仿真实验教学项目 10 项；国家级及省级实践教育、创新创业教育等基地和中心 25 个。获高等教育国家级教学成果奖二等奖 3 项。

学校构建了国家、部省、校级三级学科体系。中医学入选湖南省"十四五"世界一流培育学科，药学、中西医结合学科入选湖南省"十四五"重点学科；临床医学、药理学与毒理学进入 ESI 学科全球排名前 1%；中医学优势特色学科群入选湖南省首批优势特色学科群；中医眼科学、针灸学、中医肝胆病学、中医诊断学、中医肛肠科学入选国家中医药管理局"十四五"高水平中医药重点学科；建有"十四五"校级重点学科 7 个，校级重点培育学科 6 个，校级优势特色学科群 4 个。中医诊断学保持中医药院校领先地位，中医内科学、中医五官科学、针灸推拿学、中西医结合基础、中西医结合临床、药学等中医药特色切实提升。新建外国语学院，新增自主设置二级学科医药经济与管理、中医药信息学、中医心理学等，涵养中医药特色学科生态。

学校坚持人才"引、育、留、评"全链条协同工作机制。现有专任教师 1 511 人，具有副高以上职称的教师 738 人，博士生导师 153 人，硕士生导师 892 人，自主培养了国医大师、国家百千万人才工程国家级人选、岐黄学者、芙蓉学者、省科技领军人才等 100 余名高层次人才。拥有国家万人计划教学名师、享受国务院政府特殊津贴专家、全国优秀教师、全国名中医、全球前 2% 顶尖科学家、省芙蓉教学名师等名师名医 170 余名。引育了国家"岐黄工程"优秀人才、省"121"创新人才工程人选、省青年百人计划、省杰青等一大批中青年后备力量。

学校坚持"德才兼备、知行结合、一专多能"人才培养目标，培养适应经济社会发展需要和引领支撑中医药事业发展的卓越拔尖人才和多学科背景的学术型、复合型高素质人才，先后培养了 20 余万名遍布海内外的精英人才，造就了一大批经世之才、治国栋梁和名医名家。2020—2023 年，学生在各类学科竞赛中获国家级奖励 86 项、省级奖励 218 项，其中包括全国中医临床能力大赛团体一等奖、全国中西医结合大学生临床能力大赛团体一等奖、全国大学生生命科学竞赛一等奖、中国大学生医学技术技能大赛金奖、全国高等院校针灸推拿临床技能大赛一等奖等；在"互联网＋"大学生创新创业大赛、"挑战杯"全国大学生课外学术科技作品竞赛、"创青春"中国青年创新创业大赛等赛事中获国家级、省级奖励 95 项。

"十三五"以来，学校新建科研大楼、实验动物中心，新增科研实验室 2.4 万平方米；建有湖南省中药粉体与创新药物省部共建国家重点实验室培育基地、中药粉体关键技术及装备国家地方联合工程实验室、个体化诊疗技术国家工程研究中心、中医内科重大疾病防治研究及转化教育部重点实验室、医药粉体技术教育部工程研究中心、湖南省芙蓉实验室中医药精准医学研究部等各级各类科研平台 97 个；立项各级各类科研项目 1 700 余项，新增纵向科研经费约 1.7 亿元，实现科技部重大新药创制专项、区域联合国家自然科学基金重点项目等国家级大项目的突破。学校获专利授权 613 项及各级各类科研奖励 606 项，其中国家科学技术进步奖二等奖 3 项，省部级以上科技奖励一等奖 9 项，国家一级学会奖励 97 项。高水平论文发表呈持续走高趋势，2020 年以来，SCI 论文数量增长 2 倍以上。阿塔拉曼（Atta-ur-Rahman）院士中国唯一的院士工作站——"一带一路"传统医药院士工作站落户该校；成立刘良院士工作站，助推粤港澳大湾区中医药高地建设。主办的英文期刊《数字中医药（英文）》（*Digital Chinese Medicine*，DCM）是全国中医药高等院校第一个获批"中国科技期刊国际影响力提升计划项目"支撑的高起点新刊，被 CSCD 核心库、Scopus 数据库收录；《湖南中医药大学学报》入选 T2 级期刊；《东方药膳》是我国唯一一份以介绍药膳食疗内容为主的科普性期刊。与荷兰本瑟姆科技出版集团合作创刊的杂志 *Current Traditional Medicine* 被 SCI-E 收录。

学校主动服务地方经济社会发展，先后与省内 35 个市、县签订校地战略合作协议，将"三位一体"优势转化为经济发展动能。选址湖南湘江新区，成立湖南中医药大学科技园，聚焦中医药产业"研发＋转化＋孵化＋产业化"核心功能，打造集"政、产、研、医、用、金"于一体的国家级中医药特色大学科技园。湘赣粤港澳中医药全产业链发展联盟秘书处落户学校，推进政产学研用医合作落地落实。开发中药新药 70 余个，科技成果转让 63 项，直属附属医院院内制剂 157 个，2020—2023 年销售额达 3.3 亿余元。学校牵头研制或参与研发古汉养生精、乙肝宁颗粒剂、肝复乐片、正清风痛宁缓释片、驴胶补血颗粒、妇科千金片、四磨汤、代温灸膏、天麻首乌片、益龄精等中药新药及超微饮片、配方颗粒，累计产值超过 200 亿元。其中，"正清风痛宁缓释片"为我国第一个中药缓释制剂；肝复乐片是国内第一个抗癌 II 类中药新药；"中药超微粉体关键技术的研究及产业化"项目研究成果在湖南省各大中医院推广应用，获湖南专利奖一等奖、国家科学技术进步奖二等奖。以学校作为注册申报单位首个获批临床试验的"柴金解郁安神片"实现技术转让。药食同源产品"清清葆"年销售额达 2 亿元。

现有直属附属医院 2 所，非直属附属医院 13 所。第一附属医院是国家中医临床研究基地、国家中医药传承创新工程项目建设单位，2022 年入选国家中医药传承创新中心项目储备库、国家特色服务出口基地（中医药），2023 年入选国家中医临床教学培训示范中心、湖南省公立医院高质量发展示范性医院建设单位、国家中医药国际合作基地。妇科、眼科、针灸科 3 个专科入选国家区域中医诊疗中心建设项目。第二附属医院是国家中医疫病防治基地、国家药物临床研究试验机构、国家全科医生培训基地、国家中医住院医师规范化培训基地、国家中医药特色骨伤救治能力建设基地，肛肠科、骨伤科、皮肤科 3 个专科入选湖南区域中医专科诊疗中心建设项目。直属附属医院共建设有 9 个国家临床重点专科、20 个国家中医药管理局重点专科、10 个国家中医药管理局重点学科。

5.4.2　申请趋势及全球专利布局情况

从图 5.11 可以明显看出，湖南中医药大学从 2012 年开始涉及中医先进诊疗装备领域。2012—2018 年，专利申请量呈现出快速增长趋势；2019 年和 2020 年专利申请量出现下降，但是在 2021 年又出现增长，年申请量达到 25 件。需要指出的是，湖南中医药大学除在中医先进诊疗装备领域有专利申请以外，在中药先进制造装备领域也有专利申请，申请量有 26 件，主要涉及干燥、分离纯化和粉碎等二级技术分支。

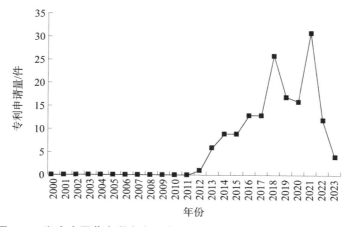

图 5.11　湖南中医药大学在中医先进诊疗装备领域全球专利申请趋势

通过对湖南中医药大学在中医先进诊疗装备领域全球专利区域分布进行分析，发现其仅仅在本土进行专利申请，并没有进行 PCT 申请或者在国外进行专利申请。

5.4.3 技术分布情况分析

从湖南中医药大学在中医先进诊疗装备领域各技术分支全球专利申请量可以看出，其在治疗二级技术分支的申请量最多，有145件；诊断二级技术分支的申请量次之，有48件；急症二级技术分支的申请量最少，有29件（图5.12）。这表明治疗二级技术分支是湖南中医药大学的重点研究方向和专利布局方向。

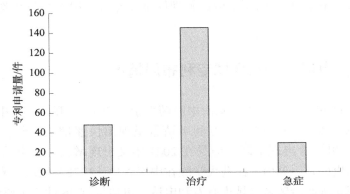

图 5.12 湖南中医药大学在中医先进诊疗装备领域各具体分支专利申请量

5.4.4 协同创新情况分析

通过对湖南中医药大学在中医先进诊疗装备领域的共同专利申请人进行分析发现，湖南中医药大学的专利申请只有一个专利权人，并不涉及协同创新，说明在本领域中湖南中医药大学是独立进行相关装备的研发，这也从另一个侧面反映出湖南中医药大学在中医先进诊疗装备领域具有较高的研发水平，能够独立完成项目研发。

5.4.5 发明人情况分析

由图5.13可以看出，刘迈兰和常小荣的专利申请量在湖南中医药大学所有发明人中并列排名第一，专利申请量均为27件。常小荣是教授、博士生导师、湖南省高校教学名师、湖南中医药大学针灸学教研室主任、湖南中医药大学针灸学省级重点学科负责人及学术带头人、湖南省针灸学会副会长、中国针灸学会经络分会常务理事、国家自然科学基金课题函审专家，主要从事针灸经络研究—经脉脏腑相关规律和机制的研究及灸法的临床与实验研究。刘迈兰是副教授，针灸推拿学专业硕士生导师，湖南省"121"创新人才第三层次培养人才，长沙市杰出创新青年计划人才，针灸专业教研室副主任，世界针灸联合会义诊工作委员会副秘书长、中国针灸学会循证针灸、针灸文献与科普专业委员会委员，湖南省针灸学会针灸科普工作委员会主任委员，主要从事针灸调节血脂防治动脉粥样硬化的基础与临床研究。

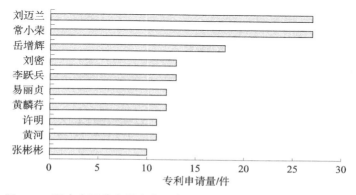

图 5.13　湖南中医药大学在中医先进诊疗装备领域全球专利发明人

5.4.6　重点专利列表

表 5.5 列出了湖南中医药大学在中医先进诊疗装备领域所布局的部分重点专利申请，这些专利申请均被其他专利申请引用多次或者具有多项同族，具有典型性和代表性，是湖南中医药大学的重点技术。

表 5.5　湖南中医药大学在中医先进诊疗装备领域重点专利　　　　单位：件

序号	公开号	标题	被引用专利数量
1	CN205252172U	一种医疗针灸罐	15
2	CN205515543U	一种针灸用推针装置	8
3	CN206728000U	指导患者进行康复运动的穿戴设备	7
4	CN203749783U	一种多功能休闲按摩椅	7
5	CN205434278U	一种上肢神经松动器械	7

序号	公开号	标题	被引用专利数量
6	CN206566201U	一种带有艾灸贴的暖宫腰带	7
7	CN110867256A	一种优化肝复乐抗肝癌组方药理学分析方法和系统	7
8	CN104042385A	一种脊柱畸形矫正椅	5
9	CN111243748A	针推康数据标准化系统	5
10	CN204072755U	一种皮肤针	3
11	CN205994719U	一种灸贴	3
12	CN103182057A	一种用于高脂血症的药饼、艾炷及隔药饼灸方法	3
13	CN203749691U	复合型加揿针敷贴	3
14	CN207837862U	一种针灸治疗床	3
15	CN208799521U	一种新型艾灸清灰装置	3
16	CN112287113A	推拿专科术语标准化系统	3

5.5　上海中医药大学附属岳阳中西医结合医院

5.5.1　上海中医药大学附属岳阳中西医结合医院概况

上海中医药大学附属岳阳中西医结合医院的前身是始建于 1952 年的上海市公费医疗第五门诊部，是中华人民共和国成立后由上海市人民政府组建的第一个中医医疗机构，被誉为"上海名中医的摇篮"。1998 年，医院进行战略调整，由中医医院转型为中西医结合医院，是全国重点中西医结合医院。医院学科齐全，技术雄厚，医、教、研全面发展，以中西医结合综合优势享誉海内外，业务服务能力和效率居于全国中西医结合医院的引领地位，蝉联全国三级公立中西医结合医院绩效考核榜首。医院是全国文明单位，连续十二次获得"上海市文明单位"称号，曾荣获全国卫生系统先进集体、全国医院文化建设先进单位、全国数字化医院示范点建设单位、国家级高等教育教学成果奖一等奖、上海市五一劳动奖、上海市质量金奖等荣誉。

医院聚焦中西医结合发展方向，打造了学科特色鲜明、具有国内一流水平的中西医结合心脏、中西医结合妇科、中西医结合康复、中西医结合肿瘤、中西医结合骨伤、中西医结合五官六大临床中心，依托检验实验中心推动中西医协同的疗效评价工作。医院是上海地区中医膏方研究和应用的主要基地，也是上海地区唯一具备膏方独立规范制作加工的医院。2020 年上线上海市首家互联网中西医结合医院。

医院拥有中西医结合研究所、推拿研究所、皮肤病研究所、针灸经络研究所等校级研究所 4 个，临床免疫研究所、针麻研究室等院级研究所 2 个，是全国唯一一家非药物疗法中医临床研究基地建设单位。2019、2020 年国家自然科学基金项目数位列全国中医医院第一。

医院是上海中医药大学附属教学医院，国家级中医住院医师规范化培训基地，拥有博士招生点 7 个，硕士招生点 15 个，博士后流动站 7 个；设有 20 个临床教研室、1 个中医临床实训中心。医院同时是上海市中医药临床培训中心所在地，指导上海市 18 个基地、240 家社区卫生服务中心开展中医药理论和技能培训及交流工作。

医院拥有国医大师 1 名，"973" 首席科学家 3 人次，国家杰出青年科学基金获得者 1 名，国家卫生健康突出贡献中青年专家 3 名，岐黄学者 2 名，上海市名中医 21 名，上海市中医药杰出贡献奖 3 名，"上海工匠" 1 名，"科技精英" 1 名，东方学者 5 人次，上海市领军人才 5 名。医院重视人才队伍工作，打造中医师承、中西医结合创新、西医综合保障三支基本队伍，人才培养点面结合、全面兼顾，让每一位员工都能在上海中医药大学附属岳阳中西医结合医院有归属、有亮点、有发展。

上海中医药大学附属岳阳中西医结合医院以 "精、勤、仁、信" 为核心理念，以 "关爱生命、敬业奉献、中西合璧、追求卓越" 为服务宗旨，坚持中医特色、中西医结合办院方向，以服务上海、长三角区域、国际为宗旨，力求建设国内一流、国际闻名的现代化中西医结合医院，建设高质量、创新型、智慧化的现代化高水平医院，创建有文化、有温度、为人民的医院。

5.5.2 申请趋势及全球专利布局情况

由图 5.14 可以明显看出，上海中医药大学附属岳阳中西医结合医院从 2010 年开始涉及中医先进诊疗装备领域。2010—2014 年专利申请量呈现快速增长趋势；2015 年申请量出现下降；2016—2020 年申请量又出现快速增长；2020 年申请量达到最大，为 17 件。

通过对上海中医药大学附属岳阳中西医结合医院在中医先进诊疗装备领域全球专利区域分布进行分析，发现其仅在本土进行专利申请，并没有进行 PCT 申请或者在国外进行专利申请，即其专利布局主要集中在国内。

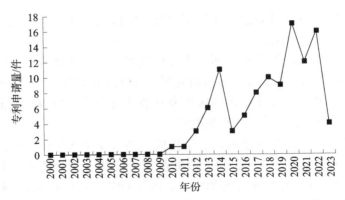

图 5.14 上海中医药大学附属岳阳中西医结合医院在中医先进诊疗
装备领域全球专利申请趋势

5.5.3 技术分布情况分析

从上海中医药大学附属岳阳中西医结合医院在中医先进诊疗装备领域各技术分支全球专利申请量可以看出，上海中医药大学附属岳阳中西医结合医院在治疗二级技术分支的申请量最多，有 92 件；诊断二级技术分支的申请量次之，有 34 件；急症二级技术分支的申请量最少，有 16 件（图 5.15）。这说明治疗二级技术分支是上海中医药大学附属岳阳中西医结合医院的重点研究和专利布局方向。

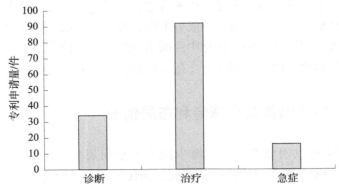

图 5.15 上海中医药大学附属岳阳中西医结合医院在中医先进诊疗装备领域
各具体分支专利申请量

5.5.4 协同创新情况分析

通过对上海中医药大学附属岳阳中西医结合医院在中医先进诊疗装备领

域的共同专利申请人进行分析发现，上海中医药大学附属岳阳中西医结合医院的合作申请人有 3 个，并且和每个合作者合作申请的专利数量相对比较少（见表 5.6），说明本领域中上海中医药大学附属岳阳中西医结合医院可能有多个不同的研究方向。

表 5.6　上海中医药大学附属岳阳中西医结合医院在中医先进诊疗装备领域协同创新情况

单位：件

申请人	合作申请人	合作申请数量
上海中医药大学附属岳阳中西医结合医院	中国科学院声学研究所东海研究站	2
	上海理工大学	1
	上海中医药大学	1

5.5.5　发明人情况分析

图 5.16 为上海中医药大学附属岳阳中西医结合医院在中医先进诊疗装备领域的发明人的专利申请量排名，可以看出，房敏的专利申请量排名第一，为 20 件。房敏是上海中医药大学附属岳阳中西医结合医院推拿科主任医师，擅长推拿治疗脊柱病、骨关节病及失眠、亚健康、内妇科常见病，是我国首位推拿专业博士，是中医推拿科研的主力与先锋，主持并参加多项国家、省部、局级科研课题的研究。

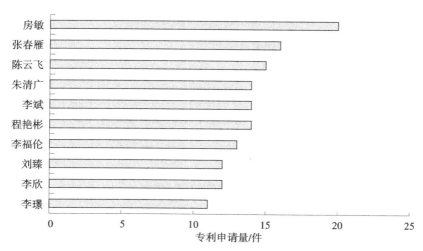

图 5.16　上海中医药大学附属岳阳中西医结合医院在中医先进诊疗装备领域全球专利发明人

5.5.6 重点专利列表

表 5.7 列出了上海中医药大学附属岳阳中西医结合医院在中医先进诊疗装备领域所布局的部分重点专利申请，这些专利申请均被其他专利申请引用多次或者具有多项同族，因而具有典型性和代表性，也是上海中医药大学附属岳阳中西医结合医院的重点技术。

表 5.7　上海中医药大学附属岳阳中西医结合医院在中医先进诊疗装备领域重点专利

单位：件

序号	公开号	标题	被引用专利数量
1	CN104161649A	一种按压摆动推拿模拟装置	19
2	CN103202764A	一种艾灸保健和艾灸治疗的器械	16
3	CN104069006A	医用家用多功能艾灸治疗仪	12
4	CN202277502U	一种可调式艾灸盒	12
5	CN103263314A	新型可矫正重力线的膝关节多功能治疗装置	10
6	CN108742519A	机器视觉三维重建技术皮肤溃疡创面智能辅助诊断系统	10
7	CN201921105U	一次性隔物灸炷贴	9
8	CN204219314U	一种按压摆动推拿设备	7
9	CN204394980U	一种可以调节艾灸盒高度及角度的艾灸架	7
10	CN111135456A	一种可穿戴式智能穴位手环	7
11	CN203123001U	一种艾灸器具	6
12	CN206102652U	小儿指纹测试及指静脉采集识别设备	6
13	CN107463791A	采用基于集对分析四元联系数的疗效曲线筛选中药的方法和系统	5
14	CN203988994U	一种多功能艾灸治疗仪	5
15	CN203576895U	一种艾柱艾条两用的可抽取式艾灸盒	5
16	CN106175787A	一种小儿指纹测试及指静脉采集识别设备及方法	5
17	CN107491650A	基于偏联系数法的中药筛选方法和系统	4
18	CN203694100U	一种针对大小鼠的针灸器械	3
19	CN202665806U	一种蒸发罨包	3

序号	公开号	标题	被引用专利数量
20	CN204394979U	一种能够使用各种艾灸盒的艾灸架	3
21	CN107583197A	一种贴膜式耳穴电刺激仪	3
22	CN109192263A	利用基于集对分析的阴阳平衡方程诊治慢性皮肤溃疡的方法及系统	3
23	CN212038606U	可穿戴式智能穴位手环	3

5.6　河南省中医院

5.6.1　河南省中医院概况

河南省中医院（河南中医药大学第二附属医院）始建于 1985 年，是一所集医疗、教学、科研、预防、保健、康复为一体的综合性三级甲等中医医院。医院核定床位 3 300 张，开设临床医技科室 80 个，现有职工近 3 000 人。拥有全国名中医 2 人，享受国务院政府特殊津贴专家 6 人，全国老中医专家学术经验继承指导老师 26 人，全国名老中医药专家传承工作室 14 个，全国中医优秀研修人才 11 人。河南省名中医 16 人，河南省中医药学科领军人才 6 人，博士生导师及硕士生导师近 100 人，正副主任医师 400 余人。

经过多年发展，河南省中医院积淀了一批中医特色鲜明、临床疗效显著的重点专（学）科群，是国家区域医疗中心、国家中医临床研究基地、国家中医紧急医学救援队伍及基地建设依托单位、首批"国家中医药传承创新工程项目"建设单位。拥有国家区域中医（专科）诊疗中心建设项目 2 个，国家临床重点专科（中医专业）5 个，国家中医药管理局重点学科 5 个，国家中医药管理局重点专科 10 个，国家中医药管理局重点研究室 1 个，国家中医优势专科建设项目 2 个，国家中医药管理局高水平中医药重点学科建设项目 2 个。省级重点学科 8 个，省级重点专科 6 个，省级重点实验室 1 个，河南省中医专科诊疗中心建设项目 10 个，河南省博士后研发基地 1 个，河南省中医（中西医结合）医疗机构质控中心及培训基地 8 个，河南省中医"高水平专科"建设项目 5 个、培育项目 4 个。医院是中华中医药学会名医学术研究分会、生殖医学分会主任委员单位；23 个专科为河南省中医药学会、河南省中西医结合学会主委单位。作为河南中医药大学第二临床医学院、骨伤学院，承担本科及研究生教学任务，中医学为国家级一流专业建设点专业、教育部高等学校特色专业、综合改革试点专业。

医院设有名医堂，会集众多名老中医，诊治疑难杂症；成立"精品中药房"，提供优质中药饮片；急救创伤中心在创伤、心脑血管和呼吸系统疾病的急危重症救治方面独具特色；肝胆脾胃病科在消化系统疾病癌前诊断与治疗、胃食管反流、重症胰胆等疾病方面疗效显著；骨伤病诊疗中心设置多个亚专科，用现代诊疗技术和中医传统疗法相结合治疗颈腰椎疾病、股骨头坏死等骨科疾病；肿瘤科擅长中西医结合治疗食管癌、胃癌、肺癌等恶性肿瘤；心病科在病毒性心肌炎、扩张型心肌病治疗方面积累了丰富的临床经验；脑病科在治疗脑卒中、帕金森综合征方面优势突出；在男科、甲状腺、乳腺、周围血管等疾病的中医诊疗优势显著；外科在腔镜微创及介入技术的基础上，中医中药在围手术期全程运用；褚氏妇科、蔡氏喉科在国内有较高知名度。

5.6.2 申请趋势及全球专利布局情况

由图 5.17 可知，河南省中医院专利申请量变化趋势整体分为两个阶段：2012—2018 年，河南省中医院的专利申请量在低位波动，2012 年之前河南省中医院在中医先进诊疗装备领域没有专利申请；2019—2021 年，河南省中医院的专利申请量出现较高的增长，并且在 2020 年年申请量达到顶峰，说明河南省中医院在中药先进制造装备领域具有专项研究，并且取得了一定的研究成果。

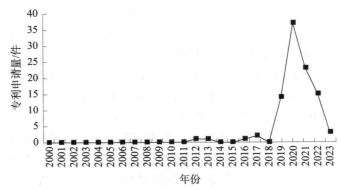

图 5.17　河南省中医院在中医先进诊疗装备领域全球专利申请趋势

通过对河南省中医院在中医先进诊疗装备领域全球专利区域分布进行分析发现，其除在本土进行专利申请外，还有一件 PCT 申请，这表明河南省中医院的专利布局主要集中在国内，在国外布局较少。

5.6.3　技术分布情况分析

由河南省中医院在中医先进诊疗装备领域各二级技术分支全球专利申请量可以看出，其在治疗二级技术分支的申请量最多，有93件；诊断二级技术分支的申请量次之，有28件；急症二级技术分支的申请量最少，有16件（图5.18）。这说明治疗二级技术分支是河南省中医院的重点研究和专利布局方向。

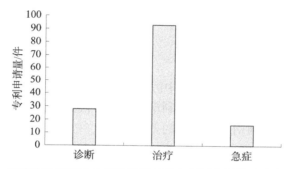

图5.18　河南省中医院在中医先进诊疗装备领域各具体分支专利申请量

5.6.4　协同创新情况分析

通过对河南省中医院在中医先进诊疗装备领域的共同专利申请人进行分析发现，其专利申请只有一个专利权人，并不涉及协同创新，说明在本领域河南省中医院是独立进行相关装备的研发的，这也从侧面反映河南省中医院在中医先进诊疗装备领域具有较高的研发水平，能够独立完成项目研发。

5.6.5　发明人情况分析

由图5.19可以看出，陈建设的专利申请量在河南省中医院所有发明人中排名第一，为10件。陈建设是河南中医药大学男科研究所主任、中华中医药学会生殖医学分会主任委员、中国性学会中医性学分会副主任委员、河南省中医药学会生殖医学分会主任委员、河南省中西医结合男科会诊中心专家，主要擅长中医、中西医结合治疗男科与生殖障碍性疾病。

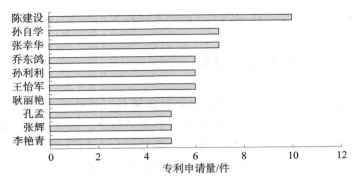

图 5.19　河南省中医院在中医先进诊疗装备领域全球专利发明人

5.6.6　重点专利列表

表 5.8 列出了河南省中医院在中医先进诊疗装备领域所布局的部分重点专利申请，这些专利申请均被其他专利申请引用多次或者具有多项同族，具有典型性和代表性，也是河南省中医院的重点技术。

表 5.8　河南省中医院在中医先进诊疗装备领域重点专利　　　　单位：件

序号	公开号	标题	被引用专利数量
1	CN110269782A	一种具有回弹功能的膝关节康复训练装置	7
2	CN111991223A	中医妇科治疗用热敷装置	7
3	CN113116707A	多功能风湿按摩熏蒸装置	6
4	CN111419696A	一种中医护理用可变曲度督灸装置	5
5	CN111904819A	一种消化内科中医护理按摩装置	5
6	CN113133916A	一种中医肿瘤渗透调理装置	5
7	CN112168450A	骨科护理用腰部支撑装置	4
8	CN112168579A	一种男科检查治疗装置	4
9	CN112336587A	中医颈部护理仪	4
10	CN202761689U	督灸器	3
11	CN111407648A	皮肤科多功能火针治疗装置	3
12	CN111938906A	儿科按摩肚子辅助器	3
13	CN113648124A	一种具有熏蒸护理功能的中医骨科夹板	3

第六章　天津市中医药装备产业发展定位

目前，我国中医药装备产业发展态势良好的典型区域包括成都、亳州、上海、北京、广州、深圳等。将天津市中医药装备产业的各项指标通过专利数据分析与全球、中国及前述典型区域进行对比，明确中医药装备产业发展定位，并揭示天津市中医药装备产业在结构布局、企业创新能力、技术创新能力、人才储备、专利运营等方面存在问题，为后续的发展规划提供支撑。

本章将从天津市中医药装备产业结构定位、企业创新实力定位、创新人才储备定位、技术创新能力定位、专利运营实力定位五个角度展开分析。

6.1　天津市中医药装备产业结构定位

本节将从专利申请、有效率及主体分布情况入手，分析天津市在中医药装备领域与全球、中国及国内典型城市之间的异同。对比天津市与各典型城市之间的数据差异和特点，并基于此，解析天津市在该领域的结构特点，为后续决策提供支撑。

6.1.1　天津市与全国/全球专利布局结构差异

在中药先进制造装备领域，天津市在灭菌、筛析二级技术分支的占比无论相对于全球还是中国都是较低的，而且与另外四个二级技术分支差距明显。从各技术分支的占比来看，天津市在灭菌、筛析二级技术分支的专利申请量分别占中药先进制造装备领域的 8.76% 和 9.60%，与中国范围的 9.94% 和 11.39% 有一定差距。可见，天津市在中药先进制造装备领域的弱项是灭菌、筛析二级技术分支。从各技术分支的占比来看，天津市在干燥二级技术分支的专利申请量占中药先进制造装备领域的 24.55%，超过中国范围的 21.82%，同时明显超过全球范围的 11.66%。可见，天津市在中药先进制造装备领域的强项是干燥二级技术分支（图 6.1）。

一级技术分支		中药先进制造装备 / 件						中医先进诊疗装备 / 件		
二级技术分支		粉碎	筛析	混合	分离纯化	干燥	灭菌	诊断	治疗	急症
申请量 / 件	全球	13 607	7 046	10 880	11 876	13 666	8 345	16 039	40 649	7 687
	中国	13 206	6 995	10 465	11 221	13 397	6 103	12 978	37 889	6 485
	天津	319	138	233	269	353	126	272	717	122
申请量 占比 /%	天津 / 全球	2.34	1.96	2.14	2.27	2.58	1.51	1.70	1.76	1.59
	天津 / 中国	2.42	1.97	2.23	2.40	2.63	2.06	2.10	1.89	1.88

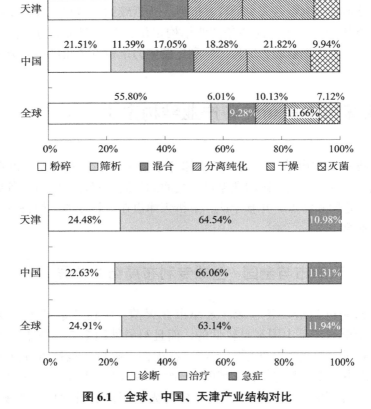

图 6.1　全球、中国、天津产业结构对比

中医先进诊疗装备领域的三个二级技术分支中，天津市在急诊二级技术分支的全球占比最低，即天津市相较于全球水平弱项在于急症二级技术分支。

6.1.2　天津市与发达国家专利布局结构差异

从申请量上看，天津市在中药先进制造装备一级技术分支下的各二级技术分支上的申请量（除了筛析和灭菌二级技术分支）与本研究列举的主要发达国家（美国、日本、英国、韩国、德国、俄罗斯）相差不大。但是，在筛析二级技术分支的申请量上，天津市占有绝对优势，其他主要发达国家的申请量最多的也只占天津的1/9。在灭菌二级技术分支的申请量上，天津的申请量明显低于大多数主要发达国家的申请量，天津灭菌二级技术分支的申请量占美国的1/20。天津在中医先进诊疗装备一级技术分支下的各二级技术分支上的申请量基本小于美国、日本、韩国的申请量，但是大于英国、德国、俄罗斯的申请量（图6.2）。

一级技术分支	中药先进制造装备/件						中医先进诊疗装备/件		
二级技术分支	粉碎	筛析	混合	分离纯化	干燥	灭菌	诊断	治疗	急症
美国	283	15	439	307	93	2 498	2 281	1 995	1 471
日本	73	1	107	69	32	509	582	518	110
英国	32	3	58	63	8	365	39	40	52
韩国	93	10	49	67	27	188	955	802	230
德国	30	2	68	30	44	403	163	218	52
俄罗斯	24	1	9	116	28	94	266	130	92
天津	319	138	233	269	353	126	272	717	122

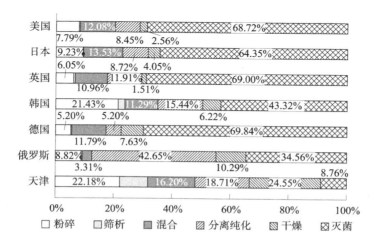

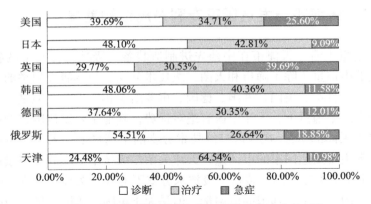

图 6.2 天津市与发达国家在各一级技术分支占比对比

从各技术分支占比来看，主要发达国家均在灭菌二级技术分支方面专利布局的比例最大，在中药先进制造装备一级技术分支中的占比均高于34%。天津市在灭菌二级技术分支上的专利申请量仅占中药先进制造装备一级技术分支总专利申请量的8.76%，远低于各发达国家。

各发达国家也都在中医先进诊疗装备一级技术分支中的诊断二级技术分支进行了较大比重的专利布局，占比从29%到54%；而天津市专利申请量占比为24.48%，低于各发达国家。

可见，天津市在产业结构方面与发达国家显著不同，天津市将中药先进制造装备一级技术分支的重心放到了干燥二级技术分支方面，对于灭菌二级技术分支的关注度远低于其他发达国家水平。因而天津市在灭菌二级技术分支还需要尽快引进国外先进技术和经验，填补空白，缩小差距。

在中医先进诊疗装备一级技术分支中，天津市在三个二级技术分支中更重视治疗二级技术分支，而主要发达国家更重视诊断二级技术分支，美国则更重视急症二级技术分支。可见，天津市在诊断和急症二级技术分支上还需要多下功夫，产业结构有待调整。

6.1.3 天津市龙头企业与全球龙头企业专利布局结构差异

天津市龙头企业中没有一家兼顾中医药装备产业的两个一级技术分支，如申请量较大的鲲鹏神农制药设备（天津）有限公司、天津市国民制药机械有限公司和慧医谷中医药科技（天津）股份有限公司，其专利布局都集中于中药先进制造装备一级技术分支或者中医先进诊疗装备一级技术分支（见表6.1）。

表 6.1　天津市与全球龙头企业在各一级技术分支的专利申请量

	企业名称	申请量 / 件	
		中药先进制造装备	中医先进诊疗装备
全球	新华医疗	141	1
	楚天科技	87	1
	浙江厚达智能科技股份有限公司	55	5
	平安科技（深圳）有限公司	0	73
	新绎健康科技有限公司	0	45
	杭州元力医疗器械有限公司	0	47
天津	慧医谷中医药科技（天津）股份有限公司	0	19
	天津赛思科技发展有限公司	0	8
	天津市天中依脉科技开发有限公司	0	8
	天津太平洋制药有限公司	27	0
	天津市国民制药机械有限公司	37	0
	鲲鹏神农制药设备（天津）有限公司	41	0

相比较来看，全球龙头企业基本上都是中国企业。新华医疗、楚天科技、浙江厚达智能科技股份有限公司主要布局是中药先进制造装备一级技术分支，在中医先进诊疗装备一级技术分支也有少量布局。

由此可见，天津市各龙头企业不但在数量上与国际龙头企业相差较大，而且在分支布局方面也不够全面。虽然中药先进制造装备一级技术分支和中医先进诊疗装备一级技术分支之间的关联性较弱，布局不全面有其客观原因，但在全球老龄化趋势日益严峻的形势下，天津市的龙头企业应充分吸取国际龙头企业的经验，在中医药装备产业方面寻求更优发展。

6.1.4　结语

综上所述，天津市在中医药装备产业的专利布局结构与产业结构基本一致，主要围绕中药先进制造装备一级技术分支的干燥二级技术分支方面，以及中医先进诊疗装备一级技术分支中的治疗二级技术分支展开布局。与全球和各发达国家相比，在中药先进制造装备一级技术分支的灭菌二级技术分支方面和中医先进诊疗装备一级技术分支中的急症二级技术分支方面的关注度严重不足。

天津市在中医药装备产业领域的龙头企业与全球龙头企业相比，技术分支布局不全面，只布局中药先进制造装备一级技术分支和中医先进诊疗装备一级技术分支之一。

6.2 天津市中医药装备产业企业创新实力定位

6.2.1 天津市企业专利布局的优劣势分析

表 6.2 示出了天津市和全国重点城市❶在中医药装备产业各二级技术分支的创新主体总量和企业创新主体数量分布，图 6.3 示出了天津市与全国重点城市在中医药装备产业各二级技术分支的企业创新主体数量相对于创新主体总量的比值。

表 6.2 天津市与全国重点城市专利布局对比表 　　　　　　单位：家

城市	分类	中药先进制造装备				中医先进诊疗装备				
		粉碎	筛析	混合	分离纯化	干燥	灭菌	诊断	治疗	急症
成都	创新主体数量	369	196	228	334	461	224	386	1 026	188
	企业创新主体数量	312	163	163	261	387	171	146	355	76
亳州	创新主体数量	378	389	153	121	591	70	20	48	3
	企业创新主体数量	322	355	108	101	438	64	14	33	1
上海	创新主体数量	252	98	298	418	295	290	868	2 000	475
	企业创新主体数量	203	89	247	325	234	198	411	776	175
北京	创新主体数量	298	144	260	342	277	232	1 068	2 479	517
	企业创新主体数量	173	115	179	169	166	136	421	965	216
广州	创新主体数量	298	130	255	288	266	171	497	1 341	238
	企业创新主体数量	151	67	155	170	139	98	200	521	87
深圳	创新主体数量	168	69	145	179	134	123	740	1 720	248
	企业创新主体数量	98	40	103	117	89	81	458	982	127

---

❶ 重点城市的确定依据是中医药装备产业领域的专利申请量，排名前五名的城市分别是北京、上海、成都、广州、深圳，天津排名第七位。另外，由于亳州在中药先进制造装备一级技术分支中申请量排名第一，也列为重点城市。

续表

城市	分类	中药先进制造装备				中医先进诊疗装备				
		粉碎	筛析	混合	分离纯化	干燥	灭菌	诊断	治疗	急症
天津	创新主体数量	315	134	236	285	339	129	283	740	131
	企业创新主体数量	272	122	202	233	295	103	120	303	55

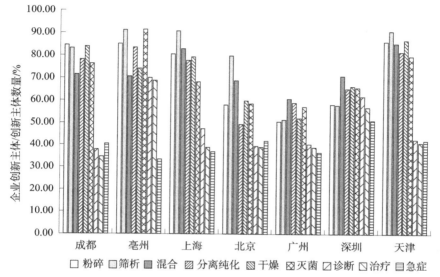

图6.3　天津市与重点城市专利布局对比图

首先，天津市与全国重点城市在中药先进制造装备一级技术分支下的各二级技术分支上创新主体总量差距不大。除筛析二级技术分支中亳州的创新主体总量明显高于天津的创新主体总量外，在粉碎、干燥二级技术分支中，天津的创新主体总量超过了上海、北京、广州、深圳；在筛析二级技术分支中，天津的创新主体总量超过了上海、广州、深圳；在混合、分离纯化二级技术分支中，天津的创新主体总量超过了成都、亳州、深圳；在灭菌二级技术分支中，天津的创新主体总量超过了亳州、深圳。可见，天津市在中药先进制造装备一级技术分支上的创新主体比较集中，创新主体数量基本达到国内领先城市水平。

其次，天津市与全国重点城市在中医先进诊疗装备一级技术分支下的各二级技术分支上创新主体总量差距较大。在诊断二级技术分支中，北京的创新主体总量是天津的3.8倍；在治疗二级技术分支中，北京的创新主体总量是天津的3.4倍；在急诊二级技术分支中，北京的创新主体总量是天津的3.9倍。

天津在各个二级技术分支都没有超过任何一个全国重点城市。由此可见，天津市在中医先进诊疗装备一级技术分支的创新主体数量与国内重点城市还有一定差距。

再次，从企业创新主体数量相对于创新主体总量的比值来看，在中药先进制造装备一级技术分支下的各二级技术分支中，天津的企业创新主体数量与创新主体总量的比值与成都、亳州、上海接近，明显高于北京、广州、深圳。可见，北京、广州、深圳的创新主体并非主要依赖企业，科研院所、高校、医院都在创新主体中占据一定的比例。

最后，从企业创新主体数量相对于创新主体总量的比值来看，天津市和全国重点城市在中医先进诊疗装备一级技术分支下的各二级技术分支差距不大。相比于中药先进制造装备一级技术分支，中医先进诊疗装备一级技术分支下的各二级技术分支的企业创新主体数量与创新主体总量的比值低，这与诊断和治疗的客观场所大多为医院、诊断和治疗的研发大多在医学院有关。

总体来看，天津市在中药先进制造装备一级技术分支下的各二级技术分支的创新主体数量较多，与典型城市差距较小；在中医先进诊疗装备一级技术分支下的各二级技术分支的创新主体数量较少，与典型城市差距较大。从企业创新主体的占比来看，天津市存在企业集中度不高的问题。因此，天津市应借助高校多、医院多的优势，充分开展产学研结合，打造良好创新生态。

6.2.2　天津市龙头企业专利竞争实力

表 6.3 是天津市龙头企业在各技术分支的专利申请情况。其中，慧医谷中医药科技（天津）股份有限公司在中医先进诊疗装备一级技术分支下的各二级技术分支都有布局，天津赛思科技发展有限公司和天津市天中依脉科技开发有限公司在中医先进诊疗装备一级技术分支下的 2 个二级技术分支有布局，天津太平洋制药有限公司和鲲鹏神农制药设备（天津）有限公司在中药先进制造装备一级技术分支下的 4 个二级技术分支中均有布局，天津市国民制药机械有限公司在中药先进制造装备一级技术分支下的 5 个二级技术分支中均有布局。

表 6.3　天津龙头企业专利申请技术分布情况　　　　单位：件

一级技术分支	二级技术分支	三级技术分支	慧医谷中医药科技（天津）股份有限公司	天津赛思科技发展有限公司	天津市天中依脉科技开发有限公司	天津太平洋制药有限公司	天津市国民制药机械有限公司	鲲鹏神农制药设备（天津）有限公司
中药先进制造装备	粉碎	—	0	0	0	12	5	14
	筛析	—	0	0	0	3	3	13
	混合	—	0	0	0	4	0	4
	分离纯化	沉降	0	0	0	0	0	0
		离心	0	0	0	0	0	0
		滤过	0	0	0	0	6	0
		醇沉	0	0	0	0	0	0
		柱色谱	0	0	0	0	0	0
		膜分离	0	0	0	0	0	0
		分子蒸馏	0	0	0	0	0	0
	干燥	—	0	0	0	9	22	12
	灭菌	—	0	0	0	0	2	0
中医先进诊疗装备	诊断	四诊	7	7	5	0	0	0
		经络	6	0	1	0	0	0
	治疗	针灸	1	0	0	0	0	0
		光疗	2	0	0	0	0	0
		电疗	1	0	0	0	0	0
		超声治疗	0	0	0	0	0	0
		磁疗	5	0	4	0	0	0
		热疗	0	0	0	0	0	0
	急症	心脑血管	1	0	0	0	0	0
		感染	0	1	0	0	0	0
		昏厥	0	0	0	0	0	0

总体上看，天津市龙头企业都集中在各自的一级技术分支下布局。虽然从一级技术分支上看布局不均衡，天津市龙头企业在其布局的一级技术分支下布局得较为均衡，综合性较好。但是，天津市龙头企业应注重分离纯化下各三级技术分支和灭菌二级技术分支的技术研发，加大对这两个技术分支的关注度。同时，天津市龙头企业应注重急诊二级技术分支下的各个三级技术分支的技术研发，跟紧目前的技术热点，以便于提前布局。

6.2.3 天津市龙头企业与全球龙头企业专利申请数量、质量及活跃度对比

从整体申请量看，天津市龙头企业与全球龙头企业相比差距较大（见表6.4）。

从专利活跃度看，全球龙头企业浙江厚达智能科技股份有限公司、平安科技（深圳）有限公司近5年申请活跃度相对较高，新华医疗、杭州元力医疗器械有限公司近5年申请活跃度相对较低。天津市龙头企业起步发展相对较晚，并且专利布局的持续性不强，慧医谷中医药科技（天津）股份有限公司、天津市天中依脉科技开发有限公司近5年申请活跃度相对较高，天津市国民制药机械有限公司有逐步淡出市场的趋势，天津赛思科技发展有限公司基本已经不再布局。

从专利质量看，楚天科技的有效专利为68件，在12家龙头企业中排名第一，且有效专利占比最高，超过了申请量排名第一的新华医疗，但是新华医疗被引用次数大于5次的专利申请数量最高。全球龙头企业中的楚天科技、平安科技（深圳）有限公司、杭州元力医疗器械有限公司相对重视全球范围的专利布局，特别是美国、日本、中国、欧洲等地区的专利布局，但是平均同族个数都比较低，均未达到1.5。而天津市龙头企业全球专利布局意识较为薄弱，几乎所有天津市龙头企业的专利申请都在国内。也能从简单同族国家、地区数量大于2的专利数量的对比也反映出上述差别。从专利被引用次数看，全球龙头企业的专利被引用次数较多，而天津市龙头企业中只有天津太平洋制药有限公司、天津市国民制药机械有限公司、鲲鹏神农制药设备（天津）有限公司分别有2、4、1件被引用次数大于5次的专利申请，说明天津市龙头企业专利被用作技术参照的次数较少，拥有的重要专利数量非常少，同时也说明这些企业目前还未形成某一领域较核心的技术。

表 6.4　天津市龙头企业与全球龙头企业专利申请数量、质量及活跃度对比

项目	企业名称	申请专利总量/件	专利活跃度				授权有效专利数量/件	专利质量			
			占全球专利数量比例/%	近十年申请量/件	近五年申请量/件	活动期限/年		专利布局主要国家或组织	平均同族个数/个	简单同族国家、地区大于2的数量/件	被引用数大于5的专利数量/件
	新华医疗	142	0.132	115	31	1999—2023	59	[中国]145	1.08	0	17
	楚天科技	88	0.082	80	53	2009—2023	68	[中国]90,[国际局]3,[德国]1,[印度]1,[俄罗斯]1,[美国]1	1.22	2	1
	浙江厚达智能科技股份有限公司	57	0.053	57	56	2018—2023	33	[中国]57	1.47	0	2
全球	平安科技（深圳）有限公司	73	0.068	73	60	2016—2023	3	[中国]73,[国际局]4,[香港]2,[印度]1,[新加坡]2,[澳大利亚]1,[欧专局]1,[美国]1,[日本]1,[韩国]1	1.21	3	11
	新绎健康科技有限公司	45	0.042	45	23	2016—2023	19	[中国]45	1.27	0	6
	杭州元力医疗器械有限公司	47	0.044	43	14	2012—2023	29	[中国]46,[国际局]1,[美国]1,[日本]1,[韩国]1	1.21	1	2

续表

项目		专利活跃度						专利质量		
企业名称	申请专利总量/件	占全球专利数量比例/%	近十年申请量/件	近五年申请量/件	活动期限/年	授权有效专利数量/件	专利布局主要国家或组织	平均同族个数/个	简单同族国家、地区大于2的数量/件	被引用数大于5的专利数量/件
天津 惠医谷中医药科技（天津）股份有限公司	19	0.018	19	12	2015—2023	17	[中国]19	1.37	0	0
天津赛思科技发展有限公司	8	0.007	8	0	2012—2013	0	[中国]8	1.25	0	0
天津市天中依脉科技开发有限公司	8	0.007	8	8	2019—2021	5	[中国]8	1.14	0	0
天津太平洋制药有限公司	27	0.025	21	6	2014—2022	8	[中国]27	1.07	0	2
天津市国民制药机械有限公司	37	0.034	34	3	2012—2019	0	[中国]37	1.05	0	4
鲲鹏神农制药设备（天津）有限公司	41	0.038	41	22	2016—2023	12	[中国]41	1	0	1

6.2.4　结语

综上，天津市中医药装备产业的龙头企业在专利申请数量、专利授权有效量、专利布局国家数量上相比国外巨头企业均存在较大的差距。同时，天津市中医药装备产业技术专利在质量方面还有待提高，应大力支持以慧医谷中医药科技（天津）股份有限公司、鲲鹏神农制药设备（天津）有限公司等为代表的已具有较好专利基础的相关企业单位，在它们技术研发及专利储备的基础上，针对产业进行精准的专利挖掘，增加专利申请数量，提高专利质量，做好核心专利布局，培育一批高价值专利。

6.3　天津市中医药装备产业创新人才储备定位

区域内人才储备情况很大程度上决定了该区域的技术创新水平和专利产出能力。人才储备的增加一方面可以依靠现有人才的培养，另一方面可以通过开放的渠道寻求引进或合作。本节将对比分析天津市人才储备的现状，明确其定位，以探寻增加天津市人才储备的方式及路径。

6.3.1　天津市创新人才拥有量在全球、全国的占比

从数量上看，天津市创新人才数量也集中在中药先进制造装备一级技术分支下的分离纯化二级技术分支和中医先进诊疗装备一级技术分支下的治疗二级技术分支。但是从天津市发明人全球和中国占比来看，天津市在中药先进制造装备一级技术分支下的粉碎二级技术分支和中医先进诊疗装备一级技术分支下的急症二级技术分支上有一定的人才优势，但在其他领域创新人才储备较少，尤其是中药先进制造装备一级技术分支下的筛析和灭菌二级技术分支需要加强人才培养与高端人才引进（见表 6.5）。

表 6.5　天津市创新人才拥有量在全球、全国的占比

一级技术分支	二级技术分支	全球发明人数量/人	中国发明人数量/人	天津发明人数量/人	天津发明人全球占比/%	天津发明人中国占比/%
中药先进制造装备	粉碎	14 048	13 949	433	3.08	3.10
	筛析	24 489	23 630	198	0.81	0.84
	混合	25 356	23 949	451	1.78	1.88
	分离纯化	26 490	24 066	480	1.81	1.99
	干燥	24 352	23 479	469	1.93	2.00
	灭菌	21 250	13 727	238	1.12	1.73

续表

一级技术分支	二级技术分支	全球发明人数量/人	中国发明人数量/人	天津发明人数量/人	天津发明人全球占比/%	天津发明人中国占比/%
中医先进诊疗装备	诊断	33 764	26 262	642	1.90	2.44
	治疗	70 321	62 968	1 415	2.01	2.25
	急症	18 312	14 811	385	2.10	2.60

6.3.2　天津市创新人才拥有量与其他区域的对比

　　从中医药装备产业国内重点城市各技术领域发明人数量分布来看，北京在中医药装备产业上的专利申请量全国排名第一，其在诊断和治疗二级技术分支的发明人数量也全国排名第一，可见北京的人才优势集中在中医先进诊疗装备一级技术分支（见表6.6）。北京的地理位置和政治、经济地位，导致北京建厂成本太高，但是北京拥有多家三甲医院和"985""211""双一流"高校，具有集中科研院校资源的优势，其研发实力全国领先。比如以中国人民解放军总医院第六医学中心、中国人民解放军总医院第一医学中心等为代表的医院都有两位数的专利申请量，以中国科学院理化技术研究所、北京中医药大学、清华大学、中国中医科学院中医药信息研究所、北京工业大学、中国农业大学、北京航空航天大学、北京科技大学、北京化工大学等大学为代表的科研院所和高校也都有两位数的专利申请量。

表 6.6　天津市创新人才拥有量与其他区域的对比　　　　单位：人

一级技术分支	二级技术分支	深圳	上海	亳州	广州	成都	北京	天津
中药先进制造装备	粉碎	254	425	608	515	549	597	433
	筛析	111	163	567	293	350	303	198
	混合	321	685	266	537	540	649	451
	分离纯化	337	871	268	657	589	849	480
	干燥	256	575	734	465	694	630	469
	灭菌	251	638	161	428	499	607	238
中医先进诊疗装备	诊断	1 232	2 033	35	1 130	929	2 399	642
	治疗	2 573	4 475	78	2 654	2 103	4 934	1 415
	急症	538	1 379	5	552	430	1 193	385

　　上海在混合、分离纯化、灭菌、急症二级技术分支的发明人数量占据优势。首先，上海拥有龙头企业上海远跃制药机械有限公司和东富龙科技集团股

份有限公司；其次，上海拥有多个重点高校、科研院所申请人，如上海中医药大学、上海交通大学、中国人民解放军第二军医大学、复旦大学、上海大学、华东理工大学、上海市针灸经络研究所、东华大学、上海理工大学、上海健康医学院、上海工程技术大学、同济大学；最后，上海拥有多个医院申请人，如上海中医药大学附属岳阳中西医结合医院、上海中医药大学附属曙光医院、上海中医药大学附属龙华医院、上海市第七人民医院、上海市第六人民医院、上海交通大学医学院附属第九人民医院、上海市中医医院等，从教学、临床科研、企业产业化等各个方面都培养了大量人才。

成都虽然在中医药装备产业的专利申请量全国排名第三，但其发明人数量仅在中医先进诊疗装备一级技术分支具有明显优势，这与成都的产业密切相关。2020年，成都市按照"产业生态圈"的维度，将66个产业功能区划分成为14个产业生态圈，位于彭州的天府中药城将与成都天府国际生物城、成都医学城及华西大健康产业功能区共同构建成都市万亿级生物医药产业，且天府中药城2035年将形成千亿级中医药产业聚集区。成都的重要申请人包括成都中医药大学、四川蓉幸实业有限公司、成都中医药大学附属医院、四川大学华西医院、四川科伦药业股份有限公司、四川大学、四川中庸药业有限公司、电子科技大学、成都信息工程大学、成都御饰国康科技有限公司，可见成都从教学、临床科研、企业产业化等各个方面都培养了一定的人才。

2022年4月24日，《广州市黄埔区 广州开发区 广州高新区促进中医药传承创新发展若干措施》（简称《中医药10条》）发布。《中医药10条》重点在推动中医药领域人才高地建设、搭建高端学术交流平台、打造"黄埔杏林"创新谷、鼓励中医药成果产业化、推进生物医药先行先试改革创新、建设中医药智能装备创新高地、鼓励基金投资等方面提出多项突破性政策，集聚全球高端中医药资源，促进中医药传承创新。《中医药10条》具有精准化、专业化、系统化的特点，精准"把脉"中医药发展，争取政策先行先试，全方位营造良好的中医药创新环境。广州重要申请人包括华南理工大学、广州中医药大学、广东省中医院、广东工业大学、广州中医药大学第一附属医院、中山大学、华南农业大学、中山大学孙逸仙纪念医院、暨南大学、广东药科大学附属第一医院、华南师范大学、广州医科大学附属脑科医院。重要申请人由高校和医院构成，可见广州的人才优势在于高校和医院的培养。

深圳的重要申请人包括平安科技（深圳）有限公司、深圳市中医院、深圳市宝安区中医院、深圳市大富智慧健康科技有限公司、深圳平安医疗健康科技服务有限公司、广州中医药大学深圳医院、深圳市常胜医疗设备科技有限公司、深圳市罗湖区人民医院、中国科学院深圳先进技术研究院、未来穿戴健康科技股份有限公司、北京大学深圳医院、深圳市灸大夫医疗科技有限公司，重要申请人主要由企业和医院构成，可见广州的人才集中在企业和医院。另外，在建设中医药特色人才队伍方面，深圳市大力推进高校中医药学科发展，在深圳大学、香港中文大学（深圳）等5所高校医学院筹建中医药学科，培养产教深度融合中医药人才；开展中医师承教育，柔性引进14位国医大师、全国名中医及一批省市名中医，培养160多名省市级名优中医，建立中医传承工作室82个、师承项目12批，培养继承人216名；启动"鹏程岐黄工程"高层次中医药人才培养计划，创新中医药人才培养模式，首创中医专科护士认证进阶培训，建立中医护理传承工作室，宝安纯中医治疗医院筹建岐黄传承学院，探索创新符合中医药特色和发展规律的人才培养途径和方式。

亳州的重要申请人包括亳州职业技术学院、天马（安徽）国药科技股份有限公司、安徽源和堂药业股份有限公司、安徽鑫泰药业有限公司、安徽谓博中药股份有限公司、亳州学院等，重要申请人主要由企业和高校构成，可见亳州的人才集中在企业和高校。安徽是中医药资源大省，中医药历史悠久，文化底蕴丰厚，素有"北华佗、南新安"之称。安徽省委、省政府高度重视中医药工作，对新时期中医药传承创新发展作出了全面部署，尤其是2022年先后出台了《安徽省促进中医药振兴发展行动计划（2022—2024年）》《安徽省"十四五"中医药发展规划》，并且召开了全省中医药振兴发展大会，明确提出支持"北华佗、南新安"建设，推动安徽中医药事业和产业提质扩量增效，推动安徽省由中医药大省向中医药强省跨越。亳州市始终坚持"以药立市"不动摇，全力打造世界中医药之都、全国中医药产业高地、国际中药材市场"桥头堡"，推动中医药现代化、产业化、国际化，中药材种植、中医药制造、中医药流通贸易、中医药健康服务、中医药文化传承、中医药创新研发六大中心建设取得积极成效，已初步形成涵盖中药材种植、中药饮片加工、中药配方颗粒生产、中成药制造、中药流通、中药科研和中药文化传播等全产业链体系，成为全球最大的中药材交易中心和全国最大的中药饮片、中药提取物、中药保健饮品生产基地。2022年，亳州市中医药产业规模1 664.1亿元，其中中药材种植业产值42.6亿元，共有药品生产许可企业227家，规模以上医药工业产值356.5亿元，中医药流通贸易额1 265亿元。

天津重要申请人包括天津中医药大学、天津大学、鲲鹏神农制药设备（天津）有限公司、天津市国民制药机械有限公司、天津太平洋制药有限公司、中国医学科学院生物医学工程研究所、天津科技大学、天津中医药大学第一附属医院、天津中医药大学第二附属医院、天津大明制药设备厂、天津中瑞药业股份有限公司、河北工业大学等，可见天津从教学、临床科研、企业产业化等各个方面都培养了一定数量的人才。

从各技术领域方面对比，天津市在粉碎、混合、分离纯化、干燥二级技术分支具有一定的人才储备，但是筛析、灭菌二级技术分支和中药先进诊疗装备一级技术分支的发明人数量与产业发达地区相比存在非常大的差距。天津市应当利用良好创新创业政策和环境等吸引外部创新技术人才加入，充分挖掘国内高校、科研院所以及企业的核心发明人资源，通过人才引进、研发合作、投资创业等多样化方式丰富充实天津市中医药装备领域的技术创新人才梯队，为天津市中医药装备产业的长远发展提供人力资源支撑。

6.3.3　天津市创新人才在产业链各技术环节分布情况

从细分技术领域天津市发明人数量分布来看，中药先进制造装备发明人集中在干燥、粉碎、筛析二级技术分支，分离纯化二级技术分支发明人集中在分子蒸馏三级技术分支，而分离纯化二级技术分支下的其他 6 个三级技术分支的人才储备数量严重不足。中医先进诊疗装备发明人集中在诊断二级技术分支下的四诊三级技术分支和治疗二级技术分支下的磁疗和超声治疗三级技术分支，而急诊二级技术分支下的 3 个三级技术分支的人才储备数量严重不足（见表 6.7）。

表 6.7　天津市创新人才在产业链各技术环节分布情况

一级技术分支	二级技术分支	三级技术分支	发明人数量/人	专利申请量/件	人均发明量/（件/人）
中药先进制造装备	粉碎	—	433	319	0.74
	筛析	—	198	138	0.70
	混合	—	451	233	0.52
	分离纯化	沉降	11	3	0.27
		离心	53	15	0.28
		滤过	322	165	0.51
		醇沉	39	13	0.33
		柱色谱	35	10	0.29
		膜分离	146	55	0.38
		分子蒸馏	27	17	0.63
	干燥	—	469	353	0.75
	灭菌	—	238	126	0.53

一级技术分支	二级技术分支	三级技术分支	发明人数量 / 人	专利申请量 / 件	人均发明量 / (件/人)
中医先进诊疗装备	诊断	四诊	259	130	0.50
		经络	297	100	0.34
	治疗	针灸	535	256	0.48
		光疗	328	159	0.48
		电疗	179	64	0.36
		超声治疗	61	31	0.51
		磁疗	406	203	0.50
		热疗	139	63	0.45
	急症	心脑血管	136	39	0.29
		感染	249	87	0.35
		昏厥	24	6	0.25

各二级、三级技术分支中，人均发明量最高的是干燥二级技术分支，随后是粉碎、筛析，其余技术分支的人均发明量都低于0.5件，说明多发明人合作的情况很多，大多数技术分支的研发人员研发能力较弱，发明人研发能力有限。

6.3.4 天津市创新人才领军人才的创新能力和竞争实力

从天津市创新型人才角度来看，本地的一些高校、科研院所、企业在各领域已经出现一批具备一定创新实力的技术创新人才（见表6.8）。

表 6.8 天津市创新人才领军人才的创新能力和竞争实力

一级技术分支	二级技术分支	发明人	专利申请量 / 件	发明人团队	所属单位
中药先进制造装备	粉碎	刘炜	12	—	鲲鹏神农制药设备（天津）有限公司
		宋德成	11	邸克莱、刘新赞、刘俊、刘彩田、王磊	天津太平洋制药有限公司
		刘静伟	9	—	天津市渤海鑫茂制药设备有限公司
	筛析	刘炜	12	—	鲲鹏神农制药设备（天津）有限公司
		张光达	6	陈阳、孟令海、丁圣	尚药堂大健康产业集团有限公司
		季延滨	5	侯继明、李涛	天津振邦富恒商贸有限公司

续表

一级技术分支	二级技术分支	发明人	专利申请量/件	发明人团队	所属单位
中药先进制造装备	混合	毕振东	5	周峰、徐克福、房莅芳	晟世嘉联（天津）生物科技有限公司
		刘雁	5	秦君	普罗旺斯番茄制品（天津）有限公司
		蔡治河	4	刘钊	天津和治药业集团有限公司
	分离纯化	刘鼎阔	15	张俊霞、张凤洪、王立红	鼎正生物药业（天津）有限公司
		李志贤	13	卢晓江、何葵东、何迎春、卢彤、李绍强、田玉昌、赵丽娟	天津大明制药设备厂
		李正	11	刘长青、宋新波、李忠林、余河水、于洋、别松涛、所同川、魏立群、刘岩	天津中医药大学
	干燥	田国民	21	赵淑俊	天津市国民制药机械有限公司
		刘炜	11	—	鲲鹏神农制药设备（天津）有限公司
		王平	11	—	天津科创精诚制药设备有限公司
	灭菌	刘义刚	6	张博君、王兆东	中国大冢制药有限公司
		祁建城	5	吴金辉、衣颖、郝丽梅、王涛、陈旭、段惠丽、陈建龙	中国人民解放军军事医学科学院卫生装备研究所
		张志刚	4	刘泊志、王闻宇、李晓卫、王然、陈文兵	天津百畅医疗器械有限公司
中医先进诊疗装备	诊断	周鹏	15	杨成、陈露诗、刘彪、孙士松、张强、于艺、何峰、余辉	天津市天中依脉科技开发有限公司、天中依脉、天中依脉（天津）智能科技有限公司
		周英超	6	李扬、高惠明	天津市中宝制药有限公司
		王学民	6	邵娜、孙莹莹、赵立涛、郭玉雯	天津大学

续表

一级技术分支	二级技术分支	发明人	专利申请量/件	发明人团队	所属单位
中医先进诊疗装备	治疗	吴金鹏	15	李迎新、吕恒勇、崔峰、李真、檀秀香、岳萍、黄福开、张海波、朱忠慈	中国医学科学院生物医学工程研究所
		周鹏	15	杨成、陈露诗、刘彪、陈凯、刘浩、周威、周成龙、夏瑸烨、孙士松	天津市天中依脉科技开发有限公司、天中依脉、天中依脉（天津）智能科技有限公司
		徐克林	11	宁书林	—
	急症	徐克林	11	宁书林	—
		戴华英	4	吴海涛、李永强、郭广军	天津迪玛克医疗器械有限公司
		邢振国	3	—	天津心康科技发展有限公司

刘炜是鲲鹏神农制药设备（天津）有限公司的总经理。鲲鹏神农制药设备（天津）有限公司成立于 2016 年，主要产品有破碎机、粉碎机、干洗机、丸粒烘干机。

宋德成团队：宋德成是天津太平洋制药有限公司的法人代表。天津太平洋制药有限公司始建于 2001 年，位于天津市津南区开发区，占地 39 000 多平方米，建筑面积 9 259.55 平方米，于 2002 年通过国家药品监督管理局 GMP 认证，该公司生产、销售中西药制剂。

刘静伟是天津市渤海鑫茂制药设备有限公司的法人代表。天津市渤海鑫茂制药设备有限公司于 2009 年 1 月 8 日成立。公司经营范围包括制药、食品、化工的机械设备及配件、不锈钢制品制造、加工、销售。

张光达团队：张光达是尚药堂大健康产业集团有限公司的股东。尚药堂大健康产业集团有限公司成立于 2015 年，是一家以从事研究和试验发展为主的企业。企业注册资本 11 990 万元人民币，实缴资本 11 900 万元人民币。

毕振东团队：毕振东是晟世嘉联（天津）生物科技有限公司的法人代表。晟世嘉联（天津）生物科技有限公司于 2015 年 12 月 30 日成立，公司经营范围包括：科学研究和技术服务业；园林绿化工程设计、施工；普通货运；饲料添加剂、兽用化学药品、中药批发兼零售；货物及技术进出口业务等。

刘雁团队：刘雁曾经是普罗旺斯番茄制品（天津）有限公司的法人代表。普罗旺斯番茄制品（天津）有限公司成立于 2009 年，注册资本金 25 000 万元人民币，公司位于中国天津市临港新经济区，总建设用地 30 万平方米，总投资额为 13 亿元人民币。公司主要从事番茄制品的深加工生产与销售业务，公司引进全套意大利生产线，年产值达 50 亿元人民币。

蔡治河团队：蔡治河是天津和治药业集团有限公司的法人代表。天津和治药业集团有限公司创立于 1992 年，是一家专业从事中西药品、保健（健康）食品、医疗器械研发、生产、销售于一体的现代化企业集团，现具备了片剂、硬胶囊剂、软胶囊剂、口服液剂、颗粒剂、丸剂、合剂、酊剂、茶剂、糖浆剂等多种剂型百余个品种的生产能力。

刘鼎阔团队：刘鼎阔是鼎正生物药业（天津）有限公司执行董事、天津农学院硕士研究生导师。鼎正生物药业（天津）有限公司成立于 2000 年，于 2004 年年底正式通过农业部兽药 CMP 认证，2010 年以 97 分的高分通过 GMP 复检。

李志贤团队：李志贤是天津大明制药设备厂的法人代表。天津大明制药设备厂成立于 1998 年 11 月 16 日，是专门从事制药设备技术开发、科研及工程设计的技术型企业。拥有制药及化工工艺、制药机械、计算机、自动化等各类高科技人才及专家，致力于开发专业化、系列化、标准化、自动化的中药生产装置。主营实验室提取设备、中药提取设备、中药浓缩设备、多功能提取罐、中药提取罐、间歇精馏塔、连续精馏塔、低温干燥器、中药醇沉、中药萃取、中药浓缩、醇沉罐、浓缩罐等。

李正团队：李正是天津中医药大学研究员、博士生导师，天津市青年千人特聘专家，天津市"131"创新型人才培养工程第一层次人选，天津中医药大学中药制药工程学院院长，兼任中华中医药学会中药制药工程分会秘书长、世界中医药联合会网络药理学分会副会长和中国药理学会网络药理学专业委员会委员，国家重大新药创制项目评审专家库成员。主要从事中药数字制药技术研究，参与了生脉注射液、丹红注射液等大品种信息化改造项目。现主持天津市现代中药产业技术研究院项目和天津市互联网先进中药制药示范项目，围绕中药智能制药和绿色制药等关键技术开发了系列过程检测建模新方法与新型高效节能制药设备，建设多条先进制药示范线。

田国民团队：田国民是天津市国民制药机械有限公司的法人代表。天津市国民制药机械有限公司成立于 2001 年，是集研发、制造、销售、服务于一体的现代化企业，是中国制药装备行业协会会员单位。天津市国民制药机械有限公司产品广泛用于制药、食品、化工等行业，主要产品分为粉碎、干燥、混合、制粒几大系列。

王平是天津科创精诚制药设备有限公司的法人代表。天津科创精诚制药设备有限公司成立于 2016 年 10 月 26 日，注册地位于天津市北辰区宜兴埠镇华盛道（旭华金属院内），公司经营范围包括制药设备、食品制造设备、化工设备制造。

刘义刚团队：刘义刚是中国大冢制药有限公司项目组长，2020 年 12 月被授予"天津市劳动模范"称号。中国大冢制药有限公司是中国医药集团有限公司所属、中国医药投资有限公司与日本大冢制药株式会社共同投资设立的，于 1981 年 4 月被批准成立，1984 年 5 月 17 日正式投产，是中国第一家中外合资制药企业。2009 年年底天津市医药集团有限公司成为中方股东之一，中日双方各占 50% 股份。公司拥有多条先进技术生产线，能够生产多个品种、规格的大输液、塑料安瓿注射液、滴眼液等产品。

祁建城团队：祁建城博士是中国人民解放军军事医学科学院卫生装备研究所研究员、博士生导师，国家生物防护装备工程技术研究中心副主任，生物安全技术与装备学术带头人，"十二五"国家"863 计划"生物安全主题项目首席专家，"十三五"国家重点研发计划"生物安全关键技术研发"重点专项项目负责人，兼任中国合格评定国家认可委员会（CNAS）实验室生物安全主任评审员，中华预防医学会生物安全与防护装备分会秘书长，全国洁净室及相关受控环境标准化技术委员会委员，全军生物安全专家委员会委员等学术职务。

张志刚是天津百畅医疗器械科技有限公司总经理、董事。天津百畅医疗器械科技有限公司是从事生物工程技术的科技型企业，成立于 2005 年，定位于介入医学产品事业的发展，致力于新技术的开发与产业化。公司初期注册资本 1 000 万元人民币。目前开发的产品——心脏介入支架系统已投入 2 400 万元人民币，随着产品产业化进程，公司注册资本将达到 8 000 万元人民币。通过国际商业合作，公司建立了一个国际化的技术平台，与全球多家专业机构建立了长期合作关系，集成了具有自主知识产权、以血管介入技术为主的生物工程系统。在这个平台上，公司聚集了一批国内外一流的专业人才和行业专家，形成了具有国际水准的技术创新能力。在未来的发展中，公司将始终关注国内外介入医学的发展动态和产品应用，不断推出技术创新产品。"心脏介入支架系统"是该公司开发的主导产品，大量科技成果将分批应用于系列产品包括支架设计、支架材料、药物涂层、导管工艺、超滑涂层、球囊治疗等一系列国际最新技术的应用与创新，为产品开发注入不竭的动力。公司坐落在天津市高新技术产业园区，具有 5 000 平方米与之相配套的科研、生产办公场地，1 000 多平方米的净化厂房，国际一流的专业设备，提供了完备的生产和检测能力，保证了产品的卓越品质。

周鹏团队：周鹏担任天中依脉、天津市天中依脉科技开发有限公司、天中依脉（天津）智能科技有限公司等公司法定代表人，担任天中依脉（天津）智能科技有限公司、依脉健康产业发展（天津）中心（有限合伙）、天津依脉嘉诚科技合伙企业（有限合伙）等公司股东，担任天中依脉、天津市天中依脉科技开发有限公司、天中依脉（天津）智能科技有限公司等公司高管。天中依脉（品牌商标：天中依脉）是我国专注于"中医现代化诊疗装备"和"中医人工智能技术"领域的高新技术企业和集团化公司，拥有全国唯一一家"智慧中医"博士后工作站，"天津市智能中医诊疗技术与装备"重点实验室、"中医药现代化智能技术"天津市专业学位研究生联合培养基地等国家和省部级科研机构。公司荣获了 2020 年天津市战略性新兴产业领军企业、天津市"专精特新"中小企业等多个荣誉称号。首创构建了"智慧中医工程"理论和技术框架，在中医客观化诊断技术、中医现代化装备研制、中医大数据信息管理云平台、中医人工智能算法平台、中医智能辅助诊断系统方面都进行了深入的技术研究和产业布局。公司开发了创新中医诊疗装备产品十余项，已获批脉诊仪、舌诊仪、医用红外线热像仪、经络检测仪等多项医疗仪器注册证，授权专利与软件著作权百余项，相关产品获得国家中医药管理局中医先进诊疗装备重点推荐。天中依脉诞生于产学研的成功合作，与天津中医药大学、天津大学、北京大学、复旦大学、广州中医药大学、广东季华实验室、中国医学科学院、四川省中医科学院等全国多家高校、科研院所和全国 20 余家大型三甲医院建立了长期科研合作关系。聚集了全国智慧中医领域的知名专家和研究人员，承担了多项国家级和省部级重大科研项目。2022 年，天中依脉凭借自主研发的"仿生智能脉诊机器人系统""多模态智能中医四诊合参辅助诊断系统"，成功获批工信部智能中医诊疗仪器揭榜挂帅项目，并作为核心单位参与了我国载人航天医学实验项目，将智能中医检测和调控技术用于保障在轨航天员的健康等。天中依脉高度重视中医药领域标准化工作，是国家药品监督管理局"中医器械标准化技术归口单位"、天津市"中医药标准化技术委员会"等多个中医药标准化组织的成员单位，积极参加了多项行业标准的起草和建立。

周英超团队：天津市中宝制药有限公司（曾用名：天津市中宝科技有限公司），成立于 2003 年，位于天津市，是一家以从事医药制造业为主的企业。企业注册资本 1 000 万元人民币，实缴资本 1 000 万元人民币。公司经营范围包括药品生产（贴剂、膜剂）；新药研究、开发；新生物及生物工程制品研究、开发及相关信息咨询服务。

王学民团队：王学民是天津大学精密仪器与光电子工程学院副教授。截至 2021 年 4 月，天津大学精密仪器与光电子工程学院下设 4 个系，即精密仪器工程系、光电信息工程系、光电子科学技术系、生物医学工程与科学仪器系，开设 5 个本科专业，包括测控技术与仪器、光电信息科学与工程、光电信息科学与工程（南开大学合办）、电子科学与技术（光电子技术方向）、生物医学工程。

中国医学科学院生物医学工程研究所是生物医学工程专业领域成立最早的国家级研究所，是北京协和医学院生物医学工程一流学科建设的主要承担单位，直属于国家卫生健康委员会，是国家公益一类事业单位。研究所的前身是中国医学科学院医学仪器器械研究所，1960 年成立于北京。1978 年在中国心胸外科学和生物医学工程学科奠基人黄家驷院长直接倡导下，研究所更名为"中国医学科学院生物医学工程研究所"。为响应国家战略要求，研究所几经迁址，1984 年迁至天津市南开区。

戴华英团队：戴华英是天津迪玛克医疗器械有限公司的法人代表。天津迪玛克医疗器械有限公司（曾用名：天津迪玛克医药科技有限公司）成立于2015 年，位于天津市，是一家以从事科技推广和应用服务业为主的企业。企业注册资本 4 000 万元人民币，实缴资本 2 634.85 万元人民币。

邢振国团队：邢振国担任天津心康科技发展有限公司的法人代表。天津心康科技发展有限公司成立于2014 年 4 月 21 日，经营范围包括医疗器械研发，电子产品研发、销售。

鉴于目前天津市发明人专利申请量突出的创新人才较少，尤其是企业领军发明人专利申请量极少，这些人才可作为重要的人才培养对象，通过多方面知识和技能培训提高整体素质和能力、加大人才激励力度。同时，还应依托天津中医药大学、天津大学、中国人民解放军军事医学科学院卫生装备研究所、中国医学科学院生物医学工程研究所等高校和科研院校积极培养中医药装备产业创新型高端人才。

6.4 天津市中医药装备产业技术创新能力定位

6.4.1 天津市产业链各技术环节专利数量与全国、全球的对比

在中药先进制造装备中，天津市分离纯化二级技术分支中的膜分离和分子蒸馏三级技术分支的全球及中国专利申请量占比较高，而且在全球及中国非失效专利申请量占比较高，同时在干燥和粉碎二级技术分支的全球及中国专利申请量占比和全球及中国非失效专利申请量占比也较高，即天津市在分离纯化二级分支中的膜分离和分子蒸馏三级技术分支，以及干燥、粉碎二级技术分支方面有一定的技术储备（见表 6.9）。

表6.9 天津市产业链各技术环节专利数量与全国、全球的对比

一级技术分支	二级技术分支	三级技术分支	申请量/件			申请量占比/%		非失效专利申请量/件			非失效专利申请量占比/%	
			全球	中国	天津	天津/全球	天津/中国	全球	中国	天津	天津/全球	天津/中国
中药先进制造装备	粉碎	一	13 607	13 206	319	2.34	2.42	7 733	7 551	164	2.12	2.17
	筛析	一	7 046	6 995	138	1.96	1.97	4 673	4 641	73	1.56	1.57
	混合	一	10 880	10 465	233	2.14	2.23	7 233	6 979	147	2.03	2.11
	分离	沉降	356	331	3	0.84	0.91	248	238	2	0.81	0.84
		离心	895	824	15	1.68	1.82	567	528	7	1.23	1.33
		滤过	8 307	8 005	165	1.99	2.06	5 430	5 263	81	1.49	1.54
	纯化	醇沉	580	568	13	2.24	2.29	391	388	7	1.79	1.80
		柱色谱	462	359	10	2.16	2.79	269	204	5	1.86	2.45
		膜分离	2 539	1 461	55	2.17	3.76	1 359	878	27	1.99	3.08
		分子蒸馏	619	533	17	2.75	3.19	367	312	9	2.45	2.88
	干燥	一	13 666	13 397	353	2.58	2.63	7 953	7 821	175	2.20	2.24
	灭菌	一	8 345	6 103	126	1.51	2.06	4 750	3 535	72	1.52	2.04
中医先进诊疗装备	诊断	四诊	6 878	5 733	130	1.89	2.27	3 295	2 692	45	1.37	1.67
		经络	6 214	4 847	100	1.61	2.06	3 084	2 551	39	1.26	1.53
	治疗	针灸	16 215	15 430	256	1.58	1.66	8 213	7 873	98	1.19	1.24
		光疗	7 483	6 592	159	2.12	2.41	3 662	3 178	67	1.83	2.11
		电疗	4 082	3 396	64	1.57	1.88	1 998	1 602	30	1.50	1.87
		超声治疗	2 144	1 691	31	1.45	1.83	1 173	894	13	1.11	1.45
		磁疗	10 084	8 849	203	2.01	2.29	4 856	4 164	71	1.46	1.71
		热疗	3 753	3 605	63	1.68	1.75	1 807	1 729	28	1.55	1.62
	急症	心脑血管	2 692	2 149	39	1.45	1.81	1 295	991	21	1.62	2.12
		感染	5 227	4 447	87	1.66	1.96	2 684	2 241	35	1.30	1.56
		昏厥	677	503	6	0.89	1.19	317	219	1	0.32	0.46

天津市分离纯化二级分支中的沉降和离心三级技术分支的全球及中国专利申请量占比较低，而且在全球及中国非失效专利申请量占比较低，同时在筛析和灭菌二级技术分支的全球及中国专利申请量占比和全球及中国非失效专利申请量占也比较低。可见，天津在分离纯化二级分支中的沉降和离心三级技术分支，以及筛析、灭菌二级技术分支的技术储备比较薄弱。

天津市在中医先进诊疗装备中，治疗二级技术分支中的光疗和磁疗三级技术分支的全球及中国专利申请量占比较高，且在全球及中国非失效专利申请量占比较高。同时，虽然天津市在急症二级技术分支中的心脑血管三级技术分支的全球及中国专利申请量占比不高，但其在全球及中国非失效专利申请量占比较高，这与天津市在心血管领域和中医药领域具备比较强的产业能力相吻合。可见，天津市在治疗二级技术分支中的光疗和磁疗三级技术分支，以及急症二级技术分支中的心脑血管三级技术分支方面有一定的技术储备。

天津市在急症二级技术分支中的昏厥三级技术分支的全球及中国专利申请量占比较低，而且在全球及中国非失效专利申请量占比较低。可见，天津在急症二级技术分支中的昏厥三级技术分支的技术储备比较薄弱。

综上所述，天津市在急症二级技术分支中的昏厥三级技术分支的技术储备最为薄弱，在分离纯化二级技术分支中的膜分离和分子蒸馏三级技术分支上存在技术优势。

6.4.2 天津市产业链各技术环节专利数量与典型城市的对比

从天津市与国内典型城市中医药装备各产业链的专利数量对比可以看出，与典型区域对比，除了粉碎、混合、分离纯化、干燥二级技术分支，天津市在其他产业链的申请量较少，特别是与北京、上海、深圳相比，差距较大（见表6.10、图6.4）。

表6.10　天津市产业链专利数量与典型城市对比　　　　　　单位：件

一级技术分支	二级技术分支	北京	上海	深圳	广州	成都	亳州	天津
中药先进制造装备	粉碎	292	251	166	289	369	371	319
	筛析	142	97	69	129	196	387	138
	混合	256	295	144	253	227	150	233
	分离纯化	322	411	176	280	332	119	269
	干燥	270	291	133	266	459	585	353
	灭菌	228	280	120	168	220	68	126
中医先进诊疗装备	诊断	1 041	842	733	489	374	19	272
	治疗	2 414	1 933	1 704	1 316	998	46	717
	急症	506	452	246	233	187	3	122

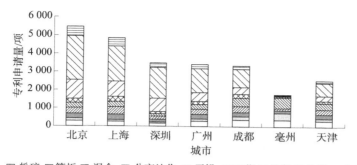

图 6.4　天津市产业链专利数量与典型城市对比

6.5　天津市中医药装备产业专利运营实力定位

专利运营形式多样，主要包括转让、许可、质押、诉讼、无效等，一个区域的专利运营的活跃度可以反映该区域产业的活力及企业在技术上的实力。

6.5.1　天津市专利运营活跃度

由表 6.11 可知，天津市在中医药装备产业的各技术分支中，分离纯化二级技术分支的专利运营最活跃，运营数量占比为 7.81%，但主要运营手段为专利转让、专利许可和专利质押，手段较为单一；其次是诊断和治疗二级技术分支，运营数量占比分别是 7.72% 和 7.11%，但同样也仅涉及专利转让、专利许可和专利质押，手段比较单一。

表 6.11　天津市专利运营活跃度

一级技术分支	二级技术分支	转让/件	许可/件	质押/件	诉讼/件	无效/件	运营数量占比/%
中药先进制造装备	粉碎	10	0	1	0	0	3.45
	筛析	3	0	0	0	0	2.17
	混合	11	0	0	0	0	4.72
	分离纯化	13	1	7	0	0	7.81
	干燥	14	0	0	0	0	3.97
	灭菌	4	0	1	1	0	4.76

一级技术分支	二级技术分支	转让/件	许可/件	质押/件	诉讼/件	无效/件	运营数量占比/%
中医先进诊疗装备	诊断	16	3	2	0	0	7.72
	治疗	46	4	1	0	0	7.11
	急症	7	0	0	0	0	5.74

整体上看，天津市中医药装备产业专利运营手段不够丰富，没有涉及无效的专利，许可、诉讼和质押专利数量也比较少，活跃度不高。可通过培育高价值专利、联合第三方金融服务机构等方式提高专利转化效率。

6.5.2　天津市运营主体情况

如表 6.12 所示，从专利运营主体角度来看，天津市企业主要以转让为主，有部分质押、许可、诉讼专利，未涉及无效案件，可见天津市企业在中医药装备产业领域有一定的成果转化率。院校/研究所方面，专利转让数量为 6 件，许可 1 件，不涉及质押、诉讼和无效，可见天津院校/研究所在中医药装备产业领域成果转化率低。个人创新主体有 40 件专利转让、6 件专利许可和 2 件专利质押，不涉及诉讼和无效，个人的成果转化率相对较高。医院仅有 3 件专利转让，运营手段单一。总体看来，天津市企业和个人的专利运营数量不多，手段稍显单一，科技成果转化方面不理想，院校/研究所及医院方面运营手段单一，数量也有限。

表 6.12　天津市专利运营主体数量分布　　　　单位：个

分类	企业	院校/研究所	医院	个人
转让	55	6	3	40
许可	0	1	0	6
质押	10	0	0	2
诉讼	1	0	0	0
无效	0	0	0	0

从运营手段角度来看，转让方面，天津市主要以企业和个人为主，院校/研究所、医院的参与度不高。许可方面，整体数量较少，运营主体涉及院校/研究所及个人。质押方面，运营主体为企业和个人，医院及院校/研究所均没

有参与。无效方面均无运营主体参与。

综上，天津市整体运营主体类型不够丰富，数量也不算多，除专利转让以外，其他运营手段使用频率过低。作为创新主体中的重要力量，医院及院校 / 研究所对专利运营重视不够，影响科技成果转化，整体上可能存在专利质量较差，核心、基础专利数量少等问题。

6.5.3　天津市运营主体的基础实力和潜力对比

6.5.3.1　运营主体基础实力

从数量上看，北京是专利运营数量最多的城市，共有 332 件；其次是上海，304 件；深圳有 263 件；亳州有 220 件；广州有 217 件；成都和天津均未超过 140 件，其中成都市的专利运营数量为 131 件，天津市的专利运营数量为 123 件（见表 6.13）。

表 6.13　各城市专利运营数量对比　　　　　　　　　　单位：件

分类	北京	上海	深圳	亳州	广州	成都	天津
转让	297	276	230	144	183	90	103
许可	18	9	12	19	6	24	7
质押	6	13	7	57	14	17	12
诉讼	10	1	4	0	6	0	1
无效	1	5	10	0	8	0	0

从专利运营方式上看，上述几个城市的专利运营主要集中在转让方面，其中北京、上海和深圳位居前三位，领先于其他城市，天津在该方面的实力比成都稍好。专利许可方面，成都、亳州、北京位居前三位，天津在该方面的实力与上海、广州相当。专利质押方面，亳州有 57 件，远胜其他几个城市；虽然天津仅有 12 件，但是超过了北京和深圳。诉讼方面，亳州和成都不涉及，其他几个重点城市的数量都不多，除了北京有 10 件，其他城市的数量都在个位数，而天津只有 1 件。无效方面，深圳、广州和上海位居前三位，但是数量也不多，亳州、成都和天津不涉及。

综上分析，与全国重点城市相比，天津在中医药装备产业领域的整体专利运营数量较少，运营手段比较单一，其中专利转让、许可、质押方面运营比较活跃，诉讼案件只有 1 件，无效则完全不涉及。

6.5.3.2 运营主体潜力

某一区域在某一领域的授权有效专利占比在一定程度上说明该领域是该区域近些年的研发热度，且专利质量较高；而有效发明专利占比则更能说明专利的质量较高；在审发明占比则代表着该区域在该领域近两年的研发热度。

表 6.14 示出了天津市与国内典型城市在有效专利占比、有效发明专利占比等数据方面的对比，以此来分析城市间运营主体的潜力差异。

表 6.14　我国代表性城市运营主体潜力对比

项目	北京	上海	成都	广州	深圳	亳州	天津
专利申请总量 / 件	4 179	3 759	2 778	2 743	2 696	1 569	2 146
授权有效专利 / 件	1 840	1 807	1 390	1 322	1 194	821	869
授权有效专利占比 /%	44.03	48.07	50.04	48.20	44.29	52.33	40.49
授权有效发明专利 / 件	471	285	152	222	209	150	86
授权有效发明专利占比 /%	11.27	7.58	5.47	8.09	7.75	9.56	4.01
公开、实质审查专利 / 件	705	550	220	319	499	97	136
公开、实质审查专利占比 /%	16.87	14.63	7.92	11.63	18.51	6.18	6.34
核心专利 / 件	22	13	1	4	10	0	3
核心专利占比 /%	0.53	0.35	0.04	0.15	0.37	0.00	0.14

从数量上来看，无论是授权有效专利、授权有效发明专利还是在审发明专利，北京、上海相较于其他城市都显现出明显的优势。天津与这两个城市相比存在很大差异，与成都、广州、深圳相比差距也比较明显，天津与亳州市的数据差距较小。

有效专利占比方面，亳州和成都超过 50%，其余典型城市的这一占比在 44% ~ 49%，相差不大，而天津仅为 40.49%。可见，天津市近些年的研发热度及专利运用、专利质量等方面与典型城市之间存在较大差距。

有效发明专利占比方面，北京最高，为 11.27%；其次是亳州，为 9.56%；其余几个典型城市也都超过了 5%，而天津仅为 4.01%。这进一步说明天津在中医药装备产业领域的专利运用、专利质量方面与典型城市之间存在明显差距。

在审发明占比方面，深圳最高，达到了 18.51%；北京、上海、广州为 11% ~ 17%。天津这一占比为 6.34%，比亳州的 6.18% 略高，比成都的 7.92% 稍低。可见，天津市近两年的研发热度相较于典型城市存在不足。

本书以同族数量大于 2 件和被引用数量大于 2 件的标准选择核心专利。从核心专利数量来看，北京、上海和深圳排名前三；天津有 3 件核心专利比亳州和成都高，但相较于其他典型城市还是有差距。

从核心专利占比情况来看，北京、上海、深圳都超过了 0.3%，可见这几个城市的高价值专利比例较高。天津这一占比为 0.14%，高于成都的 0.04% 和亳州的 0%，与广州接近。可见天津的高价值专利比例与各典型城市之间存在差距，与全国排名前三的城市差距较大，但与其他典型城市之间差距很小。

综上所述，天津在中医药装备产业领域的高质量专利数量较少，专利占比也少，且核心专利较少，总体专利质量略差，专利运营潜力有待进一步提高。

6.6 小结

综合本章的内容，可以确定天津中医药装备领域的产业发展定位。概括来说，天津市在该领域虽然具有一定的优势，但相较于国内典型城市还有很大差距。

天津在中药先进制造装备上偏重干燥、粉碎二级技术分支，在中医先进诊疗装备上偏重治疗二级技术分支中的光疗和磁疗三级技术分支和急症二级技术分支中的心脑血管三级技术分支。

天津龙头企业在专利申请量、专利授权有效量方面，相比国内巨头企业均存在很大的差距，技术分布格局需要优化。

天津与国内典型城市相比，创新人才数量偏低，并且创新人才的平均专利产出量也有待提高。在中药先进制造装备上有一定的人才优势，但在中医先进诊疗装备领域人才储备较少。

天津整体专利运营兼顾了几种手段，但活跃度不高，中医先进诊疗装备上的研发热度不如国内典型城市高，专利运用转化能力相对较弱，专利质量略差，专利运营潜力有待进一步提高。

天津近些年在中医药装备领域的研发热度不如国内典型城市高，专利运营转化能力相对较弱，专利质量略差，专利运营潜力有待进一步提高。

第七章　天津市中医药装备产业发展路径导航

为了加快天津市中医药装备产业的持续健康发展，基于产业发展方向和天津市现状定位，通过产业结构优化路径、技术创新及引进路径、企业培育及引进路径、人才培养及引进路径引导天津市中医药装备产业的发展，为天津市政府和企业提供可行的产业发展路径。

7.1　产业结构优化路径

前文对国内外及天津市中医药装备产业的发展现状进行分析，筛选出了天津的优势领域、潜在的优势领域，同时发现空白领域及风险领域，从而对产业结构进行优化。

7.1.1　强化产业链优势

整体而言，中药先进制造装备一级技术分支的全球专利申请中，分离纯化二级技术分支的申请数量最多，其次是混合、筛析、干燥、灭菌、粉碎二级技术分支。中医先进诊疗装备一级技术分支的全球专利申请中，治疗二级技术分支的申请数量最多，其次是诊断二级技术分支。

中药先进制造装备一级技术分支的中国专利申请中，分离纯化二级技术分支的申请量最大，其次分别是混合、筛析、干燥、粉碎、灭菌二级技术分支。与全球申请量分布不同的是，中国粉碎二级技术分支的专利申请数量多于灭菌二级技术分支。中医先进诊疗装备一级技术分支对应的中国专利申请中，治疗二级技术分支的申请数量最多，其次是诊断二级技术分支，申请量分布与全球申请量分布相同。

天津市中医药装备产业专利申请中，各分支的排名与中国存在不同。天津市在中药先进制造装备二级技术分支中，分离纯化二级技术分支申请量最大，其次是干燥、混合、粉碎、灭菌、筛析二级技术分支。天津市在干燥二级技术分支的专利申请量占中药先进制造装备领域的24.55%，超过中国范围的21.82%，同时明显超过全球范围的11.66%。可见，天津市在干燥二级技术分支有创新优势，属于优势链。

由前文对天津市中医药装备产业发展现状的分析可知，目前天津市中药先进制造装备的研究有一定的技术积累，尤其是在干燥、粉碎二级技术分支有较多的专利布局，有以天津市国民制药机械有限公司、天津太平洋制药有限公司和鲲鹏神农制药设备（天津）有限公司为代表的龙头企业。天津市可以出台相应政策进一步引导中药先进制造装备的发展，在现有体系的基础上，进一步完善和强化上下游产业的发展，以点带面，促进整个中医药装备产业向好发展。

通过对天津市涉及中医药产业的公司进行分析发现，天津市具有天士力等龙头企业。天津市可以积极响应国家推动中药产业高质量发展的规划，对中药材交易、鉴定、存储、加工等全流程进行重点支持，建立中药材深加工基地，全面促进中医药装备产业的发展。

7.1.2　激发潜能，填补技术空白

在中药先进制造装备中，天津市在灭菌和筛析二级技术分支的研究占比相对较低，属于弱势链，且在中医药装备产业中的弱势链环节较多，具有较大的发展潜力。此外，在中医先进诊疗装备中，现阶段天津的占比比较低，诊断二级技术分支占全国申请量的2.1%，治疗二级技术分支占全国申请量的1.89%，急症二级技术分支占全国申请量的1.88%。经过进一步分析可知，天津市在治疗二级技术分支方面的申请量比较大，诊断二级技术分支在中医先进诊疗装备中的占比高于全国水平。一些发达国家诊断二级技术分支的占比相对较高，虽然天津与这些发达国家相比差距较大，但是与全国相比具有一定的优势。慧医谷中医药科技（天津）股份有限公司在中医先进诊疗装备各二级技术分支都有专利布局，天津赛思科技发展有限公司和天津市天中依脉科技开发有限公司在中医先进诊疗装备下的2个二级技术分支均有专利布局。其中，慧医谷中医药科技（天津）股份有限公司、天津市天中依脉科技开发有限公司近5年专利申请活跃度相对较高。建议天津市在促进优势产业发展的同时，也要注意补齐产业短板，争取在整个中医药装备产业都有更多的作为。具体可通过以下方面

实施。

① 依托现代科学的技术手段和方法，以中医、中药为切入点，加大对中医药装备产业的研究投入。《"十四五"中医药发展规划》和《天津市推进中医药强市行动计划（2022—2025年）》等政策文件均对提升中医药水平提出了紧迫要求。天津市中医药产业具备一定的研发实力和创新条件，为中医药装备产业的研究打下了坚实的基础。因此，以中医、中药为切入点进行中医药装备产业的研究，应当成为天津市中医药装备产业结构优化的核心方向。具体做法是：运用现代科学的技术手段和方法，对中医的诊断和治疗方法进行科学分析，找到其中的科学规律，提高诊断和治疗效果；对中药进一步深加工，对中药中的有效成分进行分析、提取，提高中药对疾病治疗的针对性和疗效。

② 以中药先进制造装备的干燥二级技术分支，以及中医先进诊疗装备的诊断二级技术分支为产业持续发展的重点方向，巩固和加强产业优势。中成药领域是中华人民共和国国家发展和改革委员会修订的产业结构调整指导目录中鼓励发展的方向，是我国作为全球中药优势国家多年来创新探索的重点方向，也是天津市中药产业链中发展充分且最具优势的环节。天津市在中成药上已有较强的研发实力和较好的创新资源条件，应当通过创新驱动进一步巩固产业优势，丰富特色产品，巩固产业链优势，锻造产业链长板，并带动上下游相关技术链条的发展，如中药先进制造装备的发展等。此外，天津市最近几年在中医先进诊疗装备诊断二级技术分支的申请活跃度相对较高，涌现出一批企业，天津市应借机出台相应的政策，鼓励中小企业创新创业，提供政策、经济、人才等方面的支持，帮助企业快速发展成长。

③中药先进制造装备中，天津市在灭菌和筛析二级技术分支方面的研究占比相对比较低，属于弱势链环节；中医先进诊疗装备整体占比较低。天津市应该以这些领域为产业结构调整的重点扶助方向，削减产业链弱势。我国是人口大国，也是正在进入人口老龄化的大国，是各类中医药装备产业的高发区域，对于中医、中药有着强烈需求，具有广阔的市场前景。国家在中医、中药创新等方面也都有相关的政策，能够助力相关中医药装备产业的创新。因此，应以弱势链环节为产业结构调整的重点扶助方向，出台扶助政策及实施细则，引导滞后型生产企业转型升级，打通产学研全链条，填补天津市中医药装备产业链的弱势环节，提升天津市中医药装备产业整体竞争力。

7.1.3 规避风险

在中医药装备产业中，国内申请人占据领先地位，因此国内企业与个人等在进行相应产业的研发时，一定要做好市场调研和技术分析，以避免产生专利纠纷。在中医药装备产业研发过程中，尤其要重视行业巨头的发展路线，随时掌握业内的发展动态，找准不同公司在不同产业的发展定位。

本书第四章列出了重点领域的涉诉专利及无效后仍然有效的专利，被发起无效的专利一般说明该专利技术覆盖了一定的市场，限制了部分竞争对手使用该专利技术，为技术含量较高、市场价值较大的专利。针对这些高风险专利，天津市企业可从以下方面开展工作。

① 专利稳定性分析。对上述高风险专利尤其是中国专利，进行专利稳定性检索分析，收集无效证据，提前做好准备，日后发生诉讼时可作为谈判筹码或提起无效宣告程序。

② 针对性专利布局。对上述专利技术进行深入分析、挖掘，寻找可替代方案或优化方案，并进行专利布局保护，在日后发生侵权纠纷时，可以进行专利交叉许可。

7.2 企业培育及引进路径

本书第三章分别梳理了国内外中药先进制造装备、中医先进诊疗装备等主体的专利布局情况。中药先进制造装备领域涉及的主要竞争主体有企业、个人和高校院所，全球专利申请人以企业为主，其次是个人、院校/研究所。中医先进诊疗装备领域涉及的主要竞争主体有个人、企业、医院和高校院所，全球专利申请人以个人为主，其次是公司、医院、院校/研究所。此外，通过对中医药装备产业二级技术分支的国内外申请人进行分析，能够明确各个技术领域中的主要竞争主体。

一方面，对于天津市而言，可以通过申请人分析结果寻找适合自己的合作伙伴、摸清竞争对手实力储备，甚至寻找中试平台的客户来源等。从产业角度来看，基于对灭菌二级技术分支的发展需求，可以快速锁定国外排名较高的阿勒根、拜耳、希尔思凯尔等，以及国内的新华医疗等企业，了解产业发展趋势。对于拟合作的企业，也能快速找出其涉及的中医药装备产业领域，并快速定位该主体在相应的细分方向上的优势，以便于开展合作及进一步培育引进。天津市亦可以根据实际情况，尝试与其开展合作研发或委托研发等事宜。

另一方面，天津市可以积极引入国内外优势企业，激活产业集群的竞争，促进企业健康发展。专利申请量可以作为衡量企业技术实力的一个重要指标。除关注企业的专利申请数量以外，还要注意专利质量，可以从海外专利申请量专利的实施情况、法律状态、发明专利占比等方面对专利的质量进行评估。另外，专利的申请趋势也是评价公司发展前景的重要指标，公司有稳定持续的专利产出，表明公司有强大稳定的研发队伍，有明确的发展目标，具有一定的技术实力。

7.2.1　天津市企业培育与整合路径

对于天津市中医药装备产业发展而言，其内部企业整合与培育显然是最快速、也最容易入手的提升路径，因此本节首先按照天津市中医药装备产业领域现有技术重点发展企业/研究机构在各个技术细分领域的专利状况进行分析。由前述可知，在干燥二级技术分支中，天津市国民制药机械有限公司、天津市鑫霞烘干设备制造有限公司、天津市博爱制药有限公司等有一定的研究基础；在分离纯化二级技术分支中，天津中医药大学、天津大明制药设备厂、天津天士力现代中药资源有限公司等有一些专利申请；在粉碎二级技术分支中，鲲鹏神农制药设备（天津）有限公司、天津市渤海鑫茂制药设备有限公司、天津市中药机械厂有限公司等有一定的技术实力；在灭菌二级技术分支中，中国大冢制药有限公司、天津华帅科技股份有限公司、天津工业大学等有一定的专利申请量；在混合二级技术分支中，鲲鹏神农制药设备（天津）有限公司、天津泰源中草药技术开发有限公司、天津格尔制药化工设备制造股份有限公司等对此有所涉及；在筛析二级技术分支中，鲲鹏神农制药设备（天津）有限公司具有一定的研发基础，天津尚药堂有限公司、天津中医药大学等也有一定数量的专利申请；在诊断二级技术分支中，天津大学、天津中医药大学等科研院校具有一定的技术实力，慧医谷中医药科技（天津）股份有限公司也有一定数量的专利布局；在治疗二级技术分支中，除了天津大学、天津中医药大学等科研院校，天津中医药大学第一附属医院、天津中医药大学第二附属医院等医院也有一定数量的专利申请；在急症二级技术分支中，徐克林作为个人申请人有一定数量的专利申请，此外天津中医药大学、天津大学、中国医学科学院生物医学工程研究所等科研院校也有一定数量的专利布局。因此，可从以下方面培育与整合企业。

① 整合在中医药装备产业上有一定基础的重点企业，进一步培育其成长为龙头企业。例如，天津市国民制药机械有限公司在干燥二级技术分支上有一定的经验和技术积累，鲲鹏神农制药设备（天津）有限公司在粉碎、混合、筛析等二级技术分支上有一定数量的专利布局。天津市可重点支持和培育这些公司在相应领域的技术研发和产品开发，进一步鼓励和引导其在上述技术领域的专利布局。随着我国人口老龄化程度的日益加剧，中医药装备的需求数量也越来越多，中医药装备的研究具有广阔的市场前景。

② 协同创新，强强联合。天津市拥有不少师资雄厚、科研实力强大的知名高校，如天津大学、天津中医药大学等，天津市可以出台政策促进校企联合，鼓励学校科研成果落地转化，通过优势互补，加快打造具有一定竞争实力的龙头企业。在诊断、治疗二级技术分支，天津大学、天津中医药大学等科研院校均有一定的技术实力，天津市可以通过促进中医先进诊疗装备产业领域的校企联合、专利转化等来促进中医先进诊疗装备领域产业的发展。

③ 鼓励企业以科技促转型，以科技谋发展。在竞争日益激烈的当前，只有掌握核心技术、先进技术才能更好地发展。天津市应该制定政策吸引人才、引进人才、留住人才，鼓励企业进行科技创新，提高企业的科研能力和创新能力，加快企业转型、发展。

7.2.2　国内外优势企业引进路径

虽然天津市在干燥二级技术分支上有一定的基础，但与国内的发展水平仍有差距，与国外的研发重点也存在一定的区别；在灭菌、混合等二级技术分支上，与国内领先企业差距更大。因此，天津市除培育本地龙头企业外，还应该引入国内优势企业，以技术创新激活产业发展。从产业角度看，引进企业需要考虑企业涉及的技术领域与天津发展领域的匹配程度、企业自身的竞争优劣势等。

在灭菌二级技术分支上，新华医疗、楚天科技等在该领域具有较多的专利储备，说明其具有较强的研发实力，可予以关注。此外，需要注意的是，在分离纯化、粉碎、混合等二级技术分支上，院校/研究所申请人相对较多，说明科研院所在这些领域中具有专利储备，在相应领域具有专业人才，可以考虑对相应的人才进行引进或者在产业转化等方面开展合作。

在中医先进诊疗装备领域排名前十位的申请人中，有 6 所大学、3 所医院，只有 1 家公司。湖南中医药大学、成都中医药大学、上海中医药大学附属岳阳中西医结合医院、上海中医药大学近十年一直保持一定的专利申请量，由此可见，大学和医院对中医先进诊疗装备的研究更加深入，有一定的研究规模，可以考虑在相关领域建立合作关系。

中医药装备产业涉及的范围广、跨度大，不同细分领域的情况完全不同，且由于医药装备研发具有前期投资高、研发周期长等特点，小、多、散的企业格局难以承担研发和产品推广的经费压力，进而导致市场分散，医药装备技术水平相对较低。因此，在一些研发基础比较薄弱、起点比较低的领域，可以考虑引入龙头企业，因为国内市场足够大，一些龙头企业希望得到地方政策的支持。如果天津能够引入龙头企业，将在很大程度上提高天津市的创新活力，促进中医药装备产业集群的形成和发展。

在中医药装备产业中，国外公司专利数量相对较少，主要是国内龙头企业有相应的布局。因此，对国内龙头企业的关注、追踪也是天津市动态调整未来发展方向的主要手段之一，通过跟踪国内龙头企业发展方向的变化，及时调整应对策略，并调整自身发展方向。

7.3 创新人才培养及引进路径

7.3.1 创新人才培养路径

建议天津市优先支持本地在中医药装备产业方面具有创新实力、拥有核心专利技术的创新人才，鼓励创新人才向关键产业环节集聚。

表 7.1 整理了天津市中医药装备产业领域主要科研机构的创新人才。天津市可以利用已有的人才基础，加强中医药装备产业人才的培养。建议天津市通过人才引进项目和产学研的对接，鼓励重点企业与科研院校共同培养实践型人才。另外，天津市中医药装备产业相关企业要在现有人才团队的基础上，加强企业内部创新人才的培养。一方面，要积极关注内部员工的职业晋升和发展，制定技术创新奖励办法，将技术创新纳入职位考核和晋升体系；另一方面，积极鼓励骨干技术人员提升自身能力，定期为内部员工提供技术培训，提升员工专业技术水平，可以邀请产业资深专家学者到企业进行技术指导交流，也可以派遣员工参与产业界和学术界的培训。

表 7.1　天津市中医药装备产业领域主要科研机构创新人才

二级技术分支	发明人	专利申请量/件	所属单位	个人简介
灭菌	祁建城	5	中国人民解放军军事医学科学院	博士、军事医学科学院卫生装备研究所研究员、博士生导师、国家生物防护装备工程技术研究中心副主任、生物安全技术与装备学术带头人、"十二五"国家"863"计划生物安全主题项目首席专家、"十三五"国家重点研发计划"生物安全关键技术研发"重点专项项目负责人，兼任 CNAS 实验室生物安全主任评审员、中华预防医学会生物安全与防护装备分会秘书长、全国洁净室及相关受控环境标准化技术委员会委员、全军生物安全专家委员会委员等学术职务
分离纯化	李正	9	天津中医药大学	中药制药工程学院院长，兼任中华中医药学会中药制药工程分会秘书长、世界中医药联合会网络药理学分会副会长和中国药理学会网络药理学专业委员会委员，国家重大新药创制项目评审专家库成员；主要从事中药数字制药技术研究，参与了生脉注射液、丹红注射液等大品种信息化改造项目。现主持天津市现代中药产业技术研究院项目和天津市互联网先进中药制药示范项目，围绕中药智能制药和绿色制药等关键技术开发了系列过程检测建模新方法与新型高效节能制药设备，建设了多条先进制药示范线
治疗	王江	4	天津大学	电气自动化与信息工程学院教授、博士生导师，主要研究方向为智能穿戴脑功能与神经疾病探测、主动康复与学习系统、神经系统的非线性动力学分析和神经系统的闭环康复
治疗	于志峰	4	天津中医药大学	副研究员，主要从事中医治疗血液病及中医四诊客观化研究。在血液病研究方面，以再生障碍性贫血和白血病为主，采用中医和中西医结合的治疗手段，以分子生物学指标验证临床效果和探讨中药的作用机制；在中医四诊客观化研究方面，以舌诊和脉诊客观化研究为主要方向，结合临床实际，研发舌诊仪和脉诊仪，推进舌脉诊客观化和标准化研究
诊断	王学民	8	天津大学	天津大学精仪学院中医工程实验室主任，副教授，主要研究方向为采用科学手段模拟中医四诊
诊断	章明星	2	天津中医药大学	天津中医药大学中西医结合学院副院长、副教授，主要研究方向为电针治疗周围神经损伤机制、中西医结合防治抑郁症的研究

7.3.2 创新人才引进 / 合作路径

表 7.2、表 7.3 分别列出了国内在中医药装备产业领域专利申请量较多的科研院所和企业的主要发明人。天津市企业可以通过与这些创新人才进行产学研合作或人才引进，提升自身的研发水平。另外，建议天津市聘请这些科研院所或企业的专家为中医药装备产业特邀学者，定期开展技术交流活动，指导天津市中医药装备产业的技术发展。

表 7.2 国内科研院所、高校人才引进或合作列表

二级技术分支	发明人	所属单位	专利申请量 / 件	个人简介
筛析	张兆国	昆明理工大学	5	机电工程学院硕、博士生导师，主要研究方向为农业机械设计及理论、数字化设计与制造、根茎类作物收获技术与装备
干燥	王庆	亳州职业技术学院	11	副教授、双师型教师、生物技术工程师、国家级职业技能鉴定考评员，主要从事中药提取制剂工艺及质量控制研究
粉碎	薛天乐		10	副教授、副主任药师（执业药师），省级特等教学成果奖获得者，省级教坛新秀，安徽省职业院校教学能力大赛一等奖获得者，省级优秀指导老师，国家级职业技能鉴定考评员；近年来共主持省级教科研课题 7 项，发表三类以上论文 10 篇，主要从事中药制剂制备工艺及质量控制研究
混合	周伟	安徽理工大学	12	副教授、博士、硕士生导师，主要研究方向为微细矿物分选、矿山废水处理、选矿设备及机械、煤炭清洁加工与利用
灭菌	祁建城	中国人民解放军军事医学科学院	5	博士、军事医学科学院卫生装备研究所研究员、博士生导师，国家生物防护装备工程技术研究中心副主任，生物安全技术与装备学术带头人、"十二五"国家"863"计划生物安全主题项目首席专家、"十三五"国家重点研发计划"生物安全关键技术研发"重点专项项目负责人，兼任 CNAS 实验室生物安全主任评审员、中华预防医学会生物安全与防护装备分会秘书长、全国洁净室及相关受控环境标准化技术委员会委员、全军生物安全专家委员会委员等学术职务
分离纯化	于淼	哈尔滨商业大学	3	医学博士、副教授、硕士生导师，研究方向为抗肿瘤药物

二级技术分支	发明人	所属单位	专利申请量 / 件	个人简介
治疗	刘迈兰	湖南中医药大学	24	医学博士、博士后、副教授、针灸推拿学专业硕士生导师，从事针灸调节血脂防治动脉粥样硬化的基础与临床研究
	常小荣		24	教授、博士生导师，湖南省高校教学名师、湖南中医药大学针灸学教研室主任、湖南中医药大学针灸学省级重点学科负责人及学术带头人、湖南省针灸学会副会长、中国针灸学会经络分会常务理事、国家自然科学基金课题函审专家，从事针灸经络研究——经脉脏腑相关规律和机制的研究及灸法的临床与实验研究
诊断	梁繁荣	成都中医药大学	21	针灸学教授、博士生导师，国家重点学科针灸推拿学学科带头人，国家中医药管理局重点研究室主任，长期从事针灸教学、科研与临床工作

表 7.3 国内企业高层次人才引进或合作列表

二级技术分支	发明人	所属单位	专利申请量 / 件
筛析	张国祖	河南省康星药业股份有限公司	15
	张继迁	安徽鑫泰药业有限公司	7
干燥	刘金磊	山东康众宏医药科技开发有限公司	31
	汪多敏	四川蓉幸实业有限公司	58
粉碎	周金龙	江阴市龙昌机械制造有限公司	51
	张国祖	河南省康星药业股份有限公司	15
混合	蔡永潮	浙江厚达智能科技股份有限公司	16
	叶奇	无锡嘉能德智能装备有限公司	13
灭菌	陈少剑	新华医疗	44
	程佩琪	楚天科技	10
分离纯化	唐智勇	上海远跃制药机械有限公司	24
	万容春	浙江厚达智能科技股份有限公司	14
诊断	阮晓雯	平安科技（深圳）有限公司	14
	张春雁	上海中医药大学附属岳阳中西医结合医院	8
治疗	朱江涛	左点实业（湖北）有限公司	130
	房敏	上海中医药大学附属岳阳中西医结合医院	17

7.4 技术创新及引进路径

7.4.1 技术研发方向选择

分析天津市中医药装备产业发展方向支撑政策、整体态势，龙头企业研发热点、协同创新热点，新进入者热点及天津市技术优势，可帮助天津市企业定位技术研发方向。

建议将中药先进制造装备中的粉碎、分离纯化、干燥二级技术分支，以及中医先进诊疗装备中的诊断、治疗二级技术分支作为天津市优先鼓励的技术研发方向，见表7.4。

表 7.4 中医药装备产业技术研发方向建议

一级技术分支	二级技术分支	天津市政策支持方向	整体申请态势	龙头企业研发热点	协同创新热点	新进入者热点	天津市技术/企业	结论
中药先进制造装备	粉碎		*		*	*	*	√
	筛析							
	混合			*	*			
	分离纯化	*	*	*	*			√
	干燥		*	*	*	*	*	√
	灭菌	*		*	*	*		
中医先进诊疗装备	诊断		*	*	*	*		√
	治疗	*	*	*	*	*		√
	急症	*	*			*		

注："*"表示分析得出的热点方向，"√"表示建议的研发方向。

7.4.2 技术创新发展路径

通过对天津市中医药装备产业结构、企业实力、人才、技术创新实力及专利运用定位进行分析，总结出技术发展路径。

7.4.2.1 自主研发

目前，天津在干燥、诊断、治疗等二级技术分支有一批本土优势企业，如天津市国民制药机械有限公司、鲲鹏神农制药设备（天津）有限公司等，上述企业技术储备较多，因此建议给予上述企业资金和政策的专项支持，鼓励上述企业加大自主创新力度，以高端发展为目标，成长为全产业链型国际巨头。①通过基金支持、创业投资、贷款贴息、税收优惠等方式，大力扶持上述企业的创新活动，建立健全知识产权激励和知识产权交易制度，支持企业大力开发具有自主知识产权的关键技术，形成自己的核心技术和专有技术。②以重点项目为依托，增加财政支持基数，协调社会各方予以连续经费扶持和重点服务，确保龙头产业的技术创新成果掌握在自己手中，并促进其进一步规模化。

7.4.2.2　委托研发或联合研发

天津市在诊断、治疗二级技术分支上拥有一批院校/研究所的申请人，如天津大学、天津中医药大学。在中药先进制造装备、中医先进诊疗装备相关领域中，虽然天津的高校技术储备较少，但是天津企业可与其开展合作开发，将研究成果进行产业转化。中医药产业优先引进团队具体名单如表7.5所示。

表7.5　中医药产业优先引进团队

一级技术分支	二级技术分支	发明人	申请量/件	发明人团队成员	所属单位
中药先进制造装备	粉碎	刘炜	12	—	鲲鹏神农制药设备（天津）有限公司
		宋德成	11	邸克莱、刘新赟、刘俊、刘彩田、王磊	天津太平洋制药有限公司
		刘静伟	9	—	天津市渤海鑫茂制药设备有限公司
	筛析	刘炜	12	—	鲲鹏神农制药设备（天津）有限公司
		张光达	6	陈阳、孟令海、丁圣	尚药堂大健康产业集团有限公司
		季延滨	5	侯继明、李涛	天津振邦富恒商贸有限公司
	混合	毕振东	5	周峰、徐克福、房苁芳	晟世嘉联（天津）生物科技有限公司
		刘雁	5	秦君	普罗旺斯番茄制品（天津）有限公司
		蔡治河	4	刘钊	天津和治药业集团有限公司
	分离纯化	刘鼎阔	15	张俊霞、张凤洪、王立红	天津植草园生物科技有限公司、鼎正生物药业（天津）有限公司
		李志贤	13	卢晓江、何葵东、何迎春、卢彤、李绍强、田玉昌、赵丽娟	天津大明制药设备厂
		李正	11	刘长青、宋新波、李忠林、余河水、于洋、别松涛、所同川、魏立群、刘岩	天津中医药大学

一级技术分支	二级技术分支	发明人	申请量/件	发明人团队	所属单位
中药先进制造装备	干燥	田国民	21	赵淑俊	天津市国民制药机械有限公司
		刘炜	11	—	鲲鹏神农制药设备（天津）有限公司
		王平	11	—	天津科创精诚制药设备有限公司
	灭菌	刘义刚	6	张博君、王兆东	中国大冢制药有限公司
		祁建城	5	吴金辉、衣颖、郝丽梅、王涛、陈旭、段惠丽、陈建龙	中国人民解放军军事医学科学院卫生装备研究所
		刘泊志	4	张志刚、王闻宇、李晓卫、王然、陈文兵	天津百畅医疗器械有限公司
中医先进诊疗装备	诊断	周鹏	15	杨成、陈露诗、刘彪、孙士松、张强、于艺、何峰、余辉	天津市天中依脉科技开发有限公司、天中依脉人工、天中依脉（天津）智能科技有限公司
		周英超	6	李扬、高惠明	天津市中宝制药有限公司
		王学民	6	邵娜、孙莹莹、赵立涛、郭玉雯	天津大学
	治疗	吴金鹏	15	李迎新、吕恒勇、崔峰、李真、檀秀香、岳萍、黄福开、张海波、朱忠慈	中国医学科学院生物医学工程研究所
		周鹏	15	杨成、陈露诗、刘彪、陈凯、刘浩、周威、周成龙、夏瑈烨、孙士松	天津市天中依脉科技开发有限公司、天中依脉人工、天中依脉（天津）智能科技有限公司
		徐克林	11	宁书林	—
	急症	徐克林	11	宁书林	—
		吴海涛	4	戴华英、李永强、郭广军	天津迪玛克医疗器械有限公司
		邢振国	3	—	天津心康科技发展有限公司

7.4.2.3　技术引进

天津市在分离、纯化、诊断、治疗、急症等二级技术分支比较薄弱，可作为天津市突破点，在缺失的细分领域上引入国内外优势企业，逐渐形成天津市中医药装备产业特色，提高天津市在中医药装备产业中的知名度和话语权。

7.5　专利布局及专利运营路径

2004—2014 年，天津市中药先进制造装备专利申请量在 10 件左右波动；自 2015 年开始，虽然申请量大幅度增长，但并未出现逐年增长趋势；2015—2020 年年申请量保持在 80 件左右（图 3.4）。从申请量上看，自进入 2015 年以来，天津市中药先进制造装备发展整体向好，具有较高的创新活力，但研发基础相对稳定，专利申请量的增长速度低于其他重点城市。

2000—2008 年，天津市中医先进诊疗装备的专利申请量从比较低的位置开始增长；2009—2014 年，申请量在每年 40 件左右波动，基本保持稳定；2015—2020 年，申请量有大幅度增长，但并未出现逐年增长趋势，年申请量在 100 件以上，保持稳定（图 3.33）。

此外，天津市在中医药装备产业各细分领域的专利申请量明显落后，核心专利较少，专利质量有待提高，可以考虑增大创新投入或引入新生力量。

7.5.1　专利布局路径

7.5.1.1　提升专利质量

2000 年以来，国内中医药装备产业相关专利申请量显著增加，特别是2014 年以来，呈现爆发式增长，这主要得益于我国知识产权意识的加强，特别是《国家知识产权战略纲要》《中医药传统知识保护研究纲要》等战略性指导文件的实施有积极的促进作用。但是，在专利申请量爆发式增长的同时，专利质量却呈现"断崖式"下跌，这与短期不合理的政府奖励政策刺激有很大关系。从不同类型的专利申请人来看，新生医药企业、地方医院和个人申请人的专利质量较低，而大型现代化医药企业和高校研究院所的专利质量较高。因此，在提高中医药装备产业研发投入的基础上，应及时转变政府专利奖励政策，完善专利成果考核机制，提升技术创新水平，转变专利布局以量为先的观念，稳抓专利质量，实现专利申请由量到质的转变。专利申请文件撰写时应充分考虑技术、产品对市场的垄断，尽可能维护企业利益，扩大保护范围，对可能的技术方案、技术路线进行仔细研究和分析，在申请文件提交前进行检索分析，学习借鉴相关先进技术，凸显自身的技术优势，确保专利能够获得授权，促进行业和企业专利质量的提高。着力培育企业的高价值专利，以优质专利培育掌握一批核心技术专利。

7.5.1.2　加强专利布局

天津市中医药装备企业要在深入了解、把握各细分领域的发展现状和趋势前景的基础上，分析企业发展的外部机会与威胁，根据自身的发展状况，剖析企业发展的优势与劣势，准确合理地定位所处产业链地位，以"数量布局，质量取胜"为理念，做好专利布局规划，明确未来的发展路径。在干燥二级技术分支等具有一定基础的细分领域，企业可在保持自身技术优势的基础上，积极进行新技术的开发。根据国内外行业技术的发展，及时调整企业技术研究和产品开发的方向，同时扩大企业在关键技术领域的专利储备规模，增强企业参与市场竞争的技术和知识产权优势。

对于急症二级技术分支等研发门槛较高的领域，可以鼓励企业与高校合作，从基础开始，研发出具有自主知识产权的核心技术。依托核心技术，布局一批基础专利，然后对专利进一步挖掘，构建形成"核心专利＋外围专利"的专利网，做好本领域的专利布局。在专利申请前做好查新检索，避免因创造性低或者重复申请造成浪费。针对诊断、治疗二级技术分支等具有一定基础，且竞争比较激烈的领域，可以对标各个领域的龙头企业，找准该领域的发展方向，及时调整研究方向，把研究成果及时以专利的形式保护下来。

另外，天津中医药装备行业申请人海外专利申请量较少，因此，需推动天津创新主体加大海外专利布局，推动天津中医药装备产业形成具备国际竞争优势的知识产权领军企业，尤其是涉及出口的重点企业。一方面，在客户所在国进行专利申请，降低知识产权风险，确保产品顺利出口；另一方面，要在竞争对手所在国进行专利布局，确保市场的占有。总之，对现有产品出口的国家要申请布局专利，保障产品出口，降低知识产权风险；对企业未来需要扩张的国家也要布局专利，有效地推进产品出口。

7.5.2 专利运营路径

中药先进制造装备属于我国传统产业，有一定的特殊性。其他大部分产业的重要技术归属于大型企业，而中药领域的相当部分技术属于小规模的企业甚至个人。虽然中药先进制造装备专利运营手段多样，但总体占比较少，侵权诉讼、专利权无效的数据量非常少，活跃度一般。中药先进制造装备主要集中在专利转让方面，个人的专利转让占比是 14.1%，远高于医院及院校/研究所的专利转让占比。与中国专利运营手段相似，天津专利运营手段也很集中，主要集中在权利转让方面，也同样是个人专利转让占比最高。

相似地，中国中医先进诊疗装备产业专利运营手段多样，但总体占比较少，尤其是许可和质押占比较低，活跃度一般。中医先进诊疗装备中国专利运营手段同样较为集中，主要集中在专利转让方面，但不同于中药先进制造装备，中医先进诊疗装备的公司的专利转让占比相对比较高，占比为 11.51%；个人的专利转让占比最低，仅为 1.83%。

根据天津市中医药装备产业专利运营实力分析的结果，可知天津市专利运营整体活跃度不高，主要存在以下问题：从专利运营数量上看，专利运营活跃度较低；从运营方式上看，主要以转让为主，其他方式包括许可、质押、诉讼、无效的数量均较少；从运营实力及潜力上看，与其他对标城市相比，排名较靠后。可见，天津市中医药装备产业在专利质量及专利转化应用等方面有较大的提升空间，专利运营基础较弱，运营潜力低于对标城市。

考虑到以上问题，建议天津市可以考虑通过推动产学研合作强化专利运营，促进科技成果转化，以解决专利运营困难的问题。例如，在诊断、治疗二级技术分支，天津高校等具有一定的专利储备，但是其专利运营数量却比较少，可以通过鼓励转化的方式将获得的科研成果变为产业产品；通过建立知识产权服务平台，开展知识产权运营服务，为专利权人提供运营助力，以解决运营积极性不高的问题，推动中医药装备产业创新发展。以下是专利运营路径的详细建议。

① 建立行业联盟，构建专利池。目前天津市中医药装备企业以小企业为主，普遍存在专利申请数量少、缺乏高价值专利的问题。可以通过形成产业技术创新联盟，定期举办技术交流和行业峰会活动，为盟友创造交流学习平台。由于联盟具有集中的企业，有助于产业链建设；联盟的建立也可以促进人才的

流动，能够进一步吸引人才。此外，通过企业和高校间的互相合作，实现资源尤其是技术资源的共享，从而提升产业技术创新和推动产业转型升级。构建专利池，对天津市中医药装备产业的相关企业的核心专利进行筛选研究，形成构建知识产权联盟所需的专利池。进一步联合天津市在中医药装备产业拥有较多专利的各大高校加入知识产权联盟。

② 推动产学研合作，强化专利运营。高校、科研院所、专家与企业对接和合作可形成较明显的优势互补，帮助企业解决技术难题、促进科技成果转化。天津市在促进企业和高校科研机构对接方面，可以采取以下措施：一是建立产学研合作信息平台，及时提供企业技术研发需求和高校科研机构信息，促进产业内企业与科研机构的信息对接；二是政府对知识产权运营服务公司开展的专利运营项目，给予一定项目资金支持，使高校科研机构、知识产权运营机构及企业形成有效联动，盘活全市创新主体的专利价值，推动专利有效、实际运用于产业；三是引导国内重点高校和科研机构进入产业集聚区，与产业集聚区共建工程研发中心、专业化实验室等，为产业集聚区提供技术支撑，整合产业集聚区研发资源。例如，可考虑引导天津市内的企业与各区内的高校在中医药装备产业等领域创建产、学、研相结合的技术创新体系，共享研究资源，促进科研成果相互转化、共享共赢。

③ 深挖企业专利价值，支持企业专利质押融资。完善知识产权评估、流转体系，建设知识产权评估数据服务系统，设立知识产权质权处置周转金和知识产权投资基金，积极探索实现知识产权债券化、证券化；设立知识产权质押融资风险补偿基金，引导金融机构实施知识产权质押专营政策。

附录 申请人或专利权人名称缩略表

申请人或专利权人名称	缩略名称
罗伯特·博世有限公司	博世公司
伊马自动机器工业股份公司	伊马公司
星德科技术公司	星德科
格拉特有限公司	格拉特
楚天科技股份有限公司	楚天科技
山东新华医疗器械股份有限公司	新华医疗
东富龙科技集团股份有限公司	东富龙
奥星生命科技有限公司	奥星生命科技
思拓凡生物工艺研发有限公司	思拓凡
赛多利斯集团	赛多利斯
布萨克沙斑有限公司及两合公司	宝色霞板
基伊埃工程技术股份有限公司	基伊埃公司
天津天士力医疗健康投资有限公司	天士力公司
天津市医药集团有限公司	天津医药集团
津药达仁堂集团股份有限公司	津药达仁堂
依脉人工智能医疗科技（天津）有限公司	天中依脉
南通市福达水产有限公司	福达公司
启东市双陶科工贸发展有限公司	双陶公司
福清市富康海苔水产品有限公司	富康公司
连云港市金瑞海业有限公司	金瑞公司
连云港连利工贸有限公司	连利公司
连云港富安紫菜机械有限公司	富安公司
江阴市吉瑞机械制造有限公司	吉瑞公司
常州市益民干燥设备有限公司	益民公司
广东天琪药业有限公司	广东天琪公司
重庆百笑医疗设备有限公司	百笑公司

申请人或专利权人名称	缩略名称
南阳仙草药业有限公司	仙草公司
河南百艾堂科技有限公司	百艾堂公司
德国诺脉科制药科技集团（Romaco）	德国 ROMACO 集团
楚天华通医药设备有限公司	楚天华通
四川省医药设计院有限公司	四川省医药设计院
楚天飞云制药装备（长沙）有限公司	楚天飞云
楚天源创生物技术（长沙）有限公司	楚天源创
楚天微球生物技术（长沙）有限公司	楚天微球
楚天思优特生物技术（长沙）有限公司	楚天思优特
楚天思为康基因科技（长沙）有限公司	楚天思为康
湖南楚天华兴智能装备有限公司	楚天华兴
楚天长兴精密制造（长沙）有限公司	楚天长兴
楚天科仪技术（长沙）有限公司	楚天科仪
楚天净邦工程技术（长沙）有限公司	楚天净邦
楚天派特生物技术（长沙）有限公司	楚天派特
楚天博源智能科技（长沙）有限公司	楚天博源
楚天智能机器人（长沙）有限公司	楚天智能机器人
中国医学科学院生物医学工程研究所	医工所